乳腺疾病超声诊断学

主 编　陈志奎　薛恩生　林礼务

科学出版社

北　京

内 容 简 介

本书共15章，围绕乳腺发育与组织解剖学、超声检查、超声新技术、乳腺疾病的超声诊断与鉴别诊断等进行详细阐述。为了便于读者理解，本书从病因病理、临床特点、超声表现、其他影像学检查、鉴别诊断、病例解析等方面进行系统介绍，并引入国内外乳腺超声研究新技术。此外，本书精选130余例典型病例进行临床解析，并附有图像1200余幅。

本书内容丰富、新颖，图文并茂，具有很强的实用性和指导性，适合各级超声医师及相关学科临床医师、医学院校师生阅读。

图书在版编目（CIP）数据

乳腺疾病超声诊断学 / 陈志奎，薛恩生，林礼务主编 . —北京：科学出版社，2022.6
ISBN 978-7-03-072494-6

Ⅰ.①乳… Ⅱ.①陈… ②薛… ③林… Ⅲ.①乳房疾病–影像诊断 Ⅳ.① R655.804

中国版本图书馆 CIP 数据核字（2022）第 100766 号

责任编辑：马晓伟 王先省 / 责任校对：张小霞
责任印制：肖 兴 / 封面设计：吴朝洪

科 学 出 版 社 出版
北京东黄城根北街16号
邮政编码：100717
http://www.sciencep.com

北京汇瑞嘉合文化发展有限公司 印刷
科学出版社发行 各地新华书店经销
*
2022年6月第 一 版 开本：787×1092 1/16
2022年6月第一次印刷 印张：25 1/4
字数：590 000
定价：288.00元
（如有印装质量问题，我社负责调换）

《乳腺疾病超声诊断学》
编写人员

主　　编　陈志奎　薛恩生　林礼务
副 主 编　何以牧　郭晶晶　郑梅娟
编　　者　（以姓氏汉语拼音为序）

陈　蕾	陈琬萍	陈小霜	陈志奎	郭晶晶
何以牧	侯　莹	胡岚雅	黄　静	黄　旋
黄丹凤	黄丽燕	柯丽明	李裕生	林　敏
林　思	林　盈	林礼务	林文金	林学英
林振湖	刘向一	罗晓雯	钱清富	曲振鹏
沈庆龄	孙　彦	唐　懿	童林燕	王　艳
王　宇	王燕芳	王瑶琴	魏洪芬	魏巍丽
吴丽足	薛恩生	杨映红	叶　旭	俞　悦
张　玲	张美恋	张秀娟	郑梅娟	郑巧灵
卓家伟	卓敏玲			

主 编 助 理　俞　悦　卓敏玲　唐　懿

前　言

　　乳腺疾病影响妇女健康和生活质量，其中乳腺癌发病率在我国女性恶性肿瘤中居首位，严重威胁广大女性患者的生命健康。超声检查安全无创，分辨率高，无射线损伤，尤其适用于女性乳腺检查。随着超声医学的飞速发展，超声新技术（如超声造影、弹性成像、三维超声、介入超声等）层出不穷并广泛应用于临床，为乳腺疾病诊断与治疗提供了精准手段，显示出重要的临床价值。

　　福建医科大学附属协和医院超声科近20年来对乳腺超声进行了系统深入的研究，完成各种乳腺超声检查近3万例次，在超声弹性成像、超声造影及介入超声等领域进行了广泛研究，积累了丰富的临床和科研资料，并取得了阶段性成果。

　　在此基础上，我们组织国内多家高等医学院校附属医院40余位超声医师与专家共同撰写了《乳腺疾病超声诊断学》。本书共15章，涵盖乳腺发育与组织解剖学、超声检查与其他影像学检查及超声新技术应用等，并引入2019年世界卫生组织（WHO）乳腺肿瘤分类，重点围绕各种乳腺疾病，尤其是乳腺良恶性肿瘤超声诊断与鉴别诊断进行系统而详尽的阐述。值得强调的是，书中精选了130余例临床典型病例，针对其不同特点，提出诊断思路，分析误诊原因，以期达到理论与临床实践相结合的效果。

　　本书编写中力求系统、全面、新颖和实用，同时密切关注国内外关于乳腺疾病的最新研究成果及发展方向；含超声、X线摄影、MRI、CT、病理图片及示意图1200余幅，内容丰富、图文并茂、贴近临床、实用性强，希望能为广大超声同仁、临床医师、高等医学院校师生，特别是基层超声医学工作者提供一部既阐述基础理论与新技术知识，又传授临床实践经验的乳腺超声医学专著。

　　本书编写过程中，得到广大超声医学同仁的大力支持，收到了许多宝贵意见，同时也得到福建医科大学附属协和医院领导及病理科、乳腺外科专家的鼓励和指导，在此一并表示衷心感谢。

由于本书所涉及的乳腺疾病种类多，且新技术与日俱增，编写人员跨域较大，时间和水平所限，书中不足与疏漏之处在所难免，恳请同仁不吝指正。

陈志奎　薛恩生　林礼务

2021 年秋于福建医科大学附属协和医院

福建省超声医学研究所

目　　录

第一章 乳腺发育与组织解剖学基础

第一节 乳腺胚胎发育

胚胎发育第 6 周时，胚胎干腹面两侧出现一对皮肤增厚区，称为乳线或乳腺嵴。乳腺嵴向上延伸至腋窝，向下延伸至腹股沟，有许多局部增厚区，形成乳腺始基。胚胎发育第 9 周时，乳腺嵴胸段外胚层细胞局部增生，形成上皮细胞团，为初级乳腺芽，其余部位乳腺始基逐渐消退。

乳腺上皮细胞在前 3 个月生长缓慢。第 4 个月时，初级乳腺芽细胞向真皮下方增生并形成许多突起，形成次级乳腺芽。第 5 个月时，次级乳腺芽可达 15～25 条，成为输乳管始基。每一条乳腺芽末端细胞继续增生并分支形成小导管。胚胎发育第 7～8 个月时，乳腺芽由实心的细胞条索逐渐演变成管腔结构。胚胎发育第 8 个月时，乳腺表面上皮下陷形成乳凹，乳腺导管开口于乳凹。胎儿出生前后，乳凹深层的间充质局部增生，形成乳头，乳头周围环形色素沉着区域即为乳晕。

第二节 乳腺组织学基础

一、乳　　腺

成年女性乳腺以乳头为中心，宛如一棵倒置的树，每个腺体约有十几个甚至二十多个乳腺叶，每个乳腺叶都由输乳管、输乳管窦、乳段导管、小叶外终末导管及小叶组成。从腺泡到终末小导管，再逐级汇合形成小导管、中导管、大导管，最终开口于乳头乳晕区皮肤。终末导管小叶单位（terminal duct-lobular units，TDLU）是乳腺的基本结构和功能单位，包括小叶外终末导管、小叶内终末导管、腺泡及小叶内的特化性间质。组织学上，乳腺叶就是乳腺的实质，TDLU 有泌乳的功能和将乳汁输送到小叶外导管的作用，各级导管系统有着输送乳汁的管道作用。

二、终末导管小叶单位

无论 TDLU 还是各级导管都被覆双层上皮组织，包括腺腔面的腺上皮细胞和基底面的肌上皮细胞。腺泡中的腺上皮细胞在雌孕激素作用下产生周期性变化并于哺乳期出现分泌活动，腺上皮外层包绕的是肌上皮，哺乳期肌上皮细胞收缩，有助于乳汁从小叶排入导管。肌上皮之外则是基底膜，基底膜是乳腺实质和间质的分界，如乳腺癌生长突破了基底膜，则由乳腺原位癌进展为浸润癌。TDLU 中的腺上皮是乳腺内激素调节作用最敏感的靶点，随着月经周期中激素的规律性变化，TDLU 也会发生增生、分化、凋亡等一系列变化，而在这个周而复始的过程中，容易发生各种乳腺疾病（图 1-2-1、图 1-2-2）。

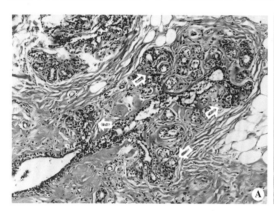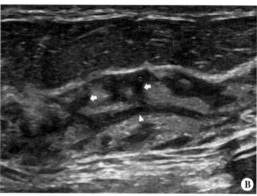

图 1-2-1　终末导管小叶单位病理与超声对照

A. 显微镜观察，正常成年女性的乳腺组织，可见数个终末导管小叶单位（箭头）沿着导管分布；B. 超声显示乳腺导管（三角号）和 TDLU（箭头）

本章病理图由宁德师范学院附属宁德市医院病理科馈赠

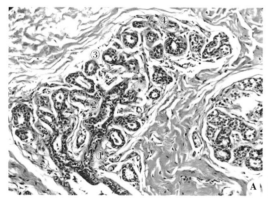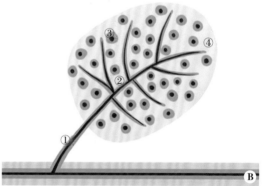

图 1-2-2　终末导管小叶单位结构

A. 显微镜观察，终末导管小叶单位包括①小叶外终末导管、②小叶内终末导管、③腺泡及④特化性间质；B. 示意图显示①小叶外终末导管、②小叶内终末导管、③小导管及④基质纤维组织

三、导 管 系 统

乳腺的导管系统包括小叶内导管、小叶间导管和总导管（输乳管），主要有储存和运输乳汁的作用。每个乳腺有 15 ～ 20 个输乳管，以乳头为中心呈放射状排列，每根输乳管不断分支，最后与 TDLU 相通。输乳管末端被覆角化复层扁平上皮，与皮肤相延续，但输乳管下端则移行过渡为腺肌双层上皮。输乳管窦是输乳管最膨大的部位，其内有许多皱

襞，哺乳时皱襞扩张，管腔明显增大，可以储存更多的乳汁。绝大多数的乳腺疾病都起源于 TDLU，随着疾病进展累及各段导管系统。

四、间　质

乳腺的间质包括小叶内间质和小叶外间质（图 1-2-3），疏松的纤维血管性小叶内间质分布于导管周围，在妊娠、哺乳期可以压缩，为腺体导管扩张提供空间。小叶内间质还含有数量不等的淋巴细胞、浆细胞、肥大细胞和巨噬细胞等炎性细胞；同时，小叶内间质中的血管壁菲薄，通透性更高，更有利于性激素进入腺泡起作用。此外，小叶内的特化性间质对乳腺上皮的增生分化有很强的诱导作用，如起源于小叶内间质的纤维上皮性肿瘤，肿瘤内既有间质成分，又有上皮成分，其中间质是肿瘤性的，而上皮成分则

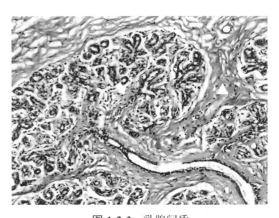

图 1-2-3　乳腺间质

小叶内间质（箭头）比较疏松，小叶外间质（三角号）富含致密胶原纤维和脂肪组织

是间质诱导增生的。小叶外间质则富含致密的胶原纤维和脂肪组织。静止期乳腺的小叶外间质占据了乳腺的大部分体积，胶原纤维、脂肪组织等填充在乳腺叶的周围，而在大导管的周围还存在一些平滑肌组织，哺乳时其收缩有助于乳汁排空。

五、乳头乳晕区

乳头乳晕区的皮肤有色素沉着，颜色较周围深，妊娠、哺乳期此区域颜色会加深。此区域缺乏毛囊和小汗腺，但平滑肌、感觉神经末梢和皮脂腺发达。在受到冷刺激时，平滑肌收缩，乳头皱褶加深，可能影响乳头乳晕区的显像。皮脂腺的导管常与乳腺的输乳管汇合，共同开口于乳晕区皮肤，形成许多小的圆形隆起，称为蒙格马利结节，妊娠期结节更明显。大部分乳头突出于皮肤表面，有部分乳头则是内陷的，多是由发育不良引起的。乳头表面有 15～20 个导管开口，但导管开口和乳腺内乳腺叶并非一一对应，有些是皮脂腺的开口，有的输乳管在进入乳头时形成分支，有的开口后面则是盲端。乳头、乳晕及输乳管末端的一小部分均被覆角化复层扁平上皮，在乳头乳晕区偶尔可以见到正常的导管腺上皮细胞（Toker 细胞）（图 1-2-4）。

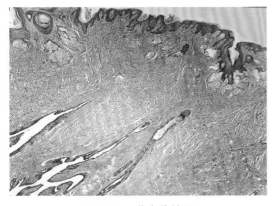

图 1-2-4　乳头乳晕区

低倍镜下乳头乳晕区显示的皮脂腺、输乳管及输乳管窦，输乳管窦为输乳管最膨大的部位，内有许多皱襞

第三节　不同生理阶段乳腺组织学变化

乳腺是女性维持形态和分泌乳汁的重要器官,乳腺发育是女性的第二性征。乳腺受体内多种内分泌激素的调控,雌激素可促进导管生长和分支,孕激素促进小叶腺泡分化,还有一些其他激素如睾酮、催乳素等也对乳腺的生长发育起着重要的调节作用。在不同生理时期激素的作用下,乳腺呈现出各种不同的状态。

一、青 春 期 前

在体内残留的来自母体的激素刺激下,新生儿可触及增厚的乳腺,甚至挤压乳头使少许乳汁分泌。在出生后几周到几个月内,随着体内来自母体的激素消退,腺体萎缩,一直到青春期前,乳腺主要由简单分支的输乳管构成,少数会有一些原始的小叶结构,但无腺泡分化。

二、青 春 期

随着月经来潮,在雌激素和孕激素长期周期性刺激下,乳腺导管开始伸长、分支,最后分化出由小叶外终末导管、小叶内终末导管及周围腺泡共同组成的 TDLU 结构。在这个时期,乳腺小叶迅速生长,数量增多,导管周围的间质增生,脂肪组织和疏松结缔组织大量增加,乳腺体积增大。

三、成年女性静止期

成年女性静止期乳腺指性成熟未孕女性的乳腺。组织学上,乳腺叶就是乳腺的实质,而间质就是存在于腺体周围的脂肪组织、结缔组织、平滑肌等,起到营养支持的作用。静止期乳腺的结构特点是腺体不发达,只有少而小的腺泡和导管,脂肪组织和疏松结缔组织极为丰富。月经来潮前,腺泡与导管增生,乳腺可稍增大,月经停止后这一现象消失。

四、妊娠、哺乳期

妊娠期,在大量雌孕激素刺激下,TDLU 明显增多,腺泡数量增多、体积增大,乳腺间质成分比例相对减少。妊娠晚期,在催乳素影响下,乳腺腺泡明显增多、扩张,上皮细胞空泡化,扩张的腺腔内出现分泌物。到了哺乳期,腺泡分泌亢进,腺腔内充满大量的分泌物,输乳管窦的皱襞扩张,导管周围的平滑肌收缩,帮助乳汁排空(图 1-3-1)。

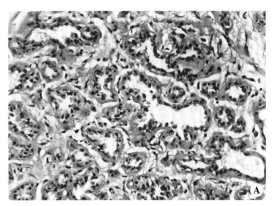
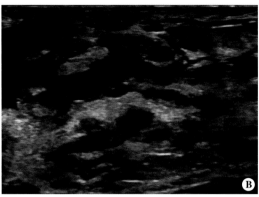

图 1-3-1　哺乳期乳腺

A. 显微镜下见乳腺腺泡明显增多、扩张，部分扩张的腺腔内出现分泌物；B. 超声显示乳腺腺体增厚，导管扩张

五、绝　经　期

绝经后，女性体内的雌激素和孕激素水平降低，乳腺腺体组织明显减少，以脂肪间质成分为主。TDLU 退化萎缩，腺泡数量减少、体积变小，仅残留一些萎缩的导管，管腔闭塞，偶有一些导管可有不同程度的扩张（图 1-3-2）。

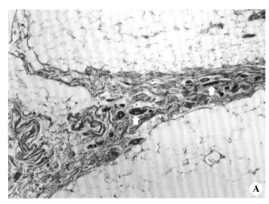
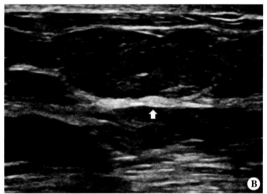

图 1-3-2　绝经期乳腺

A. 显微镜观察，乳腺主要由脂肪间质构成，只有少数萎缩的导管结构（箭头）；B. 超声显示腺体层萎缩（箭头）

六、男　性　乳　腺

男性乳腺的胚胎发育和女性是一样的，从青春期开始，由于男性体内没有激素的周期性变化，男性乳腺一般不会发育。但是当男性处于高雌激素血症状态时，如青春期男性激素水平失调、某些分泌高雌激素的肿瘤、严重肝病等情况下，男性乳腺就可能发育。由于体内缺乏孕激素刺激，高雌激素状态下男性乳腺呈向心性发育，仅在乳头后方见到稀疏的大导管结构，缺乏 TDLU。

第四节 乳腺解剖

一、乳房解剖

正常女性双侧乳房基本对称，位于胸大肌和胸肌筋膜的表面，内缘至胸骨旁线，外缘至腋中线，上缘平第 2～3 肋骨水平，下缘平第 6～7 肋骨水平。有时乳腺可向外上方延伸至腋窝内，形成乳腺尾部，称为 Spence 腋尾。乳腺腺体埋藏于皮肤与胸肌筋膜之间的脂肪组织中（图 1-4-1）。乳房与胸肌筋膜之间存在的间隙称为乳房后间隙，内含有疏松结缔组织，故乳房可轻微活动。

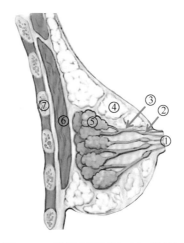

图 1-4-1 乳房解剖层次（矢状面）
乳房由前向后依次为①乳头、②输乳管窦、③输乳管、④脂肪组织、⑤乳腺小叶、⑥胸大肌、⑦肋骨

二、乳房结构

乳房由皮肤、脂肪组织、纤维组织和乳腺腺体构成。

浅筋膜层内，脂肪组织包围除乳晕外的整个乳腺腺体，能很好地保护乳腺。在腺体与脂肪组织间可见纤维组织，其包绕并嵌入腺体内。同时，腺体周围的纤维组织发出许多小的纤维束，向浅面连于乳房皮肤，向深面连于胸肌筋膜，形成乳房悬韧带，又称Cooper韧带，起固定乳房的作用。

乳腺腺体包括腺泡、输乳导管及其间的结缔组织，前两者构成乳腺腺体的实质部分。Cooper 韧带将乳腺实质分割成 15～20 个乳腺叶，每个乳腺叶又被结缔组织分隔成若干个乳腺小叶，小叶间结缔组织内含有大量的脂肪细胞。

三、乳腺血液供应

乳房的血液供应主要来源于胸廓内动脉和胸外侧动脉，其中约60%的血供来源于胸廓内动脉。此外，胸肩峰动脉穿支、第 2～5 肋间动脉穿支、肩胛下动脉和胸背动脉也参与乳房的小部分血液供应（图 1-4-2）。

乳房皮下浅筋膜层存在丰富的浅静脉网，其中横向走行的浅静脉回流至胸廓内静脉，纵向浅静脉则汇入颈前静脉。乳房深静脉回流主要通过胸廓内静脉、腋静脉及肋间静脉的分支和穿支引流，是乳腺癌血行转移的重要途径。

四、乳腺淋巴回流

乳房的淋巴主要回流至腋窝淋巴结和胸骨旁淋巴结。腋窝淋巴结根据解剖学特点可划分为外侧、腋底、肩胛下、中央、腋尖和胸肌淋巴结群。目前临床上多以胸小肌为标志将腋窝淋巴结分为 3 组：胸小肌下缘淋巴结为 Ⅰ 组；胸小肌上缘淋巴结为 Ⅲ 组；胸小肌上下缘间淋巴结为 Ⅱ 组，包括胸小肌深面和胸大肌、胸小肌间的淋巴结。胸骨旁淋巴结位于胸骨旁肋间隙，紧贴胸膜外脂肪层内的胸廓内动脉，从第 2 肋间隙以下分布于各个肋间隙（图 1-4-3）。

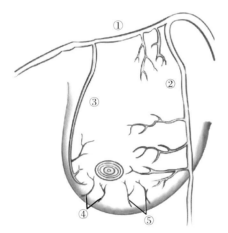

图 1-4-2　乳腺血液供应
①右侧胸肩峰动脉、②胸廓内动脉、③胸外侧动脉、
④肋间动脉穿支、⑤肋间动脉穿支的前内侧分支

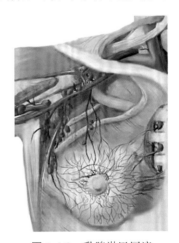

图 1-4-3　乳腺淋巴回流

（沈庆龄　卓家伟　陈　蕾）

参 考 文 献

龚西骝，丁华野，2009. 乳腺病理学 . 北京：人民卫生出版社 .

史黛丝·米尔斯，2017. 病理医师实用组织学 . 薛德彬，陈健，王炜，译 . 北京：科学技术出版社 .

孙利兵，杨文涛，2018. 正常乳腺相关的组织学变化在病理诊断中的意义 . 诊断病理学，25（5）：380-383.

郑唯强，2018. 乳腺纤维上皮性肿瘤诊断上的困惑及其对策 . 临床与实验病理学杂志，34（9）：945-947.

Stavros A T，2017. 乳腺超声经典诊断学 . 王知力，译 . 北京：科学出版社 .

García C J，Espinoza A，Dinamarca V，et al，2000. Breast US in children and adolescents. Radiographics，20（6）：1605-1612.

Giuliano A E，Edge S B，Hortobagyi G N，2018. Eighth Edition of the AJCC Cancer Staging Manual：Breast Cancer. Annals of Surgical Oncology，25（7）：1783-1785.

Lee E J，Chang Y W，Oh J H，et al，2018. Breast Lesions in Children and Adolescents：Diagnosis and Management. Korean Journal of Radiology：Official Journal of the Korean Radiological Society，19（5）：978-991.

第二章 乳腺疾病影像学检查

第一节 超声检查

超声检查具有实时、无辐射、可短期内重复多次检查等优点，已成为女性乳腺疾病检查的首选方法。

一、适 应 证

（1）乳腺先天异常：乳房过早发育、乳房发育不良、副乳、乳腺肥大。

（2）乳腺炎症：急慢性乳腺炎、乳腺导管扩张症、肉芽肿性小叶性乳腺炎、乳腺结核等。

（3）乳腺增生性病变：乳腺硬化性腺病、放射状瘢痕、纤维囊性变等。

（4）乳腺肿瘤：乳腺癌、乳腺肉瘤、乳腺淋巴瘤、转移瘤、乳头肿瘤、乳腺导管内乳头状肿瘤、乳腺纤维上皮性肿瘤及其他良性病变和良性肿瘤等。

（5）男性乳腺疾病：男性乳腺发育、男性乳腺癌等。

（6）隆乳术后复查随访。

（7）超声介入性诊断与治疗：超声引导穿刺细胞学和活体组织学检查、超声引导乳腺Marker置入、乳腺肿物微创旋切活检、乳腺肿瘤的热消融治疗等。

二、检查方法

（一）仪器条件

常规使用电子线阵探头，频率一般选用7～13MHz，若乳房肿块较大或者肿块位置较深，可选用低频探头观察肿物全貌，了解其大小、位置及与周围毗邻关系等，然后切换高频探头详细检查局部情况。当病灶位置表浅或乳房腺体较薄时，可选用更高频率探头，以获得更为清晰的图像。

（二）检查前准备

检查前患者一般无需特殊准备。

1. 检查体位　常规采取平卧位，嘱患者充分暴露双侧乳房及腋窝，双手上举，自然放置于头两侧。如果患者乳房体积较大或比较松弛，可协助患者适度倾斜，使乳房平衡，方便检查。

2. 询问病史及查体

（1）问：超声检查前需详细询问患者本次检查的目的及既往相关的病史，如有无触及乳房肿物，有无乳房胀痛不适，以及与经期的关系，育龄期女性有无哺乳史及家族史等。

（2）视：观察患者两侧乳房是否对称，外形是否正常，乳头有无凹陷或分泌物，皮肤有无红肿、隆起、"橘皮样"及"酒窝样"改变等。

（3）触：检查乳房有无压痛及包块，如果触及肿块，应注意其数量、形状、界限、硬度、活动度及有无压痛等。

（三）超声扫查方法

探头应轻放于乳房皮肤表面。常用的扫查方法有横行扫查法、纵行扫查法、辐射状扫查法、环状扫查法。

1. 横行扫查法　内达胸骨旁，外至腋前线，由内向外或由外向内做连续扫查。

2. 纵行扫查法　上至胸骨角水平，下及剑突水平，自上而下依次扫查乳腺。

3. 辐射状扫查法　以乳头为中心，由外向中心、由中心向外扫查，最后重点扫查乳晕区及乳头后方。

4. 环状扫查法　以乳头为中心做环状扫查，探头扫查应重叠。

检查过程中，无论使用哪种方法，都应注意前后两次相邻扫查切面之间应有部分重叠区域，扫查要覆盖整个乳腺，对于外上象限及Spence腋尾区等乳腺癌高发区域，应重点扫查，以免漏诊。

（四）超声仪器调节

检查前应选择仪器内预设置符合乳腺组织检查的最佳条件，并根据不同患者的实际情况适当调节，以获取层次分明、结构清晰的二维图像为标准。

1. 灰阶超声检查　调节合适扫查深度，以包括整个腺体厚度或病灶为佳，如果病灶位置表浅，可多涂布耦合剂或使用导声垫以增加探头与皮肤间距离，减少声场近场干涉现象。检查中应根据需要调节时间增益补偿，使不同深度的图像回声强度均匀，同时调节聚焦范围，适当提高对比度，以鉴别肿块和邻近正常组织间的回声差异。

2. 彩色多普勒超声检查　观察目标置于彩色取样框中央，调整聚焦，取样框大小调节至比目标区域稍大为宜。调节彩色速度标尺使流速指示值接近感兴趣区的实际血流速度。调节彩色增益，使血管内的彩色血流信号充盈适当，同时应尽可能降低壁滤波。

3. 脉冲多普勒检查　为了获取更为准确的血流测速，应减小取样门宽度，并将其置于血管腔中间。调节取样线与血流角度，使其≤60°。调节多普勒增益以获取清晰的流速曲线。移动基线位置、调节脉冲重复频率（PRF），避免流速曲线发生混叠现象。适当调节滤波，小血管低速血流应使用低通滤波。

三、检 查 内 容

1. 乳腺组织结构 包括皮肤、皮下脂肪、Cooper 韧带、腺体组织，以及乳房后间隙、胸壁肌层等。

2. 乳腺病变组织 包括病灶位置、数目、大小或范围的测定，病变形状、边缘、内部及后方回声，是否有钙化、液化，以及周围组织包括皮肤、胸壁肌层及韧带等结构的变化等。观察病灶内部及周边的血流情况，并在多普勒频谱上测量搏动指数（pulsatility index，PI）、阻力指数（resistance index，RI）、收缩期峰值流速（peak systolic velocity，PSV）等参数。

3. 引流区域淋巴结 包括腋窝淋巴结、胸骨旁淋巴结、锁骨上淋巴结。

四、乳腺病灶的超声定位

1. 时钟定位法 以乳头为中心，以 12 小时制钟点（顺时针方向）及病灶距乳头（而非乳晕区）的距离进行病灶定位，为临床常用的定位方法，多用于小病灶。

2. 象限定位法 以乳头为中心，利用经过乳头的垂线和水平线将乳腺分为内上、内下、外上、外下四个象限，乳头和乳晕所在区域为中央区，外上象限向腋窝延续部分为 Spence 腋尾区。

3. 解剖层次定位 在超声检查时，少数病灶并非位于腺体层，描述时应定位病灶所在的解剖层次，这对病变的诊断及性质判定有很大的帮助。

五、各生理阶段乳腺正常声像图

（一）儿童

二维声像图显示正常女童乳房皮肤及皮下脂肪层菲薄，乳头后方可见盘状相对低回声，边界不明显，中心稍厚，周边逐渐变薄，其内未见明显导管回声。周围胸壁皮下脂肪呈中等回声，深部胸大肌前缘、胸膜呈强回声（图2-1-1）。

（二）青春期

进入青春期后，女性乳房随着年龄增长不断发育，乳腺组织结构层次逐渐增多。乳头后方的相对低回声扩大，呈微细管状的导管系统逐渐可辨认，其周围的间质增生呈中高回声（图2-1-2）。彩色多普勒超声可见细微血流信号，脉冲多普勒可测得搏动性流速曲线。

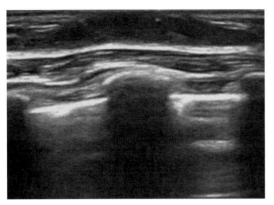

图 2-1-1　正常女童乳房

乳头后方见盘状低回声，边缘不光整

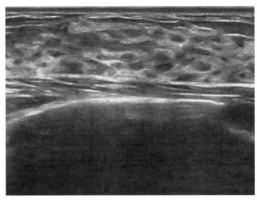

图 2-1-2　青春期正常乳房

乳房内富于乳腺组织，内见放射状走行的低回声导管、皮肤层、脂肪层、腺体层、腺体后间隙等结构层次清晰

（三）正常成年女性

正常成年女性乳腺组织各层次清晰可辨，随着年龄的变化及经历生育、哺乳、断乳、绝经等不同阶段其可呈现不同的表现。经皮肤扫查，由浅至深依次可见皮肤、皮下脂肪、Cooper 韧带、腺体组织、乳房后间隙、胸壁肌层和肋骨等结构（图 2-1-3、图 2-1-4）。

1. 皮肤层　呈一条光滑、整齐、平直的高回声带，厚度为 2 ～ 3mm。乳头与发育及经产情况有关，年轻、乳房发育良好及未生育者乳头较小，呈均匀低回声，哺乳后乳头增大，回声稍强。

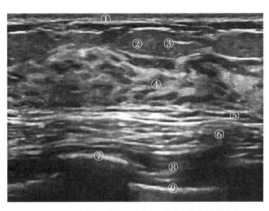

图 2-1-3　成年女性乳房正常超声解剖层次

①皮肤层、②皮下脂肪层、③Cooper 韧带、④腺体层、⑤乳房后间隙、⑥胸壁肌层、⑦肋骨、⑧肋间肌、⑨胸膜

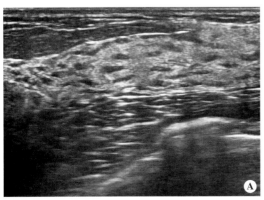

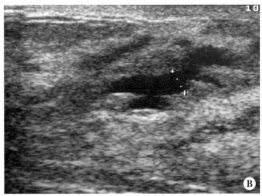

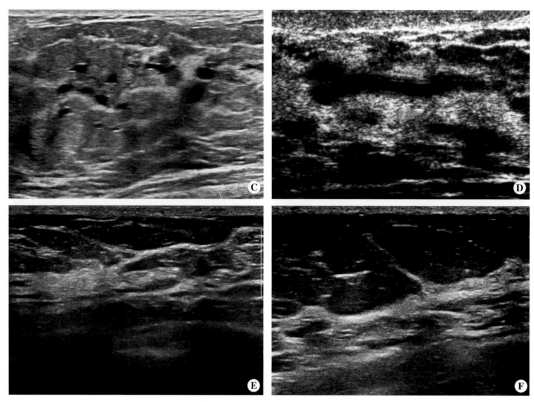

图 2-1-4　成年女性不同时期乳房

A. 成年静止期；B. 妊娠期；C. 哺乳期；D. 断乳期；E. 绝经期；F. 老年期

2. 皮下脂肪层　脂肪组织覆盖除乳头外的所有腺体层，回声较腺体层低。脂肪层厚度随年龄和肥胖程度不同而表现出较大个体差异。声像图上呈线状高回声的 Cooper 韧带穿行于脂肪层，向浅面连于乳房皮肤，向深面连于胸肌筋膜。

3. 腺体层　与表面的脂肪层有明显分界，整体较脂肪层回声高，内部由相对高回声的乳腺小叶、间质与交织的低回声导管组成。未生育年轻女性乳房腺体呈较均匀高回声，中央区腺体较周围腺体回声低；生育后乳房腺体回声逐渐增强并表现为强弱相间；随着年龄增长，高回声腺体层变薄，逐渐被脂肪组织所替代。非哺乳期多数乳腺导管处于闭合状态，声像图上常不能显示，少数可见两条平行排列的细线状高回声管壁和其间呈无回声的管腔，内径小于 2mm。

哺乳期乳腺由于腺泡及导管增生，声像图上表现为腺体层明显增厚，回声增强，导管明显扩张，呈轮辐状向乳头方向逐渐增粗，汇合成更粗的输乳管，形成以乳头为中心的树枝状分布。正常情况下，乳腺腺体内的血流信号不明显，或者呈稀疏的红色、蓝色星点状或细条状；哺乳期乳腺血管增多、增粗，血流速度加快。

4. 乳房后间隙　呈低回声，大多数年轻女性或消瘦者不明显，老年或肥胖女性因间隙内含较多脂肪可清晰显示。

5. 胸壁肌层　声像图上呈低回声，可显示与解剖结构相对应的排列整齐的横纹肌纹理，肌筋膜为光滑连续的线状高回声。

6. 肋骨 长轴切面显示为胸壁肌层后方的线状强回声，后方回声明显衰减。肋软骨呈低回声，短轴呈椭圆形或圆形，形态规则，边缘光滑。

六、乳腺引流区域淋巴结

1. 腋窝淋巴结 正常淋巴结呈长椭圆形"靶样"结构，长 0.5 ～ 2cm，厚 0.3 ～ 0.8cm，纵横比＞2。被膜光整，呈线状中高回声，位于淋巴门处向内凹陷。被膜下环形均匀低回声为实质部分，相对较薄。淋巴结中央高回声为淋巴门，其主要由脂肪、结缔组织、出入淋巴结的动静脉及输出淋巴管等组成。正常淋巴门面积较大，占淋巴结面积的50% ～ 80%。彩色多普勒超声在淋巴结实质内常检测不出血流信号，在淋巴门多能显示血流信号（图 2-1-5）。

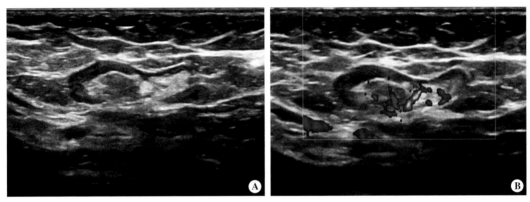

图 2-1-5 正常腋窝淋巴结

A. 淋巴结呈长椭圆形，实质厚薄均匀，淋巴门清晰；B. 淋巴门内见放射状条形血流信号

2. 胸骨旁淋巴结（内乳淋巴结） 正常情况下，此区域淋巴结不显示。当病灶位于乳腺内上、内下象限时，要重视该区域淋巴结扫查（图 2-1-6）。

3. 锁骨上淋巴结 正常锁骨上淋巴结最大径在 5mm 以内，淋巴结最大径大于 5mm，呈圆形，实质增厚，回声减低时，应考虑为异常（图 2-1-7）。

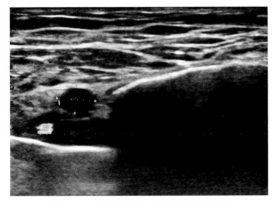

图 2-1-6 乳腺癌胸骨旁淋巴结转移

淋巴结呈椭圆形低回声，未见淋巴门结构

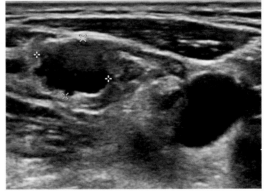

图 2-1-7 乳腺癌锁骨上淋巴结转移

淋巴结呈极低回声，未见淋巴门结构

七、乳腺超声检查报告书写

乳腺超声检查报告的内容通常包括以下几个方面。

1. 患者一般信息 包括患者姓名、性别、年龄、（住院）门诊号。

2. 超声检查仪器 包括生产厂家、型号。

3. 乳腺超声检查技术 包括常规超声检查、彩色或者能量多普勒检查、弹性成像技术、超声造影、自动乳腺全容积成像技术等。

4. 声像图描述

（1）乳腺组织回声特点：根据腺体回声的分布情况，分为均匀脂肪型、均匀纤维腺体型、不均质型。

（2）清晰描述重要检查发现

1）病灶一般信息记录：乳腺病灶所在侧，病灶位置（可用象限定位或时钟定位，标明距离乳头的距离，手术定位时还需标明距皮肤的距离），病灶大小（至少测量2个径线），同性质的多个病灶可选取较大及有特征的病灶测量。

2）病灶特点描述：按照 BI-RADS 分类标准逐一描述，病灶的形态、边缘、生长方向是乳腺肿块的主要超声征象，其他征象包括内部回声、后方回声、周围组织、病灶及周围的钙化、血流情况等也可为诊断提供帮助。

3）超声诊断：包括乳腺正常的诊断和乳腺异常病灶的诊断，应综合既往超声检查或者其他影像学检查结果，做出合理超声诊断，包括病灶物理性质、BI-RADS 分类、相应的处理建议。

第二节　超声 BI-RADS

乳腺影像报告与数据系统（breast imaging-reporting and data system，BI-RADS）是美国放射学会（American College of Radiology，ACR）联合其他机构共同发布的，1993 年正式推出第一版，至 2013 年已更新到第五版。BI-RADS 主要包括规范化影像词典、报告系统、指导意见等，它使用统一的专业术语、标准的诊断分类及检查流程，可协同乳腺 X 线摄影、MRI 检查对乳腺进行评估，方便不同影像学科之间及临床医生与影像科医生的沟通，有助于临床医生对病变处理做出合理的选择。

一、乳腺超声影像词典

乳腺超声影像词典包括乳腺组织构成、肿块、钙化、相关特征、特殊征象 5 部分内容。

（一）组织构成

（1）均匀背景回声：脂肪为主。

（2）均匀背景回声：纤维腺体。

（3）不均匀背景回声：纤维腺体回声与脂肪回声混杂，范围可局限或弥散。

（二）肿块

1. 形状（图 2-2-1）

（1）椭圆形或卵圆形：可包括 2 个或 3 个大的波浪状起伏，即大分叶。

（2）圆形或球形：需在相互垂直的两个切面上呈圆形才能定义为圆形或者球形。

（3）不规则形：既非椭圆形，也非圆形。

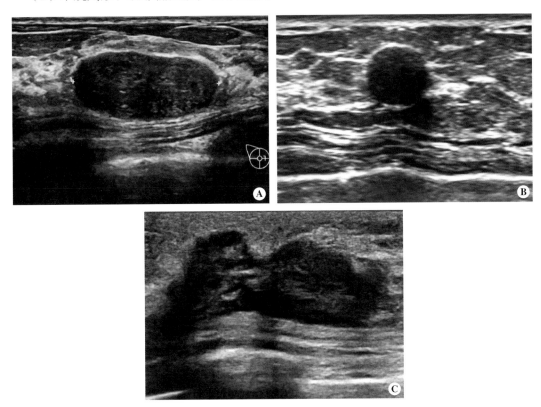

图 2-2-1 乳腺病灶的形状

A. 椭圆形；B. 圆形；C. 不规则形

2. 方位（图 2-2-2）

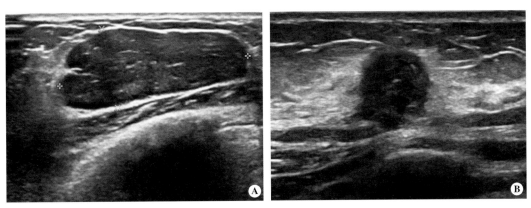

图 2-2-2 乳腺病灶的生长方位

A. 平行位生长；B. 垂直位生长

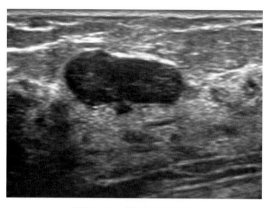

图 2-2-3　病灶边缘光整

（1）平行：病灶长轴和皮肤平行，即"宽大于高"或呈水平位。

（2）不平行：病灶长轴与皮肤不平行，即"高大于宽"，包括圆形病灶。

3.边缘　是病灶的边缘和边界特征，与病灶的形状和方位一样，是判断病灶良性、恶性的重要指标。

（1）光整：边缘完整，病灶与周围组织间有明显的界限（图 2-2-3）。

（2）不光整：病灶的任何一部分具有以下1个或1个以上特征称为不光整（图2-2-4）。

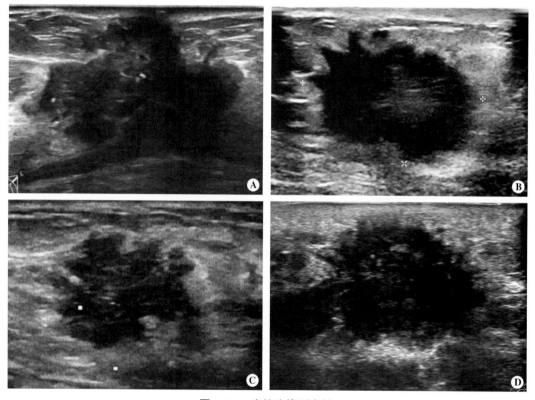

图 2-2-4　病灶边缘不光整

A.边缘模糊（周边可见高回声晕）；B.边缘成角；C.边缘微分叶；D.边缘毛刺

1）模糊：病灶的全部或者局部边缘与周围组织间没有明确的分界，该描述包括病灶周围"高回声晕环"。

2）成角：病灶的部分或者全部边缘形成锐利角度。

3）微分叶：病灶边缘形成齿轮状的小起伏。

4）毛刺：病灶边缘呈放射状伸出锐利的细线突起。

4.回声类型　以乳房皮下脂肪组织回声为标准，可分为以下几类（图 2-2-5）。

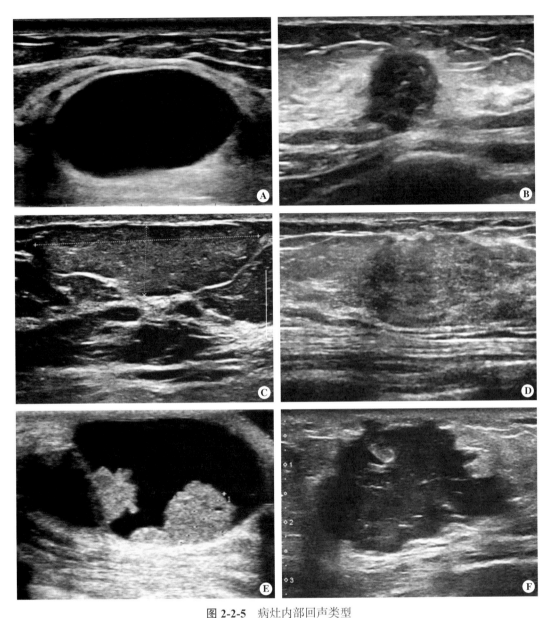

图 2-2-5 病灶内部回声类型
A. 无回声；B. 低回声；C. 等回声；D. 高回声；E. 囊实性复合回声；F. 不均质回声

（1）无回声：内部没有回声产生。

（2）高回声：高于皮下脂肪组织回声或等于纤维组织回声。

（3）囊实性复合回声：包含无回声和有回声成分。

（4）低回声：低于皮下脂肪组织回声。

（5）等回声：与皮下脂肪组织回声相同。

（6）不均质回声：实性病灶中有多种回声类型。

5. 后方回声特征（图 2-2-6）

（1）后方回声无改变：病灶深面无声影和回声增强，回声水平与相同深度的其他区域无差异。

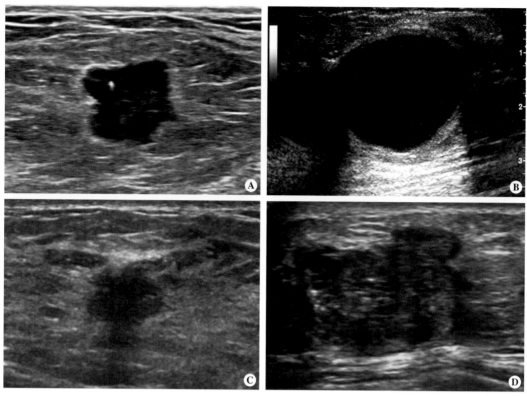

图 2-2-6　病灶后方回声表现

A. 后方回声无改变；B. 后方回声增强；C. 后方回声衰减；D. 后方回声混合性改变

（2）后方回声增强：病灶深面出现回声增强的柱状区域。

（3）后方回声衰减：病灶深部出现回声衰减的区域，不包括侧方声影。

（4）后方回声混合性改变：具有一个以上的后方回声特征。

（三）钙化

1. 肿块内钙化　低回声病灶的微钙化（＜ 0.5mm）较容易显示（图 2-2-7）。

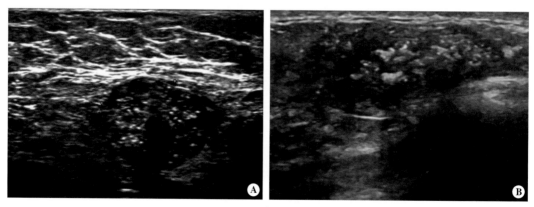

图 2-2-7　病灶内钙化

A. 病灶内部见簇状细小钙化灶；B. 病灶内部见细点状钙化及粗大钙化

2.肿块外钙化 脂肪或纤维腺体内的钙化，超声常难以显示。

3.导管内钙化 有时是非肿块型乳腺癌的特征之一（图2-2-8）。

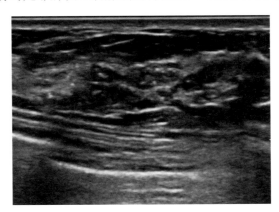

图 2-2-8 导管内钙化
导管内见细点状钙化灶

（四）相关特征

1.结构扭曲 病灶引起周围正常解剖层次结构扭曲或连续性中断（图2-2-9）。

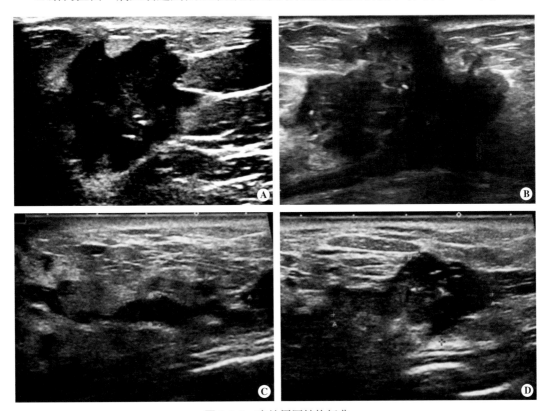

图 2-2-9 病灶周围结构扭曲

A.乳腺恶性肿瘤周围 Cooper 韧带受牵拉变直；B.病灶侵犯皮肤致正常解剖层次中断；C、D.乳腺浸润性癌侵犯周围导管，引起导管异常扩张、扭曲，内见低回声实体充填管腔

2.导管改变 正常导管呈树枝状、光滑、规则、分段，从近端乳头到远端乳腺实质，

导管内径逐渐缩小。异常导管改变如下。

（1）导管管径改变：导管囊状扩张，导管管径不规则和（或）有分支，延伸至恶性肿块或者从恶性肿块向外延伸（图 2-2-10）。

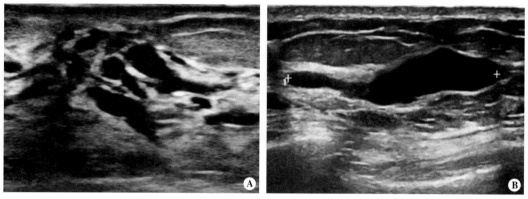

图 2-2-10 导管囊状扩张

A.乳晕区见多支导管扩张，内透声好，未见实体回声；B.腺体局部导管囊状扩张，内透声好，未见实体回声

（2）导管内有异常回声：导管内有肿块、血栓及碎屑（图 2-2-11）。

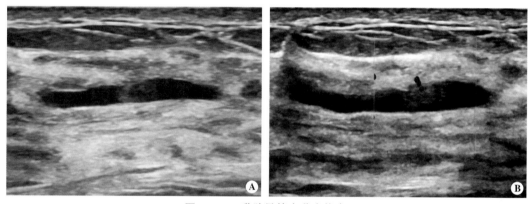

图 2-2-11 乳腺导管内乳头状瘤

A.乳腺导管扩张，内见实体回声；B.实体基底部见点状血流信号

3. 皮肤改变

（1）增厚：皮肤厚度＞2mm，或乳晕周围区域、乳房下皱襞皮肤＞4mm，可呈弥漫性或局灶性改变（图 2-2-12）。

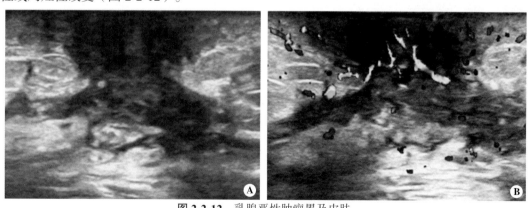

图 2-2-12 乳腺恶性肿瘤累及皮肤

A.腺体内癌灶累及皮肤层，皮肤不均匀增厚，回声减低；B.病灶内见丰富血流信号

（2）回缩：皮肤表面凹陷或轮廓不清，表现为牵拉回缩（图2-2-13）。

4. 水肿 表现为周围组织回声增强，呈网格状（图2-2-14）。

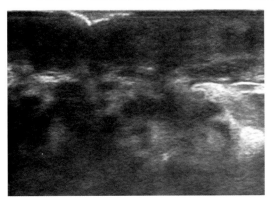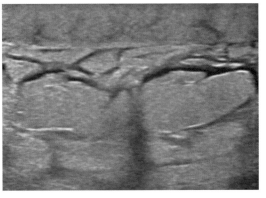

图 2-2-13 乳腺恶性肿瘤致皮肤回缩 | 图 2-2-14 乳房皮肤及皮下组织水肿

乳房皮肤增厚、回声减低、局部凹陷 | 乳房皮肤层及皮下组织增厚、回声增强、内见线样低回声

5. 血供情况 与对侧乳腺区域或同侧乳腺非病变区域进行对比，病灶的血管供应划分为无血供、内部血供、边缘血供3种模式（图2-2-15）。

（1）无血供：多见于囊肿或部分良性病灶。

（2）内部血供：血流出现在肿块内部。

（3）边缘血供：血流出现在病灶边缘，部分或全部环绕病灶，但单纯边缘血供较少见，内部通常也有血供。

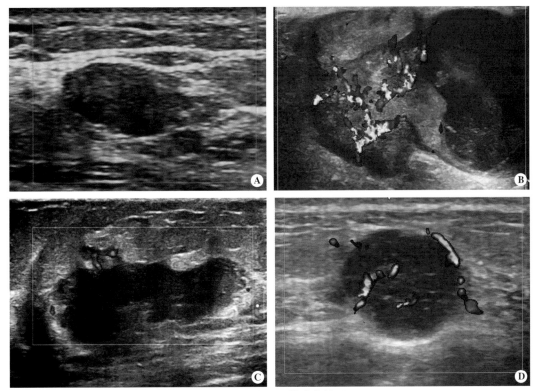

图 2-2-15 病灶血供分布情况

A.无血供；B.内部血供；C.边缘血供；D.边缘及内部血供

6. 弹性评估　弹性成像是第五版 BI-RADS 新增的内容，肿块硬度分为质软、质中、质硬 3 种。需要注意的是，当弹性成像显示的组织硬度与常规声像图改变不一致时，对肿块性质的判断更重要且更可靠的是其常规声像图的改变（图 2-2-16）。

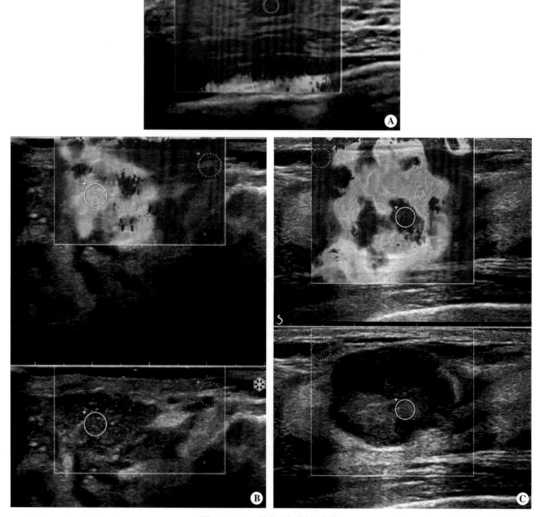

图 2-2-16　剪切波弹性成像
A. 质软；B. 质中；C. 质硬

（五）特殊征象

特殊征象是指具有特别诊断意义或特别表现的征象。

（1）单纯囊肿：边缘光整，椭圆形或圆形，无回声，后方回声增强（图 2-2-17）。

（2）簇状囊肿：病灶由簇状的无回声组成，每个小囊肿 2 ～ 3mm，囊肿间分隔薄，且无实性成分（图 2-2-18）。

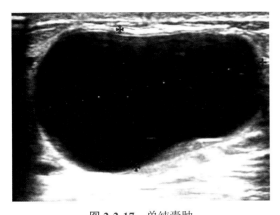

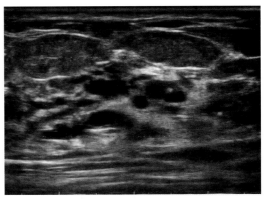

图 2-2-17　单纯囊肿

囊肿形态规则，边缘光整，囊内透声好，后方回声增强

图 2-2-18　簇状囊肿

数个小无回声区呈簇状分布

（3）复杂囊肿：内部常表现为低回声，可有液 - 液平面或可随体位移动而改变的体液 - 碎屑平面，但无实性成分（图 2-2-19）。

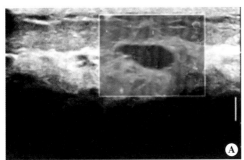

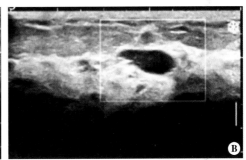

图 2-2-19　复杂囊肿

囊肿透声欠佳，内部表现为低回声，因黏稠液体可传播剪切波，故剪切波弹性成像于囊肿内部可见剪切波信号

（4）皮肤内部或者表面肿物：这些肿物有明显的临床体征，包括表皮样囊肿、痣、瘢痕、副乳头和神经纤维瘤等，皮肤肿块为转移灶者较罕见（图 2-2-20）。

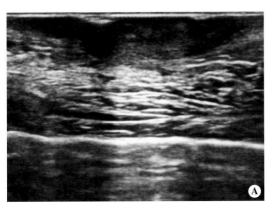

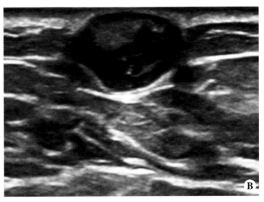

图 2-2-20　皮肤内肿物

A. 皮肤瘢痕；B. 表皮样囊肿

（5）乳腺内异物：定位夹、线圈、导线、假体、引流管和与外伤有关的金属或玻璃（图 2-2-21）。

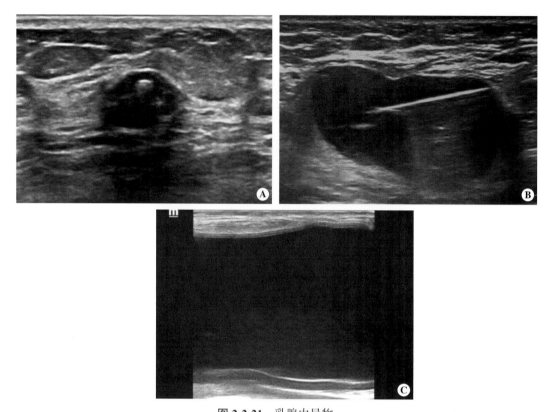

图 2-2-21 乳腺内异物

A.肿块内金属标志物；B.超声引导下穿刺针刺入肿块，置入金属标志物；C.假体置入

（6）乳腺内淋巴结：多位于乳腺的外上象限，尤其是 Spence 腋尾部，形似肾脏，表现为周围低回声实质环绕中央高回声淋巴门结构，长径 3 ～ 10mm（图 2-2-22）。

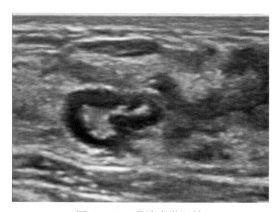

图 2-2-22 乳腺内淋巴结

（7）腋窝淋巴结：描述淋巴结的指标包括大小、形态（椭圆形、圆形、不规则形）、实质厚度（均匀向心性增厚、局灶性实质增厚）、边缘（光整、不光整）及淋巴门受压或

移位（图 2-2-23）。

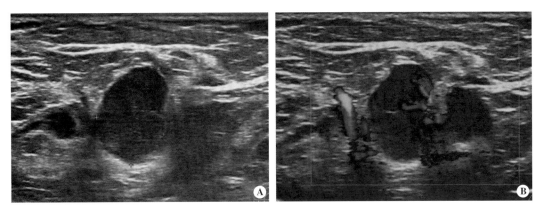

图 2-2-23　乳腺恶性肿瘤腋窝淋巴结转移
A.腋窝多发淋巴结肿大，形态不规则，淋巴门消失；B.淋巴结内见丰富血流信号

（8）血管异常：包括动静脉畸形、胸壁浅表血栓性静脉炎（Mondor 病）。

（9）术后积液（图 2-2-24）。

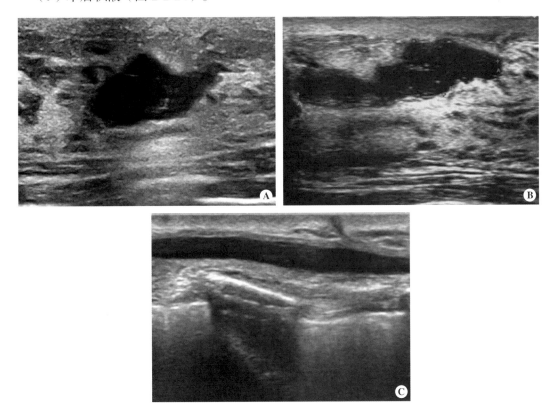

图 2-2-24　乳腺术后积液
A.乳腺肿物局部切除术后术区积液；B.乳腺肿物穿刺活检术后术区积液；C.乳腺切除术后胸壁皮下积液

（10）脂肪坏死：典型表现为高回声肿块内出现坏死的低回声区。

二、评估分类与管理

（一）BI-RADS 0 类

BI-RADS 0 类，不完全评定，指采用超声检查不能全面评估病变，需要进一步采用其他影像学检查诊断。一般不做 0 类的诊断，若出现以下情况可酌情考虑。

（1）患者情况特殊导致超声不能扫查完全，如乳腺区域皮肤表面有较大破损，或巨大乳腺致深方结构显示不清。

（2）局部回声明显不均匀，但未发现明确占位。

（3）有客观临床体征，但未发现明确占位。

（4）腺体内大量点状强回声，但未发现明确占位。

（5）乳头溢血，但扩张导管内未发现明确占位。

（二）BI-RADS 1 类

BI-RADS 1 类，阴性或正常，超声检查未见异常改变，无肿块、无结构紊乱、无皮肤及皮下软组织增厚、无微钙化等。1 类结果无需特殊处理，仅需进行和年龄相应的常规筛查体检。

（三）BI-RADS 2 类

BI-RADS 2 类，良性发现，基本上可以排除恶性，病变包括单纯囊肿、乳腺内淋巴结、乳腺假体置入术后、至少经过 2 年或 3 年复查声像图没有变化的年龄 ＜ 40 岁的复杂囊肿或可疑纤维腺瘤、首次超声检查年龄 ＜ 25 岁的纤维腺瘤、多次复查没有改变的术后瘢痕。2 类结果与 1 类结果类似，仅需进行和年龄相应的常规筛查体检。

（四）BI-RADS 3 类

BI-RADS 3 类，可能良性，恶性可能性 ＞ 0，但 ≤ 2%，建议短期随诊（6 个月）及进行其他检查。病变包括年龄 ＜ 40 岁，超声表现为良性征象，如边缘光整、椭圆形、平行位生长等类似纤维腺瘤声像表现的肿块，还包括单发性复杂囊肿、簇状小囊肿、瘤样增生结节、脂肪坏死、不能准确判断的脂肪小叶 / 良性结节、术后瘢痕造成的结构扭曲等。

（五）BI-RADS 4 类

BI-RADS 4 类，可疑异常，恶性可能性 ＞ 2%，但 ＜ 95%，实性肿块的超声检查有非良性表现，需组织活检。

（1）4A：低度可疑恶性，恶性可能性为 2% ～ 10%，若活检结果为良性，常规随访 6 个月。

（2）4B：恶性可能性为 11% ～ 50%，穿刺活检结果需与影像学检查结果进行严格对照和谨慎处理，若病理检查证实为高危病变或无法确定，可能需要进一步处理，如重复进行穿刺活检及切除后进行病理检查。

（3）4C：恶性可能性为 51% ～ 94%，病理检查结果通常是恶性。

（六）BI-RADS 5 类

BI-RADS 5 类，高度怀疑恶性，恶性可能性＞ 95%，需组织病理学诊断。

（七）BI-RADS 6 类

BI-RADS 6 类，证实为恶性。

第三节　其他影像学检查

准确而有效的影像学检查对于乳腺病变的诊断至关重要。医学影像技术的发展使其得以在临床上广泛应用，特别是在乳腺疾病筛查、良恶性病变的鉴别及肿瘤的分期和疗效评估中发挥着重要作用。目前常用的乳腺影像学检查除了超声之外，主要还有 X 线摄影及 MRI，并辅以正电子发射断层成像等检查手段。

一、乳腺 X 线摄影检查

乳腺 X 线摄影检查是一种二维影像学检查，能显示乳腺的可疑形态学改变，如肿块、钙化、腺体结构异常及非对称性致密影。乳腺 X 线摄影能在早期发现乳腺腺体组织内的细小钙化灶，并且能直观显示乳腺腺体的形态、病变的大小及分布，具有其他影像技术不可替代的作用。常规投照体位包括头尾位（CC 位）和内外斜位（MLO 位），对可疑病变还可行局部点压摄影和局部点压放大摄影。

（一）全数字化乳腺 X 线摄影

全数字化乳腺 X 线摄影（full field digital mammography，FFDM）是目前常用的乳腺 X 线检查技术，与传统 X 线检查相比，其图像清晰，灵敏度高，能清楚显示乳腺的细微形态学特征和密度差异，但重叠的腺体组织会掩盖较小的病灶，从而降低病变筛查的敏感度。此外，FFDM 对致密型乳腺腺体中可疑钙化评估的假阳性率较高。研究表明，对于致密型乳腺，FFDM 诊断乳腺癌敏感度约为 57%，而对于脂肪型乳腺，其敏感度达 93%，这在一定程度上限制了其临床应用。

（二）数字乳腺体层摄影

数字乳腺体层摄影（digital breast tomography，DBT）是传统体层摄影结合数字影像处理技术，通过一系列不同角度的乳腺图像快速采集，重建出与探测器平面平行的任意深度层面乳腺影像，从而显示三维的图像信息。DBT 能显示乳腺腺体组织因重叠而被掩盖的乳腺病变，其重建的断层图像也能降低乳腺腺体组织对病灶显示的影响，增加病灶与腺体组织的对比度，从而提高了乳腺癌检出的敏感度，降低了假阳性率，提高了诊断正确率

（图 2-3-1）。许多研究表明，DBT 虽然增加了约 20% 的辐射剂量，但乳腺癌检出率提高了 15%～30%，检查召回率降低了 15%～20%。此外，DBT 在乳腺癌分期和检出非钙化病灶方面也优于传统乳腺 X 线检查。

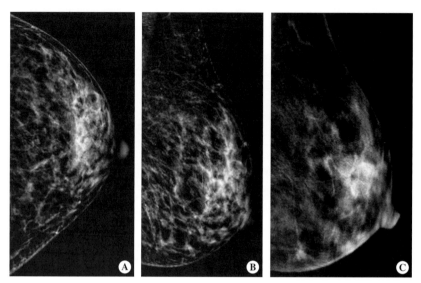

图 2-3-1　乳腺 X 线摄影
A. 头尾位；B. 内外斜位；C. DBT 可显示传统投照位被重叠腺体遮掩的病变

（三）对比增强乳腺 X 线摄影

对比增强乳腺 X 线摄影（contrast enhanced digital mammography，CEDM）能显示肿块的新生血管生长情况，从而提供组织的解剖学信息，对诊断乳腺癌具有重要的临床意义。对比传统乳腺 X 线摄影，CEDM 具有较高的诊断敏感度、特异度及准确率。有研究表明，CEDM 对乳腺癌的诊断符合率高于传统乳腺 X 线摄影及增强 MRI，且其显示的肿瘤大小与病理结果具有良好的相关性。

目前，常用的 CEDM 方法有两种，都使用碘造影剂和数字化乳腺 X 线检查设备。第一种方法是时间减影法，在注射造影剂前后分别采集图像，并进行减影和计算机后处理，其管电压为 45～49kVp，检查需要 10～15 分钟，需要在注射造影剂后采集不同时相的图像并观察病变血流灌注的流入流出特征，可绘制时间对比增强曲线。第二种方法是双能量减影法或对比增强光谱乳房 X 线摄影（contrast enhanced spectrum mammography，CESM），CESM 通过高低能量摄影和实时减影技术，利用碘对比剂在高能量、低能量对 X 线吸收率的差异来显示高血流灌注的区域。CESM 的低能管电压为 26～30kVp，高能管电压为 45～49kVp，检查时间约为 5 分钟。与时间减影法相比，CESM 检查时间较短，受运动伪影的影响较小。与 FFDM 相比，CESM 具有较高的空间分辨率，能显示可疑钙化和病变血管，提高了乳腺癌诊断的敏感度和特异度，检出乳腺癌的敏感度与 MRI 相近，特异度则低于 MRI。

二、磁共振成像

磁共振成像（magnetic resonance imaging，MRI）具有多种临床应用价值，包括良性和恶性乳腺肿瘤鉴别、乳腺癌术前分期、疗效评估、复发检查及预后评价。MRI 具有较高的软组织分辨率，可以在乳腺 X 线摄影或超声检查诊断困难时，应用 MRI 评估病灶性质及范围，以避免不必要的活检，也可用于乳腺癌高风险患者的检查。MRI 可采用不同的成像技术，并同时显示双侧乳腺，结合乳腺 X 线摄影及 MRI 能进一步提高检出乳腺癌的敏感度，有利于早期诊断乳腺癌。

（一）弥散加权成像

弥散加权成像（diffusion-weighted imaging，DWI）对活组织水分子的微观热运动十分敏感，可通过表观弥散系数（apparent diffusion coeffecient，ADC）的半定量分析观察组织微环境的改变。恶性肿瘤的细胞密度增加，细胞外空间缩小，水分子扩散受到明显限制导致 ADC 值明显下降，在 DWI 序列上显示高信号。DWI 无需注射造影剂，能快速成像（120～180 秒），可用于诊断乳腺癌和监测疗效反应。研究表明，其鉴别乳腺良恶性病变的敏感度及特异度分别为 80%、81%，亦有许多研究证明，DWI 具有早期评估及预测乳腺癌新辅助化疗疗效的潜能，还可用于评估腋窝淋巴结及胸骨旁淋巴结转移情况。

（二）动态对比增强 MRI

动态对比增强 MRI（dynamic contrast enhanced magnetic resonance imaging，DCE-MRI）是重要的乳腺 MRI 检查技术，已被广泛应用于临床。DCE-MRI 可显示乳腺组织的血流动力学情况，并绘制其感兴趣区的动态增强曲线。良性病变一般表现为缓慢、持续上升的曲线（Ⅰ型或流入型曲线）；中度或明显的强化，同时表现为上升、平台期持续强化的曲线（Ⅱ型或平台型曲线），可见于良性或恶性病变；乳腺癌具有丰富的脉管系统和较高的血管通透性，通常表现为快速、明显的强化，后期的强化逐渐消退（Ⅲ型或流出型曲线）（图 2-3-2）。同时结合 DCE-MRI 和 DWI 有助于进一步提高鉴别乳腺良恶性病变的敏感度和特异度。

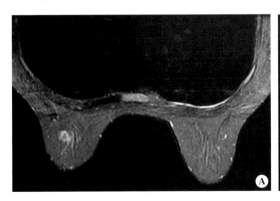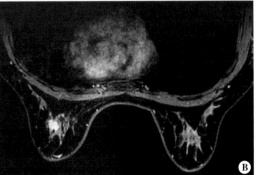

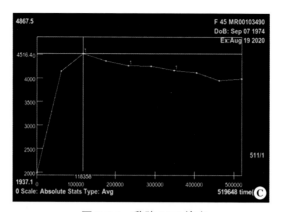

图 2-3-2　乳腺 MRI 检查

A. T$_2$WI 序列；B. 增强扫描；C. 动态增强曲线表现为 III 型，提示乳腺癌可能

（三）氢质子磁共振波谱

氢质子磁共振波谱（hydrogen proton magnetic resonance spectroscopy，^{1}H-MRS）可用于评估乳腺感兴趣区的组织代谢情况，显示该区域内特定物质或元素的波峰形态，峰下面积则代表不同代谢物的浓度，可用于评估病变带来的组织代谢改变。^{1}H-MRS 是基于总胆碱（tCho）峰的检测，包括乳腺癌在内的恶性肿瘤表现为胆碱水平升高，因而 ^{1}H-MRS 可用于鉴别乳腺良恶性病变，提高乳腺癌诊断的特异度。此外，^{1}H-MRS 还可用于乳腺癌早期的疗效监测，可在其形态学变化之前评估组织的代谢水平，改善乳腺癌的预后。

（四）磁共振弹性成像

磁共振弹性成像（magnetic resonance elastography，MRE）能显示和量化组织的弹性，是一种新型无创成像方法，采用激励装置带动乳腺的剪切运动，产生剪切波，通过施加磁共振运动敏感梯度获得组织内的弹性分布图。动物研究表明，乳腺癌的杨氏模量（Young modulus）为纤维腺体组织和周围脂肪组织的 15 倍，而良性纤维腺瘤仅为周围组织的 2 倍，因而 MRE 可利用组织的弹性鉴别乳腺良恶性病变。

三、其他影像学检查

（一）正电子发射体层成像

正电子发射体层成像（positron emission tomography，PET）常用于肿瘤的诊断、分期及疗效评估，临床上主要应用 PET 与 CT 的结合设备，即正电子发射计算机体层显像仪（PET/CT）进行检查（图 2-3-3）。^{18}F- 脱氧葡萄糖（^{18}F-FDG）是乳腺 PET/CT 扫描常用的核素显像剂，乳腺癌通常能摄取较多的外源性葡萄糖，通过检测感兴趣区的 FDG 浓聚量、注射剂量等计算得出标准摄取值（standard uptake value，SUV），进而判断细胞的良恶性。最大 SUV（SUV$_{max}$）是目前 ^{18}F-FDG PET/CT 最常用的半定量分析指标，SUV$_{max}$ 与肿瘤的体积、组织学分级及是否发生区域淋巴结转移等因素相关，SUV$_{max}$ 还可作为乳腺癌的预后因素，预测药物治疗反应和耐药性，包括 SUV_{max} 和糖酵解总量（total lesion glycolysis，TLG）都是较有效的生存预测因子。因此，目前 PET/CT 扫描可应用于乳腺癌的定性诊断、淋巴结转移的评估及预测疗效及预后，对指导临床医生对患者进行个性化诊疗具有较高的应用价值。PET/MRI 是一种 PET 与 MRI 结合的新技术，具有较高的软组织分辨能力和空间定位能力，有助于检出细小病灶及转移灶。

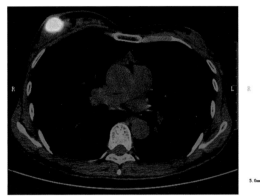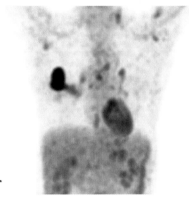

图 2-3-3 乳腺癌 PET/CT 检查

（二）光学成像

光学成像（optical imaging）是利用组织对光的吸收、散射和发射不同而产生的对照图像，通过组织内的基本光学性质来反映其形态学、组织结构及生物化学特征，其优势在于无电离辐射，成本低，可利用不同分辨率，实现从微米至全器官成像。对于乳腺癌的诊断，可使用近红外波段进行深部软组织成像，乳腺癌常有走行紊乱的新生血管及淋巴管，破坏了细胞外基质的生化和生理学平衡，使得血红蛋白和氧合血红蛋白含量发生变化，光学成像可以利用血红蛋白作为内源性对比剂评估病变恶性程度及范围。此外，光学成像还能采用与体内靶分子特异性结合的生物荧光分子探针进行显像，并通过体外相关的成像设备获得靶分子显像图，在细胞和组织水平准确识别乳腺癌早期的边缘尺寸和微转移路径。

综上所述，影像学检查作为乳腺辅助检查的重要手段，在乳腺疾病的诊断和治疗中发挥着重要作用，传统的影像学检查和不断发展的影像学新技术，都有助于乳腺癌的早期检出和治疗的精确评估。临床应用中需要合理选择不同的检查方法，取长补短，从而提高乳腺影像学检查的准确性。

（林礼务　何以救　童林燕　唐懿　黄丹凤　刘向一）

参考文献

贾化平，张明明，杨蕾，等，2016. 年龄及乳腺超声类型对乳腺结节 BI-RADS 分类的影响. 中国超声医学杂志，32（10）：887-890.

徐蓉，文婵娟，蔡裕兴，2016. 对比增强数字化乳腺断层摄影诊断乳腺疾病的研究进展. 中国医学影像技术，32（7）：1139-1142.

詹维伟，周建桥，2015. 乳腺超声影像报告与数据系统解读. 北京：人民卫生出版社，25-29.

赵海娜，彭玉兰，骆洪浩，等，2015. 建立乳腺超声 BI-RADS 评估分类评分标准的初步研究. 中华超声影像学杂志，24（3）：242-245.

中国超声医学工程学会浅表器官及外周血管超声专业委员会，2018. 乳腺超声若干临床常见问题专家共识（2018 版）. 中国超声医学杂志，34（10）：865-870.

Badr S，Laurent N，Régis C，et al，2014. Dual-energy contrast-enhanced digital mammography in routine clinical practice in 2013. Diagnostic and Interventional Imaging，95（3）：245-258.

Bohte A E，Nelissen J L，Runge J H，et al，2018. Breast magnetic resonance elastography：a review of clinical work and future perspectives. Nmr in Biomedicine，31（10）：e3932.

D'Orsi C J，Sickles E A，Mendelson E B，et al，2013. ACR BI-RADS Atlas，Breast Imaging Reporting and Data System. Reston，VA：American College of Radiology.

Fallenberg E M，Dromain C，Diekmann F，et al，2014. Contrast-enhanced spectral mammography versus MRI：Initial results in the detection of breast cancer and assessment of tumour size. European Radiology，24（1）：256-264.

Groheux D，Hindié E，Marty M，et al，2014. 18F-FDG-PET/CT in staging，restaging，and treatment response assessment of male breast cancer. European Radiology，83（10）：1925-1933.

He P，Cui L G，Chen W，et al，2019. Subcategorization of Ultrasonographic BI-RADS Category 4：Assessment of diagnostic accuracy in diagnosing breast lesions and influence of clinical factors on positive predictive value. Ultrasound in Medicine and Biology，45（5）：1253-1258.

Lee H J，Kim E K，Kim M J，et al，2008. Observer variability of breast imaging reporting and data system（BI-RADS）for breast ultrasound. European Journal of Radiology，65（2）：293-298.

Mus R D，Borelli C，Bult P，et al，2017. Time to enhancement derived from ultrafast breast MRI as a novel parameter to discriminate benign from malignant breast lesions. European Journal of Radiology，89：90-96.

Partridge S C，Nissan N，Rahbar H，et al，2017. Diffusion-weighted breast MRI：Clinical applications and emerging techniques. Journal of Magnetic Resonance Imaging，45（2）：337-355.

Rao A A，Feneis J，Lalonde C，et al，2016. A Pictorial Review of Changes in the BI-RADS Fifth Edition. Radiographics，36（3）：623-639.

Schwab F，Redling K，Siebert M，et al，2016. Inter- and intra-observer agreement in ultrasound BI-RADS classification and real-time elastography tsukuba score assessment of breast lesions. Ultrasound in Medicine and Biology，42（11）：2622-2629.

Zhang L，Tang M，Min Z，et al，2016. Accuracy of combined dynamic contrast-enhanced magnetic resonance imaging and diffusion-weighted imaging for breast cancer detection：a meta-analysis. Acta Radiologica，57（6）：651-660.

第三章

超声新技术在乳腺疾病诊断中的应用

第一节　超声造影

　　超声造影（contrast-enhanced ultrasound，CEUS）利用血液中气体微泡在声场中的非线性效应和背向散射来提高声像图的分辨率，可以在常规超声的基础上更清晰、更直观地显示病灶内微血管分布及灌注特点，提供更多诊断信息。目前临床应用的超声造影剂是一种纯血池微泡造影剂，直径一般为 2 ～ 5μm，经外周静脉注射后可通过肺循环，到达靶器官或组织。

一、超声造影剂

　　常用超声造影剂为声诺维（SonoVue），内含惰性气体六氟化硫，稳定性好，微泡不能穿过血管内皮间隙，破裂后气体通过呼吸排出体外，安全性好，使用剂量为每次2.4 ～ 4.8ml。

二、适应证与禁忌证

（一）适应证

　　（1）常规超声难以鉴别的乳腺良恶性病灶，特别是 BI-RADS 4A 类肿块。

　　（2）临床触诊和（或）乳腺 X 线摄影检查、MRI 检查发现异常，而常规超声无法确定是否为病灶者。

　　（3）常规超声难以确定囊实性肿块是否含有活性成分。

　　（4）乳腺癌术后复发病灶与术后瘢痕组织的鉴别诊断。

　　（5）超声引导穿刺活检时，避开无活性的坏死区域，提高穿刺诊断阳性率。

　　（6）乳腺癌新辅助治疗后或良性肿瘤热消融治疗后的疗效评估。

　　（7）乳腺前哨淋巴结的定位及定性诊断。

（二）禁忌证

　　（1）对六氟化硫或 SonoVue 其他成分有过敏史者。

（2）伴有右向左分流的心脏病、重度肺动脉高压、未控制的高血压和成人呼吸窘迫综合征患者。

（3）孕妇及哺乳期妇女。

三、检查前准备

（1）告知患者检查目的，询问有无禁忌证。

（2）患者本人或授权亲属签署知情同意书。

（3）按照说明书要求配制超声造影剂。

（4）配备抢救药品和心肺复苏设备。

四、检 查 方 法

患者取仰卧位，充分显露乳腺和腋窝，首先采用高频线阵探头（频率 5 ～ 12MHz）对拟造影的目标病灶的位置、大小、血流情况及与周围组织关系进行仔细扫查并记录。然后更换中频探头（频率 3 ～ 9MHz）或专门的浅表超声造影探头，切换到 CEUS 模式，调节 CEUS 条件（一般采用双幅显示，二维图像能最优显示，CEUS 背景均匀一致、腺体回声恰好消失，而韧带、筋膜等组织回声持续在可见水平），包含正常的乳腺组织以供对比。经肘静脉快速团注造影剂 SonoVue 2.4 ～ 4.8ml，并以 5ml 生理盐水冲管，同时开始计时，保持探头不动 60s 或 120s，观察并存储造影视频。

五、检查注意事项

（1）对乳腺肿块造影时，要包含足够的正常腺体组织，若肿块较大，可包含部分肿块组织、部分正常腺体组织，选择血流丰富、有明显粗大血管或形状不规则的切面为靶切面，并避开有粗大钙化伴后方宽大声影的切面。

（2）在判断乳腺癌化疗疗效时，应将靶目标置于视野中央，尽量化疗前后采用同一切面进行造影检查。

（3）探头要轻贴皮肤，避免加压导致乳腺病灶内微血管塌陷、造影剂灌注不良。

（4）注射造影剂时针头直径不小于 20G，避免微泡受挤压破裂，影响造影效果。

（5）需要重复进行超声造影者，两次造影需间隔至少 10 ～ 15 分钟。

六、观 察 内 容

观察并记录病灶增强时间、范围、强度、均匀性及增强后边缘、有无灌注缺损、有无穿支血管或滋养血管、有无蟹足样或放射状增强。

（1）病灶增强时间：以周围正常腺体组织为参照，分为早增强、同步增强及晚增强（快进、同进、慢进）。

（2）增强均匀性：分为均匀增强或不均匀增强。

（3）增强强度：同样以周围正常腺体为参照，分为高增强、等增强、低增强及无增强。

（4）造影后增强范围：与常规超声图像作比较，若增强后病灶同一方向径线增加大于3mm，则认为范围扩大，反之为无扩大。

（5）增强后病灶边缘：分为规则和不规则。

（6）超声造影参数定量分析：采用仪器自带或专门的超声造影分析软件进行分析，主要参数有峰值强度（peak intensity，PI）、达峰时间（time to peak，TTP）、上升斜率（ascending slope，AS）、曲线下面积（area under the curve，AUC）等，可以定量分析病灶和周边正常组织造影剂的灌注情况。

七、乳腺常见良恶性病灶的超声造影特征

（一）乳腺恶性病灶超声造影表现

乳腺恶性病灶超声造影多表现为早于乳腺病灶周边腺体的高增强，造影剂分布不均匀，增强后范围较常规超声扩大，边缘不规则或呈毛刺样，一般可见穿支样或蟹足样增强，肿块较大者内部还可见灌注缺损。

病例一

患者，女，78岁，发现右侧乳腺肿物半个月。

【常规超声检查】

右侧乳腺囊实性肿块（BI-RADS 4B 类，图 3-1-1）。

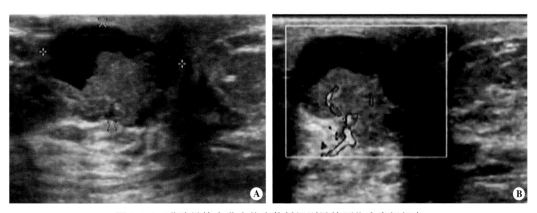

图 3-1-1 乳腺导管内乳头状瘤伴低级别导管原位癌常规超声

A. 右侧乳头上方腺体内见一囊实性肿块，形态尚规则，边缘光整，内可见乳头状实体回声；B. 实体内见较丰富血流信号

【超声造影检查】

右侧乳腺囊实性肿块，考虑恶性肿瘤（图 3-1-2）。

【病理诊断】

导管内乳头状瘤伴导管上皮不典型增生，局部癌变（低级别导管原位癌）。

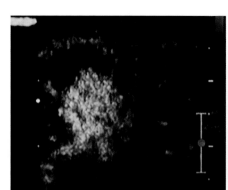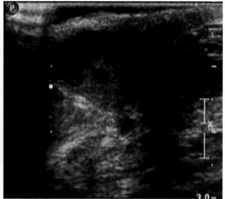

图 3-1-2　乳腺导管内乳头状瘤伴低级别导管原位癌超声造影

右侧乳头上方肿块内实性部分呈快进高增强，增强后形态不规则，造影剂分布不均匀

【解析】

　　本例患者为老年女性，短期内乳腺出现囊实性肿块，应考虑乳腺导管内乳头状肿瘤；肿瘤体积较大，实性部分形态不规则，基底较宽，血流信号较丰富，倾向恶性。超声造影显示肿块实性部分均有活性，增强不均匀，支持乳头状导管内原位癌的诊断。

病例二

　　患者，女，57 岁，体检发现左侧乳腺肿物 3 天。

【乳腺 X 线摄影检查】

　　左侧乳腺钙化影（BI-RADS 4A 类，图 3-1-3）。

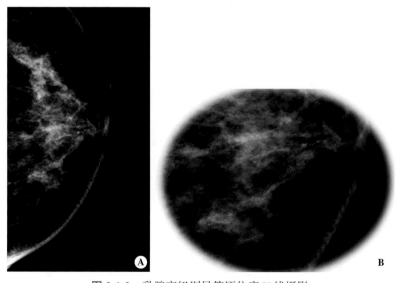

图 3-1-3　乳腺高级别导管原位癌 X 线摄影

A、B. 左侧乳腺内下象限及中央区可见多发新增点状钙化影，分布略密集，沿导管走行分布

【PET/CT 检查】

　　乳腺未见明显代谢增高灶。

【常规超声检查】

左侧乳腺乳晕区见片状低回声区伴钙化（BI-RADS 4A 类，图 3-1-4）。

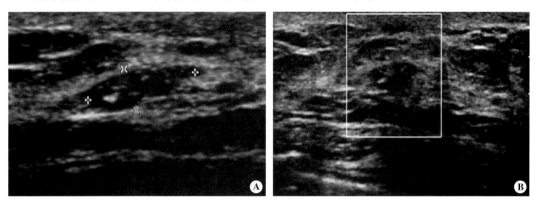

图 3-1-4 乳腺高级别导管原位癌常规超声

A. 左侧乳腺乳晕区见一片状低回声区，形态不规则，边缘尚光整，内见点状强回声；B. 未见明显血流信号

【超声造影检查】

左侧乳腺低回声区，考虑恶性肿瘤（图 3-1-5）。

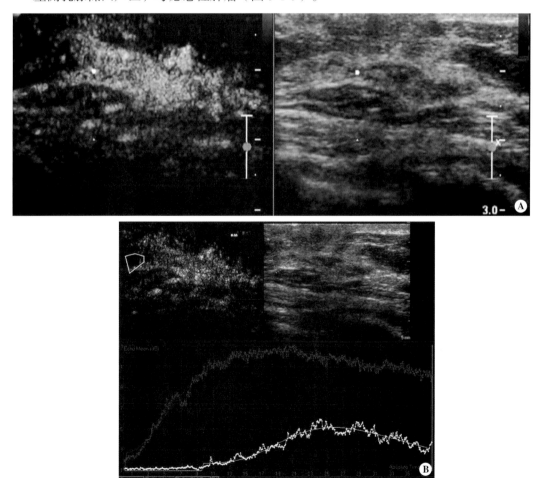

图 3-1-5 乳腺高级别导管原位癌超声造影

A. 病灶呈快进高增强，增强后范围明显扩大，有滋养血管及蟹足征；B. 病灶的峰值强度、上升斜率、曲线下面积大于周围正常乳腺组织，达峰时间早于正常乳腺组织

【病理诊断】

（左侧乳腺乳晕区）高级别导管原位癌（镜下肿物大小 1.1cm×0.3cm）。

【解析】

本例患者体检行乳腺 X 线摄影发现乳腺点状钙化，常规超声仅表现为片状低回声区，内见点状强回声，难以鉴别病灶为导管原位癌或乳腺腺病，PET/CT 亦未发现乳腺恶性病灶。超声造影及定量分析后发现病灶呈快进高增强，增强范围明显扩大，具有典型的恶性特征，术后病理证实为导管原位癌。

病例三

患者，女，65 岁，发现左侧腋下肿物 4 天，切除术后病理考虑淋巴结转移性腺癌，倾向来源于乳腺。

【常规超声检查】

左侧乳腺低回声肿块（BI-RADS 4A 类，图 3-1-6）。

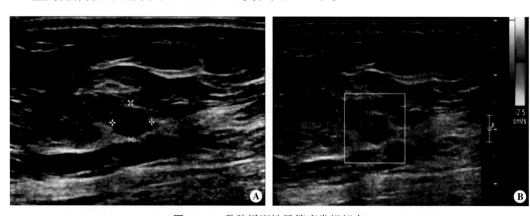

图 3-1-6　乳腺浸润性导管癌常规超声

A. 左侧乳腺 3 点方向可见低回声肿块，大小 0.8cm×0.6cm，边缘局部成角改变，内部回声均匀；

B. 肿块内见点状血流信号

【超声造影检查】

左侧乳腺低回声肿块，考虑乳腺癌（图 3-1-7）。

【病理诊断】

乳腺浸润性导管癌，Ⅲ级。

【解析】

本病例以腋窝淋巴结转移为首发表现，常规超声检查仅发现乳腺低回声肿块，缺乏典型恶性征象，无法确定是否为原发灶。超声造影检查显示乳腺肿块具有明显的恶性征象，提高了乳腺肿块诊断的准确性，对临床诊疗具有较好的指导意义。

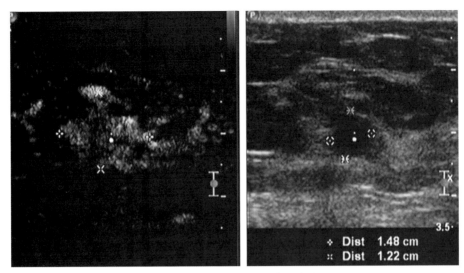

图 3-1-7 乳腺浸润性导管癌超声造影

左侧乳腺低回声肿块呈快进高增强，增强后形态不规则，范围较常规超声检查明显扩大

病例四

患者，女，37 岁，发现右侧乳腺肿物 2 周，触诊质硬。

【**常规超声检查**】

右侧乳腺低回声肿块（BI-RADS 4A 类，图 3-1-8）。

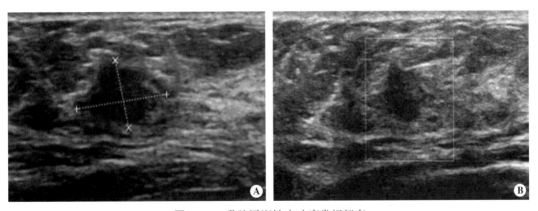

图 3-1-8 乳腺浸润性小叶癌常规超声

A. 右侧乳腺外上象限可见低回声肿块，大小 0.8cm×1.1cm，形态不规则，边缘不光整；B. 肿块呈非平行位生长，未见明显血流信号

【**超声造影检查**】

右侧乳腺低回声肿块，考虑乳腺癌（图 3-1-9）。

【**病理诊断**】

右侧乳腺浸润性癌，结合病史及形态，考虑浸润性小叶癌（大小 0.8cm×0.7cm）。

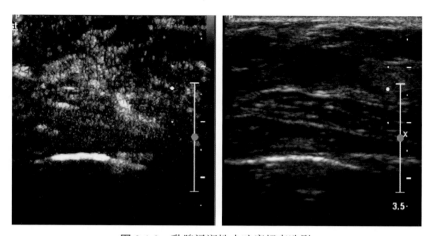

图 3-1-9 乳腺浸润性小叶癌超声造影

右侧乳腺低回声肿块呈快进高增强，增强后形态不规则，边缘不光整，可见蟹足样增强，范围明显扩大

【解析】

浸润性小叶癌由缺乏黏附性的肿瘤细胞构成，肿瘤细胞可弥散分布于乳腺间质中，临床触诊及影像学检查敏感度较低，特别是小于 1cm 的肿块。本例患者年纪较轻，病灶常规超声表现与乳腺腺病难以鉴别。超声造影检查发现病灶呈蟹足样增强，支持乳腺癌诊断。

病例五

患者，女，51 岁，左侧乳腺触及肿物半年，质硬，位置固定。

【常规超声检查】

左侧乳腺高回声肿块（BI-RADS 4A 类，图 3-1-10）。

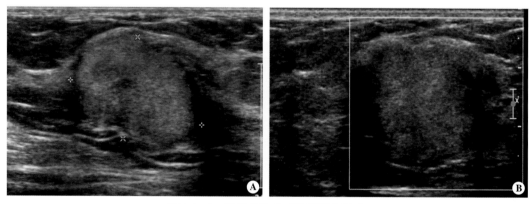

图 3-1-10 乳腺单纯性黏液癌常规超声

A. 左侧乳腺外上象限见一高回声肿块，大小 2.6cm×2.4cm×1.8cm，形态规则，局部边缘模糊，内部回声欠均匀；B. 肿块内未见血流信号

【超声造影检查】

左侧乳腺肿块，考虑恶性肿瘤（图 3-1-11）。

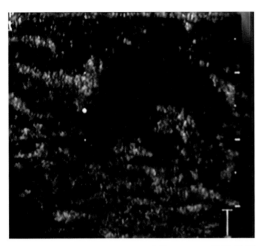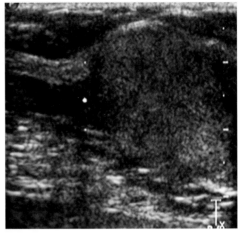

图 3-1-11 乳腺单纯性黏液癌超声造影

左侧乳腺肿块呈同进等增强，大部分区域为无增强，增强后形态较规则，边缘不光整，病灶范围无明显扩大，无蟹足征及滋养血管征

【病理诊断】

乳腺单纯性黏液癌。

【解析】

乳腺单纯性黏液癌常规超声表现极易与纤维腺瘤相混淆，当发生于老年女性，肿块形态饱满，边缘欠光整，且超声造影表现为高增强，内部充盈缺损，且充盈缺损不规则时，应考虑黏液癌的可能。

（二）乳腺良性病灶超声造影表现

乳腺良性病灶超声造影多表现为早于或与周边正常腺体同步增强，以等增强、低增强多见，部分富血供者表现为高增强，造影剂分布均匀，增强后边缘光整或与周边腺体无明确边界，增强后范围一般无扩大，穿支血管及灌注缺损少见。

病例一

患者，女，48岁，乳腺癌术后，体检发现左侧乳腺肿物1周，触诊质韧。

【常规超声检查】

左侧乳腺囊实性肿块，考虑导管内乳头状瘤（BI-RADS 4A类，图3-1-12）。

【超声造影检查】

左侧乳腺囊实性肿块，考虑囊肿伴稠厚内容物（图3-1-13）。

【病理诊断】

（左侧乳腺肿物）大体观见内含胶冻样物，镜下见腺病伴导管扩张及囊肿形成。

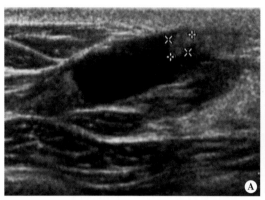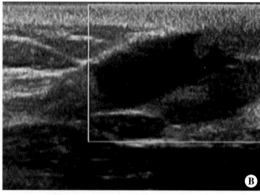

图 3-1-12 乳腺腺病伴导管扩张及囊肿常规超声

A. 左侧乳腺外上象限见一无回声区，大小 2.8cm×1.0cm，形态规则，边缘光整，可见数个附壁乳头状实体；B. 实体内未见血流信号

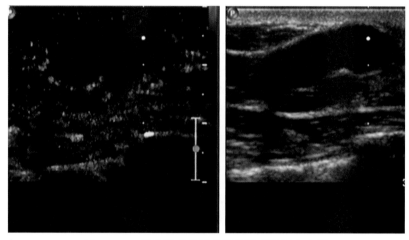

图 3-1-13 乳腺腺病伴导管扩张及囊肿超声造影

左侧乳腺无回声区内附壁乳头状实体无造影剂填充

【解析】

常规超声有时对鉴别乳腺囊性或囊实性肿物存在一定困难，尤其是可疑实性成分未见血流信号时尤为明显。超声造影可实时定量显示病灶的微循环灌注情况，对于鉴别病灶为囊性或囊实性，实性部分是否具有活性成分具有较高的诊断价值。

病例二

患者，女，46 岁，体检发现左侧乳腺肿物，触诊质韧，边界欠清。

【常规超声检查】

左侧乳腺低回声肿块（BI-RADS 4A 类，图 3-1-14）。

【超声造影检查】

左侧乳腺肿块，考虑良性病变（图 3-1-15）。

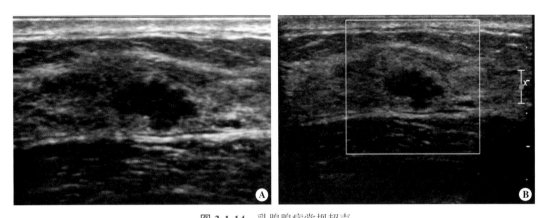

图 3-1-14　乳腺腺病常规超声

A. 左侧乳腺外上象限见一低回声肿块，形态不规则，边缘不光整，可见微分叶；B. 肿块内未见血流信号

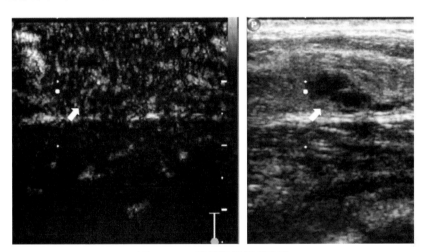

图 3-1-15　乳腺腺病超声造影

左侧乳腺肿块呈同进等增强，增强后与周围组织分界不清，未见穿支血管

【病理诊断】

（左侧乳腺肿物）腺病。

【解析】

部分乳腺腺病常规超声表现为边缘欠光整，非平行位生长，与早期乳腺癌鉴别困难，超声造影有助于鉴别诊断，可减少不必要的穿刺活检。

病例三

患者，女，44 岁，发现左侧乳腺肿物 2 个月，触诊肿物质硬。

【常规超声检查】

左侧乳腺低回声肿块（BI-RADS 4A 类，图 3-1-16）。

【超声造影检查】

左侧乳腺低回声肿块，考虑纤维腺瘤（图 3-1-17）。

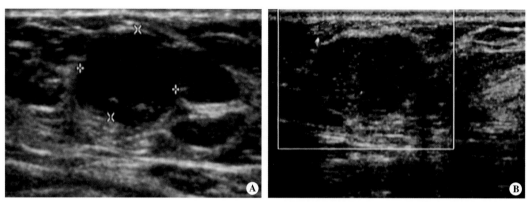

图 3-1-16　乳腺纤维腺瘤常规超声

A. 左侧乳腺 2 点方向见一低回声肿块，形态规则，边缘光整，内部回声欠均匀；B. 肿块内可见点状血流信号

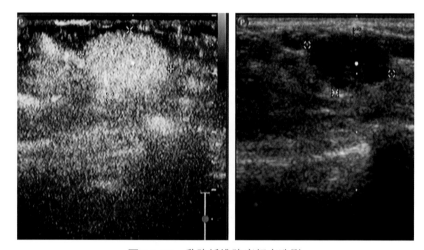

图 3-1-17　乳腺纤维腺瘤超声造影

左侧乳腺肿块呈快进高增强，其内增强均匀，增强后病灶形态规则，边缘光整，范围无明显扩大，无蟹足征及充盈缺损

【病理诊断】

左侧乳腺纤维腺瘤。

【解析】

根据《乳腺超声若干临床常见问题专家共识（2018 版）》，对于超过 40 岁的新发乳腺肿物 BI-RADS 分类为 4A 的患者，常需要进行乳腺穿刺活检。超声造影有助于乳腺良性、恶性病灶的鉴别诊断，可提供更多的影像学诊断信息，减少不必要的穿刺活检。

病例四

患者，女，51 岁，发现左侧乳腺肿物 2 个月，触诊质硬。

【常规超声检查】

左侧乳腺低回声肿块（BI-RADS 3 类，图 3-1-18）。

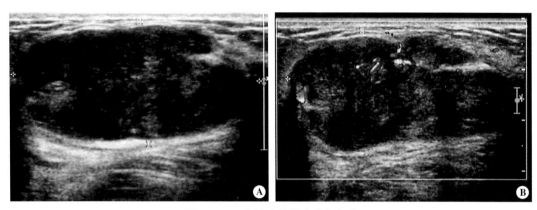

图 3-1-18 乳腺叶状肿瘤常规超声

A.左侧乳腺 3 点方向见一低回声肿块，形态尚规则，边缘光整，内部回声不均，可见裂隙样低回声；
B.肿块内见较丰富血流信号

【超声造影检查】

左侧乳腺肿块，考虑良性病变（图 3-1-19）。

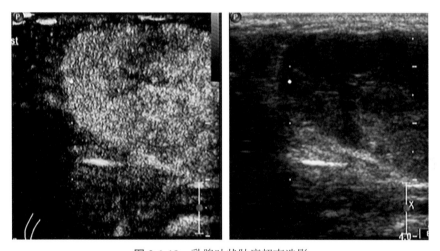

图 3-1-19 乳腺叶状肿瘤超声造影

左侧乳腺肿块呈快进高增强，其内增强尚均匀，增强后病灶形态较规则，边缘光整，范围无明显扩大，无蟹足征及滋养血管征

【病理诊断】

（左侧乳腺肿物）纤维上皮性肿瘤（大小4.0cm×3.0cm），间质细胞增生，细胞轻度异型，核分裂象罕见，符合良性叶状肿瘤。

【解析】

乳腺叶状肿瘤病理特征为双层的上皮成分沿裂隙排列，周围环绕丰富的间质，超声表现缺乏特异性，另外良性、交界性和恶性叶状肿瘤声像图特征存在明显重叠，诊断准确性较低。超声造影可更加准确地显示病灶的边缘浸润情况及病灶内的坏死区，有助于鉴别病灶良恶性，但是确诊仍依赖病理检查。

八、乳腺癌新辅助化疗后疗效评估

　　超声造影技术既能较准确测量病灶大小，又能显示病灶的血流灌注情况。通过乳腺癌新辅助化疗效果评估，了解肿瘤退缩情况，判断能否通过手术完整切除病灶，达到切缘阴性。对于治疗敏感的病例，可适当增加化疗的周期或频率，力求达到病理完全缓解；而对于无明显反应或疾病进展的病例，应及时更换化疗方案或提前行手术扩大切除，或可阻止疾病进展，改善预后（图 3-1-20、图 3-1-21）。

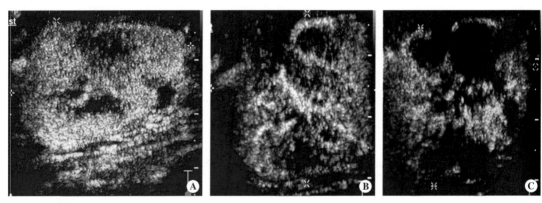

图 3-1-20　乳腺癌化疗前后超声造影对比

同一患者化疗前（A）、化疗 1 个周期（B）、化疗 3 个周期（C）的超声造影表现，随着化疗周期增加，病灶内造影剂强度逐渐减弱，分布更加不均匀，并且出现了大片充盈缺损区

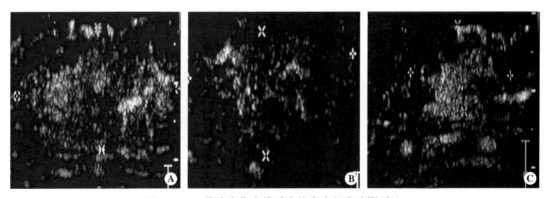

图 3-1-21　乳腺癌化疗前后病灶大小超声造影对比

A. 化疗前，病灶大小 3.7cm×1.4cm；B. 化疗 1 个周期后，病灶大小 3.6cm×1.4cm；C. 化疗 3 个周期后，病灶大小 3.3cm×1.1cm

　　肿瘤的生长高度依赖肿瘤血管的生成，彩色多普勒超声无法显示肿瘤内部新生血管网，而超声造影可以反映肿瘤组织的微灌注，准确反映肿瘤新生血管变化情况。部分化疗药物通过抗血管生成，改变肿瘤微循环状况，达到抗肿瘤效果，超声造影比常规超声能更加敏感地评估抗血管生成疗效。超声造影的峰值强度、上升斜率、曲线下面积及肿瘤大小变化是评价新辅助化疗效果较好的指标。

九、术前引导穿刺活检

乳腺肿物穿刺前行超声造影主要是为了避开肿瘤坏死组织，或因其他影像学检查怀疑恶性而常规超声检查未发现病灶，提高穿刺活检阳性率。

病例一

患者，女，31 岁，发现右侧乳腺肿物 1 周。

【常规超声检查】

右侧乳腺低回声肿块（BI-RADS 4A 类，图 3-1-22）。

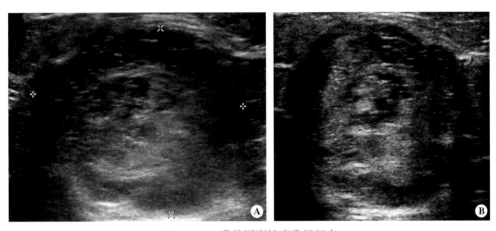

图 3-1-22 乳腺浸润性癌常规超声

A. 右侧乳腺 9 点方向低回声肿块，边缘不光整，内部回声不均匀，可见小液性区；B. 肿块内未见血流信号

【超声造影检查】

右侧乳腺低回声肿块，在超声造影引导下行穿刺活检（图 3-1-23）。

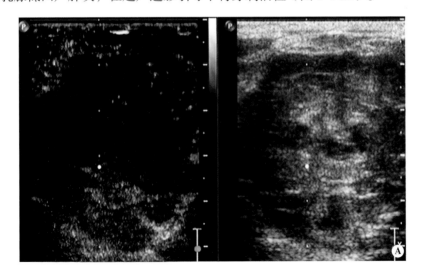

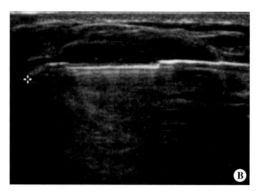

图 3-1-23　乳腺浸润性癌超声造影引导下穿刺活检

A.右侧乳腺低回声肿块超声造影呈周边增强；B.避开无增强区域，穿刺周边高增强区域

【病理诊断】

（右侧乳腺）浸润性癌，伴黏液分泌。

【解析】

本病例乳腺病灶结构较疏松，可见较多囊性成分，超声造影可识别活性成分，引导穿刺活检，可提高活检标本的有效率，提高诊断准确率。

病例二

患者，女，68岁，发现右侧乳腺肿物2周。

【常规超声检查】

右侧乳腺低回声肿块（BI-RADS 4A 类，图 3-1-24）。

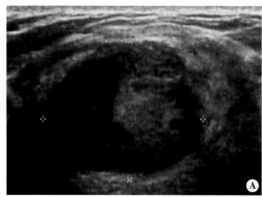
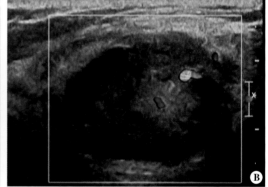

图 3-1-24　乳腺浸润性乳头状癌常规超声

A.右侧乳腺9点方向见一低回声肿块，边缘尚光整，内部回声不均匀，未见明显液性区；B.肿块内可见少量血流信号

【超声造影检查】

右侧乳腺低回声肿块，考虑恶性肿瘤（图 3-1-25）。

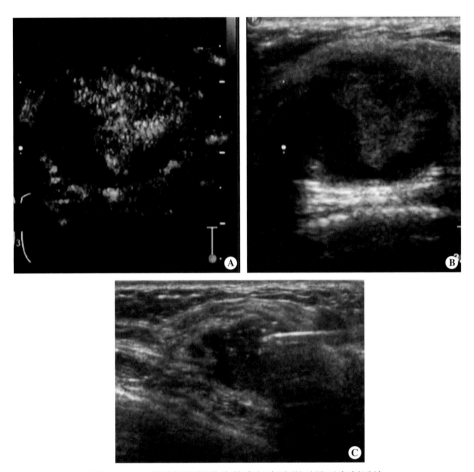

图3-1-25 乳腺浸润性乳头状癌超声造影引导下穿刺活检

A.右侧乳腺肿块内见局部结节样高增强，周边无造影剂充填；B、C.超声造影引导下行肿块穿刺活检，避开无增强区域，穿刺高增强区域

【病理诊断】

（右侧乳腺）浸润性乳头状癌。

【解析】

本病例乳腺病灶虽然未见明显液性成分，但回声不均匀，超声造影可见周边无造影剂充填，引导穿刺活检可避开无活性成分，提高诊断准确率。

病例三

患者，女，55岁，发现右侧乳腺肿物1个月。

【常规超声检查】

右侧乳腺囊实性肿块（BI-RADS 4A类，图3-1-26）。

【超声造影检查】

右侧乳腺囊实性肿块，考虑导管内乳头状瘤（图3-1-27）。

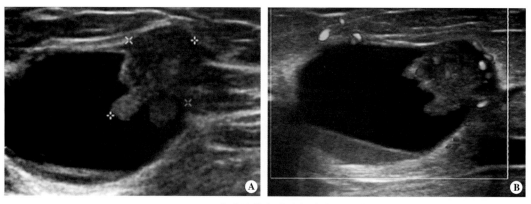

图 3-1-26　乳腺导管内乳头状瘤常规超声

A. 右侧乳腺 3 点方向见一囊实性肿块，形态欠规则，边缘光整，其内可见附壁实体回声，实体回声表面不光整，呈菜花样，
底部另见细点状高回声沉积；B. 实体回声内可见丰富血流信号，底部细点状高回声区无血流信号

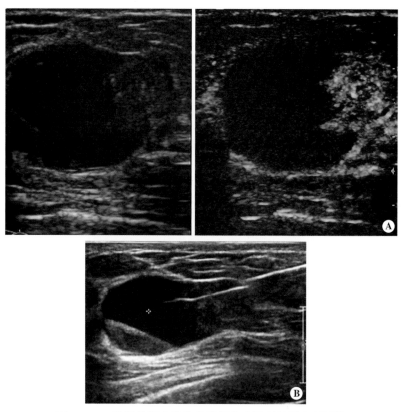

图 3-1-27　乳腺导管内乳头状瘤超声造影引导下穿刺活检

A. 右侧乳腺 3 点方向囊实性肿块内附壁实体可见高增强；B. 超声造影引导下穿刺肿块内高增强实体

【病理诊断】

（右侧乳腺肿物）乳头状病变，符合导管内乳头状瘤。

【解析】

超声造影可识别乳腺囊实性病灶内有回声成分是否具有活性，进而引导穿刺活检。

十、前哨淋巴结的定位及定性诊断

随着医学的进步与发展，乳腺癌手术趋向微创，对于腋窝淋巴结触诊及影像学检查阴性的患者，一般行前哨淋巴结活检术（sentinel lymph node biopsy，SLNB）。对于前哨淋巴结阴性的患者，可避免行腋窝淋巴结清扫，减少手术对患侧上肢功能的影响。目前SLNB示踪法的金标准为核素标记大分子和蓝色染料联合的双示踪，但其费用高、手术医生学习周期长。近年来，经皮注射超声造影剂示踪法已进入临床，该方法通过在乳晕周围皮下注射超声造影剂，按摩后使微泡进入淋巴系统，可准确定位前哨淋巴结，并可对淋巴结性质进行判定。在前哨淋巴结超声造影的定性诊断中，一般认为整体的弥漫性高增强多为良性，非转移性，而不均匀增强及整体无增强或低增强多为转移性。

病例一

患者，女，42岁，确诊右侧乳腺癌，淋巴结触诊及常规影像学检查阴性，计划行SLNB，术前行超声造影进行淋巴结定位。

于右侧乳晕12点、3点、6点、9点方向周围皮内分别注射造影剂SonoVue，按摩后行超声造影检查，可见超声造影剂沿着淋巴管进入前哨淋巴结，淋巴结呈均匀高增强。术后病理证实前哨淋巴结阴性（图3-1-28）。

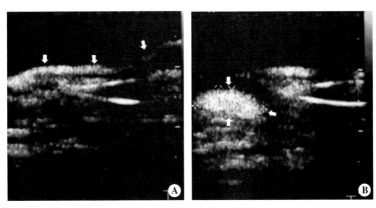

图 3-1-28 腋窝前哨淋巴结超声造影定位（1）
A.淋巴管显影；B.淋巴结呈均匀高增强

【解析】

经皮注射微泡超声造影可清晰显示引流淋巴管及前哨淋巴结，均匀高增强的淋巴结多为非转移性淋巴结，本病例术后病理证实前哨淋巴结阴性。

病例二

患者，女，40岁，确诊右侧乳腺癌，淋巴结触诊及常规影像学检查阴性，计划行SLNB，术前行超声造影进行淋巴结定位。

于右侧乳晕12点、3点、6点、9点方向周围皮内分别注射造影剂SonoVue，按摩后行超声造影检查，可见超声造影剂沿着淋巴管进入前哨淋巴结，淋巴结呈不均匀高增强，考虑转移。术后病理证实前哨淋巴结阳性（图 3-1-29）。

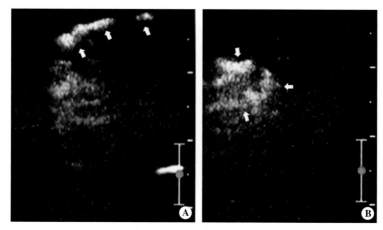

图 3-1-29　腋窝前哨淋巴结超声造影定位（2）
A. 淋巴管显影；B. 淋巴结呈不均匀高增强，形态不规则，边缘不光整

【解析】

乳腺癌转移性淋巴结超声造影多为不均匀增强、整体低增强或无增强，本病例前哨淋巴结呈不均匀高增强，术后病理证实为前哨淋巴结阳性。

病例三

患者，女，43 岁，确诊右侧乳腺癌，超声检查淋巴结可疑阳性，计划行 SLNB，术前行超声造影进行淋巴结定位。

于右侧乳晕 12 点、3 点、6 点、9 点方向周围皮内分别注射造影剂 SonoVue，按摩后行超声造影检查，见超声造影剂沿着淋巴管进入前哨淋巴结，淋巴结呈无增强，考虑转移。术后病理证实前哨淋巴结阳性（图 3-1-30）。

【解析】

本病例前哨淋巴结超声造影无增强，符合转移性淋巴结表现，术后病理证实为前哨淋巴结阳性。

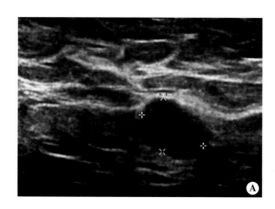

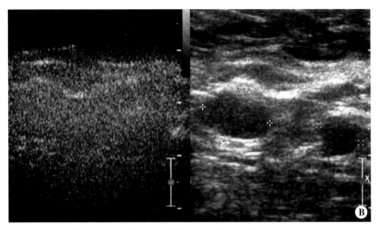

图 3-1-30 腋窝前哨淋巴结超声造影定位（3）

A. 右侧腋窝淋巴结肿大，呈椭圆形低回声，形态规则，未见淋巴门结构；B. 右侧腋窝多发淋巴结肿大，造影未见增强

十一、局　限　性

　　部分乳腺良恶性病灶超声造影声像图特征存在重叠和不典型性，如炎症病灶因炎性细胞浸润，炎性介质释放增多，导致周边血管扩张，造影剂进入周边增生活跃的炎症组织易造成"假浸润"现象。随着病情进展，部分炎性区域出现液化坏死，超声造影可出现充盈缺损，与恶性肿瘤的超声造影表现类似，故单纯依靠超声造影容易做出错误诊断。又如部分小乳腺癌（尤其是＜1cm的病灶），因肿块较小，新生畸形血管尚少，超声造影可表现为良性特征，此时应结合二维超声表现，建议行超声引导下穿刺活检，避免漏诊、误诊。此外，不同的造影剂剂量、不同的仪器及不同经验水平的检查医生都可能对造影结果产生影响，应做好质量控制。

第二节　超声弹性成像

　　Qphir 等于 1991 年提出弹性成像，弹性成像通过向组织施加一个内应力或外应力，使组织产生一定的位移或形变，利用组织弹性不同，收集信号变化并将其转化为弹性图像，从而判断组织的软硬程度，可帮助诊断疾病，弥补常规超声检查的不足。

一、超声弹性成像的分类

（一）应变弹性成像

　　应变弹性成像是通过施加应力使组织产生形变或位移，通过比较感兴趣区（region of interest，ROI）组织形变程度反映组织的相对硬度，组织越软，越容易发生形变。应力来自手动压迫或肌肉不自主运动引起的振动，或受检者肌肉收缩、呼吸、血管搏动引起的振动，称为应变弹性成像（strain elastography，SE）。声辐射力脉冲成像（acoustic radiation force imaging，ARFI）的应力来源于声辐射力脉冲，其中声触诊组织成像技术（virtual tough tissues imaging，VTI）利用声辐射力使局部组织在纵轴上产生位移，根据位移程度以灰阶形式显示组织弹性，灰度越大，硬度越大。

（二）剪切波弹性成像

声触诊组织量化技术（virtual tough tissues quantification，VTQ）是基于 ARFI 的剪切波超声弹性成像技术，其通过声辐射力使局部组织产生横向剪切波，计算并显示剪切波速度，速度越快，组织硬度越大。

实时剪切波弹性成像（real-time shear wave elastography，RT-SWE）于 2004 年由 Bercoff 等报道，由超声探头发生高速声辐射脉冲，沿同一声轴在不同深度连续聚焦，产生"马赫锥"效应，引起组织内微粒振动，产生横向剪切波，并通过极速成像技术显示剪切波，同时通过复合信号处理技术与自相关技术进行计算而获得剪切波图像。杨氏模量可以根据公式 $E=3\rho c^2$ 计算得到，其中 E 为杨氏模量（单位为 kPa），ρ 为组织密度，c 为剪切波传播速度，杨氏模量值越大，组织越硬。组织硬度通过彩色编码在弹性模量分布图上以不同颜色反映出来，通常以红色代表组织硬度大，蓝色代表组织硬度小。相比于应变弹性成像，RT-SWE 无需施压，降低了外界因素对测值的影响，结果较客观，重复性较好；它避免了声辐射力在同一部位聚焦产生过高的生物效应，安全性更高；"马赫锥"内的剪切波相干增强，可提高振幅，增加传播距离，实现以更低的声功率达到更远的传播距离；实时显示杨氏模量测量值，同时可显示彩色编码的弹性模量图进行定性评估。

二、适应证和禁忌证

（一）适应证

（1）鉴别乳腺病灶良恶性。
（2）预测乳腺癌 pTNM 分期。
（3）预测腋窝淋巴结转移。
（4）评价乳腺癌新辅助化疗的疗效。

（二）禁忌证

可行常规超声检查者多可进行超声弹性成像检查，无绝对禁忌证。

三、检 查 方 法

患者取平卧位，充分显露乳房及腋窝，首先采用常规超声对病灶进行多切面扫查，着重记录病灶部位、大小（最大径）、形态、回声、钙化、边缘、血流情况等。

1.应变显弹性成像 启动 SE 模式，不加压保持探头与皮肤垂直，使 ROI 大于病灶区域，包括皮下脂肪层到肌层。根据不同的操作系统选择不同的施力方式：无手动加压、极小幅振动、明显加压。图像稳定后停帧，测量病灶和同一深度正常乳腺组织的相关弹性比值。

2. 声辐射力脉冲成像　启动 ARFI 模式，ROI 大于病灶范围 2 倍以上，嘱患者屏气，待图像稳定后停帧，切换为 VTI 模式或 VTQ 模式，保持探头位置、深度及方向不变，避开钙化和液性区域，记录 VTI 弹性图像结果，以及 VTQ 测量结果。

3. 实时剪切波弹性成像　双幅切换 RT-SWE 模式，探头不加压，嘱患者屏气，待图像稳定，取样框中颜色充填满意后停帧，将 Q-Box 置于病灶最硬区域（病灶周边或内部），同时取病灶同一深度正常乳腺组织作为对照，记录弹性模量值，并评估 RT-SWE 定性指标。

四、乳腺弹性成像相关参数

（一）应变弹性成像

1. 弹性评分　根据弹性图像的色彩分布，将病灶的硬度值分为 1～5 分：病灶整体发生变形，主要呈绿色的为 1 分；病灶大部分变形，主要呈绿色和黄色的为 2 分；病灶边缘变形，中心无明显变形，呈黄色和绿色的为 3 分；病灶整体无明显变形，病灶整体以红色为主的为 4 分；病灶及周边组织均无变形，病灶及周边组织均显示以红色为主的为 5 分（图 3-2-1）。

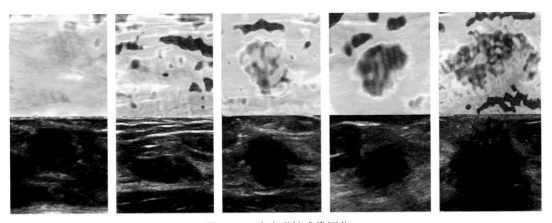

图 3-2-1　应变弹性成像评分
病灶最大硬度从左到右依次对应 1～5 分

2. 弹性应变比（strain ratio，SR）　是病灶内部或周边组织 ROI 与同一深度正常乳腺组织应变率的比值（图 3-2-2）。

3. E/B 比值　是病变在弹性图（elastography imaging，EI）上的长度与病变在灰阶超声图上的长度之比，比值＞1 提示恶性病变，比值≤1 提示良性病变（图 3-2-3）。

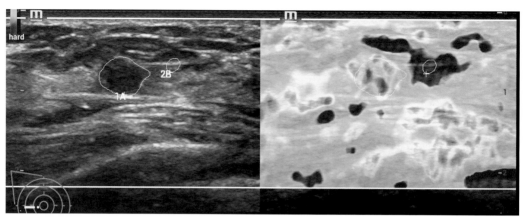

图 3-2-2　应变弹性成像（1）

分别描记病灶区域 A 和正常组织蓝色区域 B，得出 SR

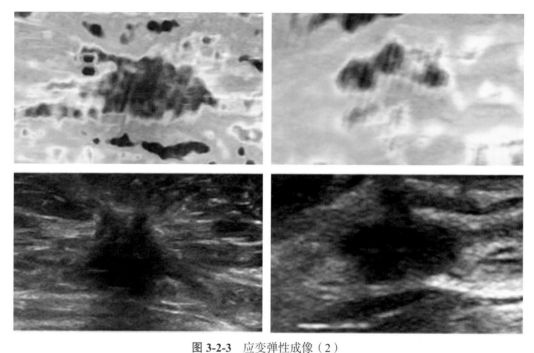

图 3-2-3　应变弹性成像（2）

病变在弹性图上的长度与病变在灰阶超声图上的长度之比，左图比值＞1，提示恶性病变，右图比值≤1，提示良性病变

（二）声辐射力脉冲成像

1. 硬度分级　VTI 根据灰阶图像黑白颜色所占比例，将病灶硬度分为 6 级。病灶全部呈白色或少许黑色为 1 级；病灶大部分呈白色，出现少部分黑色为 2 级；病灶黑色和白色区域比例相当为 3 级；病灶大部分呈黑色，少部分呈白色为 4 级；病灶几乎全部呈黑色或少许白色为 5 级；病灶全部呈黑色为 6 级。

2. 剪切波速度（shear wave velocity，SWV）　声辐射力使局部组织产生横向剪切波，SWV 越高反映组织硬度越大。

（三）实时剪切波弹性成像

1. 最大弹性模量值（maximum elasticity，Emax）　病灶内部或周边组织最硬区域 Q-box 内弹性模量的最大值。

2. 最小弹性模量值（minimum elasticity，Emin）　病灶内部或周边组织最硬区域 Q-box 内弹性模量值的最小值。

3. 平均弹性模量值（mean elasticity，Emean）　病灶内部或周边组织最硬区域 Q-box 内弹性模量值的平均值。

4. 弹性比值（ratio of Emean between the lesion and normal tissue，Ratio）　病灶内部或周边组织 Q-box 内弹性模量平均值与同一深度正常乳腺组织弹性模量平均值的比。

5. 标准差（standard deviation，SD）　病灶内部或周边组织最硬区域 Q-box 内硬度的标准差。

6. 硬环征（stiff ring sign）　为病灶周边与内部区域相比出现环状硬度增高区，为恶性征象（图 3-2-4）。

7. 黑洞征（black hole phenomenon）　为病灶内部测量不到剪切波信号，为恶性征象（图 3-2-5）。

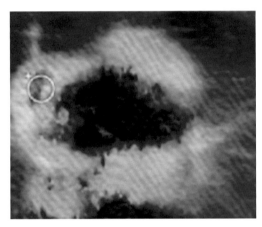 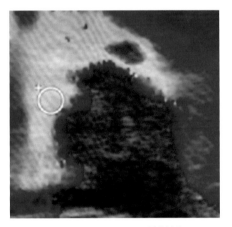

图 3-2-4　RT-SWE 硬环征　　　　　图 3-2-5　RT-SWE 黑洞征

8. 彩色弹性硬度（color score of maximum elasticity，Ecol）　在 180kPa 的显示阈值下，系统默认将最高弹性值分为 6 种颜色，即深蓝色、黑色、浅蓝色、绿色、橘色、红色，越接近红色，硬度值越高（图 3-2-6）。

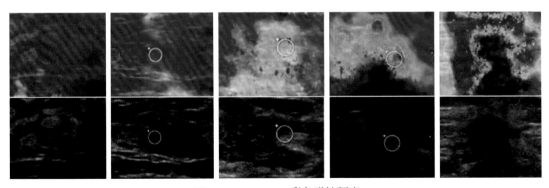

图 3-2-6　RT-SWE 彩色弹性硬度

RT-SWE 病灶区色彩从左到右依次为深蓝色、黑色、浅蓝色、绿色、橘色、红色，代表最大硬度值从最软到最硬的分度

9. 色彩均匀性（homogeneity of elasticity，Ehomo） 指病灶内部及边缘区域硬度的均匀性，依次分为非常均匀、尚均匀、不均匀，分别对应良性、可疑恶性、恶性（图 3-2-7）。

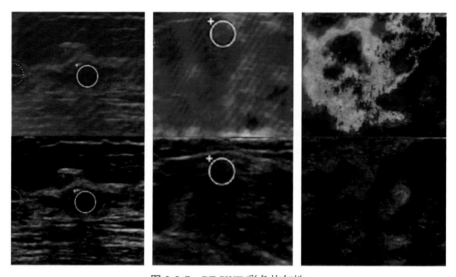

图 3-2-7 RT-SWE 彩色均匀性

病灶内部及边缘区域覆盖剪切波的硬度均匀性，从左到右依次是非常均匀、尚均匀、不均匀

10. 弹性形状评分（shape score，Esha） 病灶弹性形状可分为椭圆形、圆形、不规则形，分别代表倾向良性、可疑恶性、恶性（图 3-2-8）。

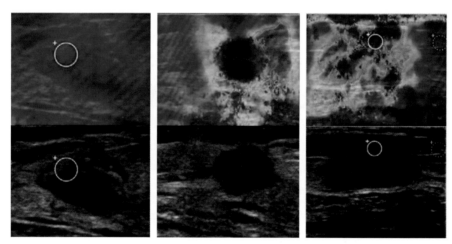

图 3-2-8 RT-SWE 弹性形状评分

从左到右分别为椭圆形、圆形、不规则形

11. 视觉模式分类（visual pattern classification） 通过视觉评估将乳腺病灶的弹性图像分为 4 种模式：模式一为病灶内部和周围均为均匀蓝色；模式二为病灶内部或周围出现不均匀色彩，其超出病灶边缘并垂直呈条带状向皮肤或胸壁延伸；模式三为病灶边缘出现局部彩色区域；模式四为病灶内部出现不均匀的彩色区域（包括黑洞征）。一般认为模式一和模式二倾向良性，而模式三和模式四倾向恶性（图 3-2-9）。

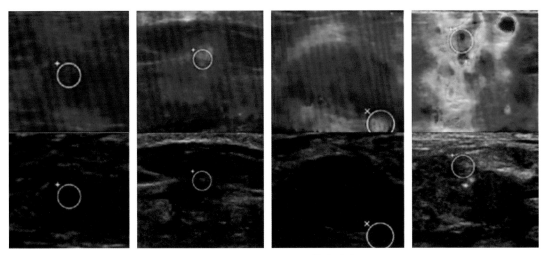

图 3-2-9 RT-SWE 视觉模式分类

视觉模式分类从左到右依次是模式一、模式二、模式三、模式四

五、超声弹性成像在乳腺疾病诊断中的应用
（以实时剪切波弹性成像为例）

（一）乳腺恶性病灶实时剪切波弹性成像表现

大量文献报道了乳腺恶性病灶硬度显著大于良性病灶。RT-SWE 典型表现为定量指标 Emax、Emean、Emin 较高（临界值尚无定论）；病灶内部硬度多不均匀，SD 较高；与同一深度正常乳腺组织硬度差异较大，Ratio 较高。恶性病灶 RT-SWE 定性指标包括硬环征、黑洞征，即病灶周边可见环状硬度增高区，以及病灶内部剪切波缺失；Ecol 越接近红色，就越倾向恶性，Ehomo 多不均匀，Esha 多呈不规则形，视觉模式分类以模式三和模式四为主。

病例一

患者，女，49 岁，右侧乳腺触及肿物 1 周。

【常规超声检查】

右侧乳腺 5 点方向可见低回声肿块（BI-RADS 4C 类，图 3-2-10）。

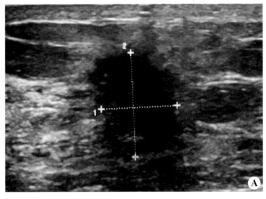
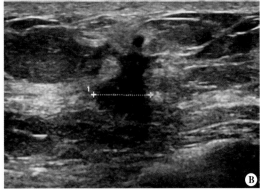

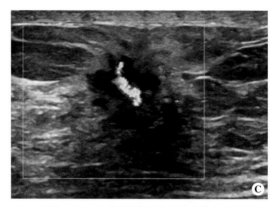

图 3-2-10 乳腺浸润性小叶癌常规超声

A、B. 右侧乳腺 5 点方向可见低回声肿块，大小 1.0cm×1.4cm×1.0cm，形态不规则，非平行位生长，边缘毛刺、成角，可见高回声晕，周围结构扭曲；C. 病灶内可见较丰富血流信号

【RT-SWE 检查】

右侧乳腺 5 点方向可见低回声结节，考虑恶性肿瘤（图 3-2-11）。

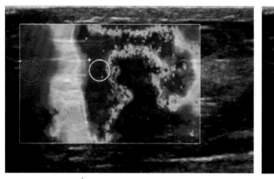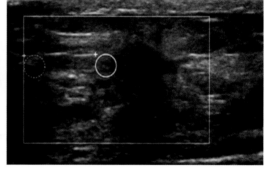

图 3-2-11 乳腺浸润性小叶癌 RT-SWE 检查

RT-SWE 显示结节边缘质地硬（Emax 279.3kPa，Emean 199.4kPa，Emin 75.8kPa），软硬不均（SD 45.5kPa），硬度明显高于同一深度正常乳腺组织（Ratio 17.3），Ecol 为红色，Ehomo 不均匀，Esha 为不规则形，视觉模式分类属于模式四，呈现典型硬环征和黑洞征

【病理诊断】

乳腺浸润性小叶癌。

【解析】

本病例为中年女性，灰阶超声显示病灶形态不规则、边缘毛刺和成角、非平行位生长、周边高回声晕环，并伴有周围结构扭曲，彩色多普勒超声显示病灶内粗大的穿支血管，以上征象高度提示恶性。RT-SWE 显示病灶周边硬环征，病灶内部黑洞征，支持恶性肿瘤的诊断，病理检查最终证实为乳腺癌。

据文献报道，RT-SWE 硬环征诊断乳腺癌的敏感度及特异度均较高，其成因可能是乳腺癌病灶周围形成促结缔组织增生反应带；也可能是肿瘤细胞向周围组织间隙扩散导致。而黑洞征的成因可能是病灶内部质地坚硬，弹性模量值超出 RT-SWE 量程范围而不能显示；也可能是病灶周边硬度增加造成衰减而致。

病例二

患者，女，44岁，发现右侧乳腺肿物2周。

【常规超声检查】

右侧乳腺10点方向可见低回声肿块，考虑纤维腺瘤（BI-RADS 4A 类，图 3-2-12）。

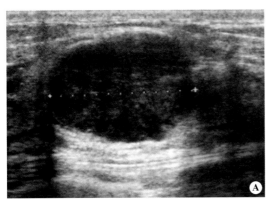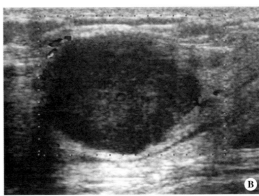

图 3-2-12　乳腺浸润性癌常规超声

A. 右侧乳腺10点方向可见低回声肿块，大小 2.1cm×1.5cm×2.0cm，椭圆形；B. 肿块内部及边缘可见少量血流信号

【RT-SWE 检查】

右侧乳腺10点方向可见低回声肿块，考虑恶性肿瘤（图 3-2-13）。

【病理诊断】

乳腺浸润性导管癌。

【解析】

本例患者为中年女性，右侧乳腺肿物呈椭圆形，边缘比较光整，少血供，恶性征象不明显，符合纤维腺瘤表现；但 RT-SWE 定量指标显示病灶质地硬，定性指标提示符合恶性表现，仍需考虑恶性可能。最终病理检查证实为乳腺浸润性导管癌。在临床实践中，RT-SWE 对 BI-RADS 3 类 及 BI-RADS 4A 类病灶的应用价值最高，常规超声结合 RT-SWE 的定量指标及定性指标综合判定，可提高超声诊断的准确性。

（二）乳腺良性病灶实时剪切波弹性成像表现

乳腺良性病灶与恶性病灶相反，RT-SWE 典型表现为 Emax、Emean、Emin 较低；病

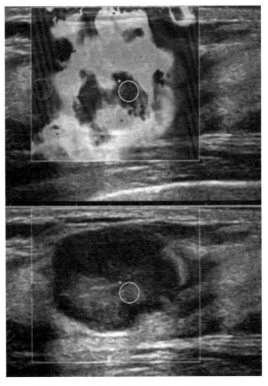

图 3-2-13　乳腺浸润性癌 RT-SWE 检查

RT-SWE 显示病灶质地硬（Emax 203.4kPa、Emean 180.4kPa、Emin 161.2kPa），软硬不均（SD 11.6kPa），与同一深度正常乳腺组织弹性值差异较大（Ratio 11.2），Ecol 为红色，Ehomo 不均匀，Esha 为不规则形，视觉模式分类属于模式四，但并未出现硬环征和黑洞征

灶内部弹性值大多较为均匀，SD 较低；与同一深度正常乳腺组织软硬程度差异小，Ratio 低；很少出现硬环征、黑洞征；Ecol 更接近黑色 / 深蓝色，Ehomo 大多均匀或尚均匀，Esha 多为椭圆形或圆形，视觉模式分类多为模式一和模式二。

> **病例一**

患者，女，43 岁，体检行乳腺超声检查发现右侧乳腺占位 2 周。

【常规超声检查】

右侧乳腺低回声肿块，考虑纤维腺瘤（BI-RADS 4A 类，图 3-2-14）。

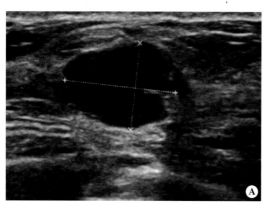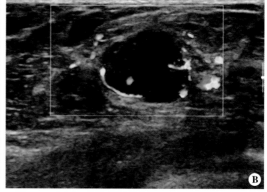

图 3-2-14 乳腺叶状肿瘤常规超声

A. 右侧乳腺 8 点方向可见低回声肿块，大小 1.6cm×1.2cm，椭圆形；B. 肿块周边见中等量血流信号

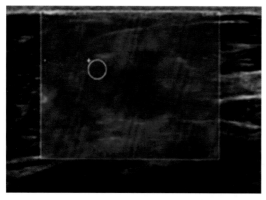

图 3-2-15 乳腺叶状肿瘤 RT-SWE 检查

RT-SWE 显示右侧乳腺肿块质地软（Emax 12.8kPa、Emean 2.4kPa、Emin 2.4kPa），SD 2.4kPa，Ratio 2.4，Ecol 深蓝色 / 黑色，Ehomo 非常均匀，Esha 为椭圆形，视觉模式分类为模式一，无硬环征、黑洞征

【RT-SWE 检查】

右侧乳腺低回声肿块，考虑良性病变（图 3-2-15）。

【病理诊断】

乳腺良性叶状肿瘤。

【解析】

本病例为中年女性，超声表现为中等量血供、形态规则的椭圆形肿物，首先考虑纤维腺瘤，但不能排除恶性可能；RT-SWE 提示肿块质地软，无恶性表现，支持良性诊断。最终病理检查证实为良性叶状肿瘤。对于此类病例，RT-SWE 可为常规超声诊断提供支持，患者可短期随访，或行粗针穿刺明确诊断。

> **病例二**

患者，女，30 岁，乳腺超声检查发现右侧乳腺占位 1 周。

【常规超声检查】

右侧乳腺 12 点方向可见低回声肿块（BI-RADS 4B 类，图 3-2-16）。

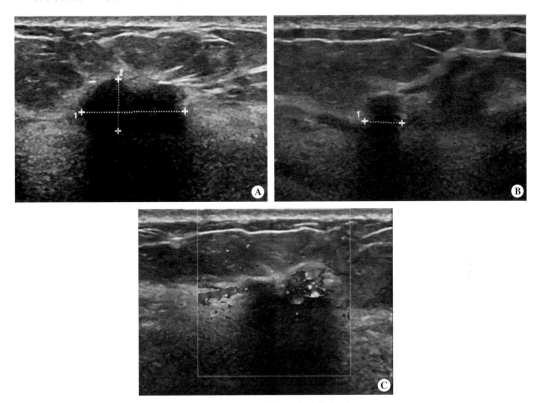

图 3-2-16　乳腺囊性变常规超声

A. 右侧乳腺 12 点方向可见低回声肿块，大小 1.7cm×0.8cm×0.6cm，呈分叶状，局部边缘模糊；B. 短轴面；C. 肿块内见中等量血流信号

【RT-SWE 检查】

右侧乳腺 12 点方向可见低回声肿块，考虑良性病变（图 3-2-17）。

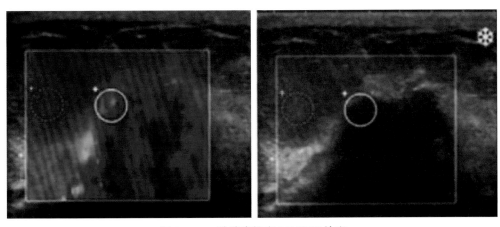

图 3-2-17　乳腺囊性变 RT-SWE 检查

RT-SWE 显示右侧乳腺 12 点方向肿块周边质地较软（Emax 50.8kPa、Emean 30.0kPa、Emin 10.8kPa），SD 10.0kPa，Ratio 6.0，Ecol 绿色，Ehomo 尚均匀，Esha 为不规则形，视觉模式分类为模式二，无硬环征、黑洞征

【术后病理诊断】

（右侧乳腺）乳腺囊性变。

【解析】

本病例为年轻女性，右侧乳腺肿物超声表现为边缘模糊、形态不规则、后方回声衰减，中等量血供，需警惕恶性可能，BI-RADS 4B 类；而 RT-SWE 则提示良性。在临床实际应用中，乳腺肿瘤的良恶性判断应以常规超声为主，弹性成像为辅，尤其是 BI-RADS 4B 类及以上的病灶，当弹性成像提示良性时，仍应对病灶进行穿刺活检排除恶性。

（三）实时剪切波弹性成像评估乳腺癌 T 分期

根据美国癌症联合委员会（American Joint Committee on Cancer，AJCC）和国际抗癌联盟（Union for International Cancer Control，UICC）联合制定的第 8 版乳腺 pTNM 分期，原发肿瘤（T）分为：Tx，原发肿瘤情况无法评估；T0，无原发肿瘤证据；Tis，原位癌；T1，肿瘤最大径 ≤ 2cm；T2，肿瘤最大径 > 2cm，且 ≤ 5cm；T3，肿瘤最大径 > 5cm；T4，不论肿瘤大小，直接侵犯胸壁或皮肤。有研究表明，RT-SWE 测得乳腺癌病灶的最大径与病理最大径存在正相关，并且相关性高于常规超声，可见 RT-SWE 对乳腺癌 T 分期的评估具有重要意义。

（四）实时剪切波弹性成像评估腋窝淋巴结转移

腋窝淋巴结是否转移也是乳腺癌重要的预后指标，RT-SWE 能为乳腺癌 pTMN 分期中区域淋巴结评估提供更多信息。常规超声联合 RT-SWE 检查有助于评估新辅助化疗的疗效。有学者认为乳腺癌病灶的 Emean 是腋窝淋巴结转移的独立预测因素，但相关报道较少，仍有待进一步研究。

病例一

患者，女，62 岁，体检行乳腺超声检查发现右侧乳腺占位。

【常规超声检查】

（1）右侧乳腺低回声肿块（BI-RADS 4B 类）。

（2）右侧腋窝淋巴结肿大（图 3-2-18）。

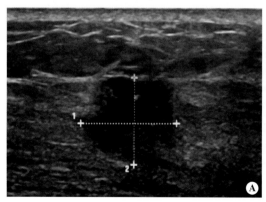
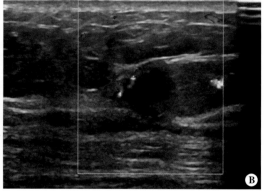

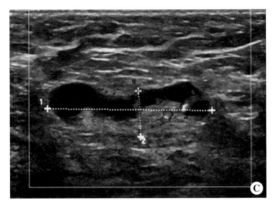

图 3-2-18 乳腺浸润性导管癌伴同侧腋窝淋巴结转移常规超声

A. 右侧乳腺 12 点方向可见低回声肿块，大小 1.4cm×1.2cm，形态不规则，局部边缘模糊、成角；B. 肿块内见中等量血流信号；

C. 右侧腋窝淋巴结肿大，大小 3.2cm×0.9cm，实质不均匀增厚，可见淋巴门及中等量血流信号

【RT-SWE 检查】

（1）右侧乳腺低回声肿块，考虑恶性肿瘤。

（2）右侧腋窝淋巴结肿大，考虑淋巴结转移（图 3-2-19）。

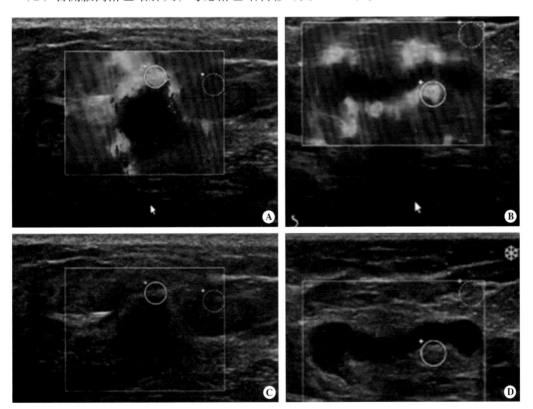

图 3-2-19 乳腺浸润性导管癌伴同侧腋窝淋巴结转移 RT-SWE 检查

RT-SWE 显示肿块边缘质地稍硬，软硬不均，与同一深度正常乳腺组织弹性值差异较大，Ecol 为绿色，Ehomo 不均匀，Esha
为不规则形，视觉模式分类属于模式三，具有黑洞征、略呈硬环征；右侧腋窝淋巴结质地稍硬，Ecol 为绿色，Ehomo 不均匀，
RT-SWE 图像取样框色彩丰富、不均一、淋巴结实质局部弹性信号缺失

【病理诊断】

乳腺浸润性导管癌。右侧腋窝淋巴结转移如下：前哨"1/1"，右侧腋窝"12/17"。

【解析】

本例患者为老年女性，右侧乳腺可疑乳腺癌伴右侧腋窝淋巴结肿大，肿大的淋巴结实质不均匀增厚，需警惕乳腺癌转移可能；RT-SWE 显示右侧病灶质地硬，且出现硬环征、黑洞征，同时右侧腋窝淋巴结也出现部分恶性征象，支持右侧乳腺癌伴淋巴结转移的诊断。最终病理证实为乳腺浸润性导管癌伴腋窝淋巴结转移。剪切波弹性成像无法取代淋巴结细胞学检查及腋窝前哨淋巴结探查切除术，但是当常规超声显示腋窝淋巴结形态结构正常，仅表现为淋巴结实质略增厚时，此时结合剪切波弹性成像，有助于确定需要术前穿刺活检的淋巴结。

病例二

患者，女，54 岁，触及右侧乳腺肿物 2 周。

【常规超声检查】

（1）右侧乳腺低回声肿块（BI-RADS 4B 类，图 3-2-20A、B）。

（2）右侧腋窝淋巴结肿大（图 3-2-20C）。

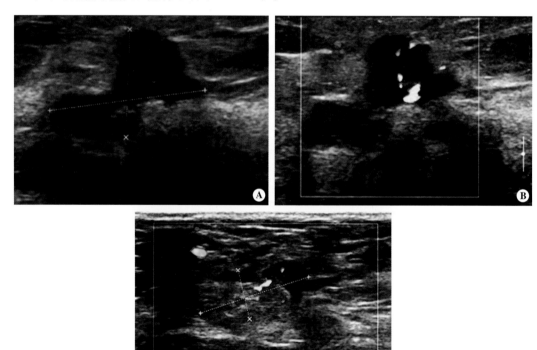

图 3-2-20 乳腺浸润性导管癌及同侧腋窝淋巴结肿大常规超声

A. 右侧乳腺 9 点方向可见低回声肿块，大小 2.3cm×1.5cm，形态不规则；B. 可见中等量血流信号；C. 右侧腋窝淋巴结肿大，1.8cm×0.8cm，实质不均匀增厚，可见淋巴结门及中等量血流信号

【RT-SWE 检查】

（1）右侧乳腺低回声肿块，考虑恶性肿瘤。

（2）右侧腋窝淋巴结肿大，考虑反应性增生（图 3-2-21）。

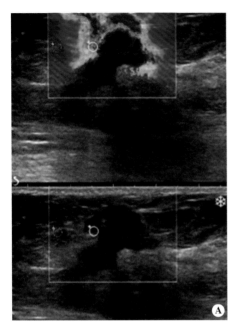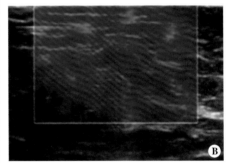

图 3-2-21 乳腺浸润性导管癌及同侧腋窝淋巴结肿大 RT-SWE 检查

A. RT-SWE 显示肿块边缘质地硬，软硬不均，与同一深度正常乳腺组织弹性值差异较大，Ecol 为红色，Ehomo 不均匀，Esha
为不规则形，视觉模式分类属于模式四，具有硬环征和黑洞征；B. 右侧腋窝淋巴结质地软，Ecol 为黑色/深蓝色，Ehomo 非
常均匀，RT-SWE 图像取样框充填完整且均一

【病理诊断】

浸润性导管癌。右侧腋窝淋巴结未见转移。

【解析】

本例患者为中老年女性，超声检查发现右侧乳腺不规则肿物，同时右侧腋窝淋巴结肿大、实质不均匀性增厚，需考虑乳腺癌伴腋窝淋巴结转移；RT-SWE 支持乳腺恶性肿瘤的诊断，但腋窝淋巴结显示良性特征。最终病理检查结果为右侧乳腺癌，淋巴结未见转移。文献报道，常规超声结合剪切波弹性成像判断乳腺癌腋窝淋巴结转移的特异度较高，但敏感度不高，因此当常规超声显示可疑征象，而剪切波弹性成像无恶性征象时，应该以常规超声为准，行进一步细胞学检查或术中行前哨淋巴结探查活检术。

（五）实时剪切波弹性成像评价乳腺癌新辅助化疗疗效

有研究表明，RT-SWE 检查可先于二维超声评估及预测肿瘤对新辅助化疗的反应，进而制订个性化诊疗方案或终止无效治疗。有文献报道，根据新辅助化疗前后的病灶硬度变化可以评估疗效，乳腺癌的 Emax 在新辅助化疗后减小程度与术后病理分析一致；还有研究显示，第 2 次化疗后的 Emean 变化率联合 Ki-67（细胞增殖标志物）能提高评估浸润性癌患者对化疗反应的效能；还有学者认为，Emax 与乳腺癌化疗的效果显著相关，肿瘤越软，化疗的疗效越好；新辅助化疗后肿块的弹性情况有助于评估是否存在残留癌灶，有报道称，Emax＞30kPa 提示可能存在残留癌灶。

六、超声弹性成像应用于乳腺疾病诊断的局限性与展望

超声弹性成像可以提供乳腺病灶的硬度信息，对乳腺病灶的良恶性鉴别诊断具有重要临床价值，但同时存在一定局限性。首先，弹性成像结果可能受多方面因素影响，如病灶大小、病灶深度、病灶内部钙化或液化情况及患者乳房厚度、呼吸等。其次，乳腺良恶性病灶软硬程度并非绝对，可能存在假阳性和假阴性，有文献报道单独应用 RT-SWE 对乳腺病灶良恶性的诊断效能低于常规超声，因此 RT-SWE 不能替代常规超声。然而，弹性成像技术联合常规超声检查有助于调整修正 BI-RADS 分类，能显著提升乳腺良恶性病灶的鉴别效能，减少不必要的穿刺活检。

国内外众多的临床研究肯定了弹性成像这一超声新技术的临床应用价值。但是，由于超声弹性成像的临床应用时间相对较短，一些研究结论尚存在争议，在弹性参数选择、诊断临界值的界定方面，尚未形成共识。相信随着超声弹性成像技术的不断发展，临床研究的不断深入，超声弹性成像技术将在乳腺及其他器官疾病的诊断中发挥更大的辅助诊断价值。

第三节 三 维 超 声

超声三维成像技术的研究始于 20 世纪 70 年代，通过对靶器官进行连续动态扫查，然后在二维成像的基础上对感兴趣结构进行三维重建，立体地展示组织结构。三维超声检查时间短，可以在检查后脱机对图片进行后处理，即获取 ROI 三维容积数据后根据需要对组织结构进行全面分析（图 3-3-1）。超声三维成像与 CT、MRI 相比，扫查简单快速、经济便捷，并且无创、无辐射，具有广阔的应用前景。

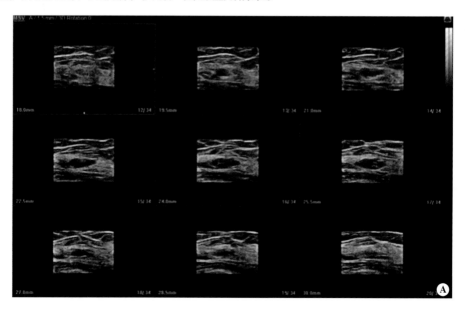

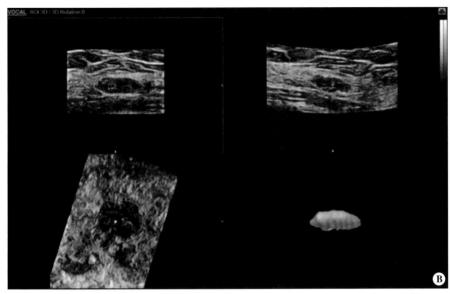

图 3-3-1　乳腺三维断层成像和三维重建

A. 层厚 1.5mm 平行切割显示乳腺肿物横断面 3×3 二维平面图；B. 肿物三维重建

一、乳腺三维超声断层成像技术

乳腺三维超声断层成像技术从多角度、多切面、多方位观察病灶特征，可较清楚地显示病变的整体解剖结构及与周围组织的关系，通过横切面、纵切面、冠状面成像可以提高对肿块边缘及钙化的显示能力。"汇聚征"、"边缘不规则征"和"完整界面征"是三维超声特有的恶性征象。乳腺三维超声还可应用于乳腺癌腋窝淋巴结检查，提供淋巴结的立体图像和淋巴门血流情况，尤其在局限性和弥漫性实质增厚导致的淋巴结形态异常及血管形态和血供异常方面具有优势，对乳腺癌分期及新辅助化疗疗效评估具有一定价值。

二、乳腺三维能量多普勒超声血流成像技术

三维能量多普勒超声（three-dimensional power Doppler ultrasound）血流成像技术能够清晰显示肿块周边及内部血管走行及分布情况，对乳腺肿块细小终末血管的低速血流具有较强的显示能力，并且可以对感兴趣区的血流分布情况进行定量分析。通过对灰阶超声和血管能量图进行重建，图像直观清晰，立体感强，可弥补二维超声显像的不足。Kupeli 等研究发现三维能量多普勒超声有助于鉴别乳腺病灶的良恶性，避免部分不必要的活检。Wang 等报道了三维能量多普勒超声结合虚拟器官计算机辅助分析方法定量测定乳腺病灶中的血流和血管分布，较传统二维灰阶超声具有更高的准确性和敏感性。三维能量多普勒超声还能够更好地反映乳腺癌在形态学、血供方面的特点，对不同分子分型的乳腺癌具有鉴别价值。

三、乳腺三维超声造影技术

三维超声造影（three-dimensional contrast-enhanced ultrasound，3D-CEUS）能够更为完整、直观地显示乳腺肿块的血管走行、空间分布及边缘灌注情况，进一步提高乳腺肿块良恶性鉴别诊断的准确率。Hu 报道了 3D-CEUS 可以显示乳腺癌前哨淋巴结的立体结构及淋巴结引流途径，可以准确定位前哨淋巴结并且评估是否存在淋巴结转移。Jia 等认为 3D-CEUS 在乳腺肿瘤血管生成评估中具有巨大潜力。Jia 等报道了 3D-CEUS 可以预测乳腺癌患者对新辅助化疗的反应，可能为乳腺癌患者的全面评估和个性化治疗决策的制订提供可靠依据。

四、自动乳腺全容积成像

自动乳腺全容积成像（automated breast volume scanner，ABVS）能够自动对全乳腺进行扫描并自动调节深度、频率、聚焦、增益等，构建整个乳房的三维结构，清晰显示病变内部结构及与周围组织的关系（图 3-3-2、图 3-3-3）。

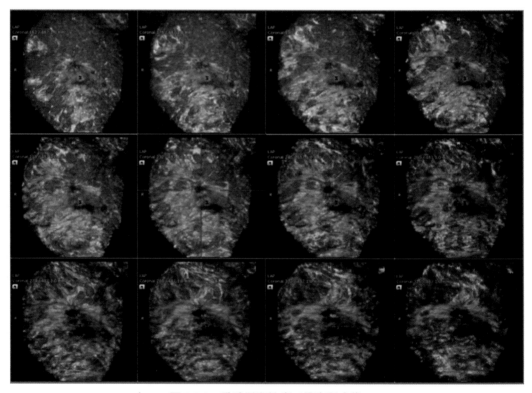

图 3-3-2 乳腺浸润性癌三维容积成像

冠状面可见汇聚征

ABVS 系统配有先进的空间复合技术（SieClear™）和动态组织对比增强技术（dynamic tissue contrast enhanced，DTCE™），应用了脂肪组织成像和 eSie Touch™ 弹性成像等技术，扫描完成后有混响去除、自适应的乳头阴影减少工具、增益校正算法等后处理。ABVS 具备三维超声在乳腺病变检出及诊断方面的优势，Xiao 等通过回顾性研究发现 ABVS 较常规超声可检出更多乳腺病变，更容易发现乳腺恶性肿瘤，并且对微钙化具有更高的检出率；Girometti 等发现，ABVS 较常规超声能更准确地测量乳腺肿物的大小；Van 报道了 ABVS 对新辅助化疗患者疗效评

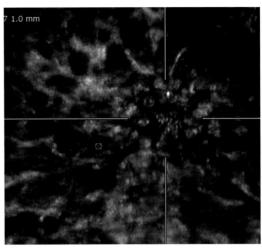

图 3-3-3　乳腺弥漫性病变伴钙化

估结果与 MRI 结果具有高度一致性，并且具有方便快捷、省时廉价的优势。此外，ABVS 还解决了常规超声因操作者间差异导致的图像无法标准化、可重复性差的问题。当然，ABVS 同样存在不足，它单独应用时无法评估腋窝淋巴结情况；此外，由于缺乏多普勒和弹性成像功能，无法观察病变血管分布、血流动力学和组织软硬程度。

第四节　人工智能

人工智能（artificial intelligence，AI）是基于数学、计算机科学等，研究、开发用于拓展人类智能的理论、方法和技术的一门新兴技术科学。机器学习是实现 AI 的核心方法，包括浅层学习、深度学习等多种算法。浅层学习主要学习人工标记的有限样本的特定特征，可用来处理大多数的分类、回归问题，但其效能易受样本数据分布的影响，且对复杂问题的分析能力不足。深度学习不依赖人工标记，可以自主、多层学习图像特征，并自动提取图像特征，将简单特征融合成复杂特征，再用复杂特征进行综合识别和推理，与浅层学习相比，可以实现对海量数据的深层挖掘，解决更为复杂的多分类问题。

深度学习包括卷积神经网络、多层感知器、循环神经网络等。在过去的几年中，基于卷积神经网络的学习体系成为深度学习算法中发展最快的领域之一，主要用于图像识别与分类。神经网络的每个神经元都是一个计算单元，所有神经元都相互连接，建立一个网络。人工神经网络是深度学习算法的基本组成部分，由输入层、隐含层和输出层组成（图 3-4-1），隐含层的层次决定了人工神经网络的功能。

AI 驱动的计算机视觉和深度学习为医疗行业开辟了崭新的领域，AI 能够从影像学图像中识别信息并借此开发强大而可靠的预测模型，这些模型可应用于肿瘤诊断和个性化治疗策略的制订。在计算机辅助诊断（computer aided diagnosis，CAD）领域，Ling 等提出了基于相位一致性的二进制模式；Yuan 等采用基于 Hausdorff 距离的模糊 C 均值算法比较声像图相邻区域的信息，在分割超声图像时自适应地囊括相邻像素信息，改善分割性能。

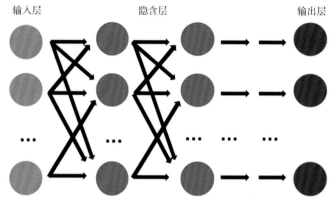

输入层　　　　　　　　隐含层　　　　　　　　输出层

图 3-4-1　人工神经网络

一、基于灰阶超声的乳腺人工智能诊断模型

得益于超声图像识别技术和视觉搜索技术，乳腺 AI 能够通过目标检测自动识别乳腺病灶，对病灶的大小、形状、边缘等信息进行编码，通过机器学习做出识别，帮助医生做出诊断。与裸眼相比，AI 对识别乳腺结节良恶性间的差异更为敏感，能够获取更多诊断信息，并且可减少超声医师间诊断差异，提高诊断效能，减少漏诊、误诊（图 3-4-2）。Ciritsis 报道了 AI 能够对乳腺二维灰阶超声声像图进行分析，快速识别、标记，并进行 BI-RADS 分类。李程等发现 AI 对病灶良恶性具有极高的诊断效能，敏感度、特异度分别高达 96.06% 和 97.46%，与病理结果具有高度一致性，可靠性高，κ 值为 0.94，一定程度上实现了超声诊断的量化和标准化。

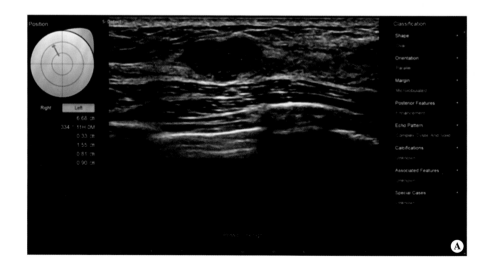

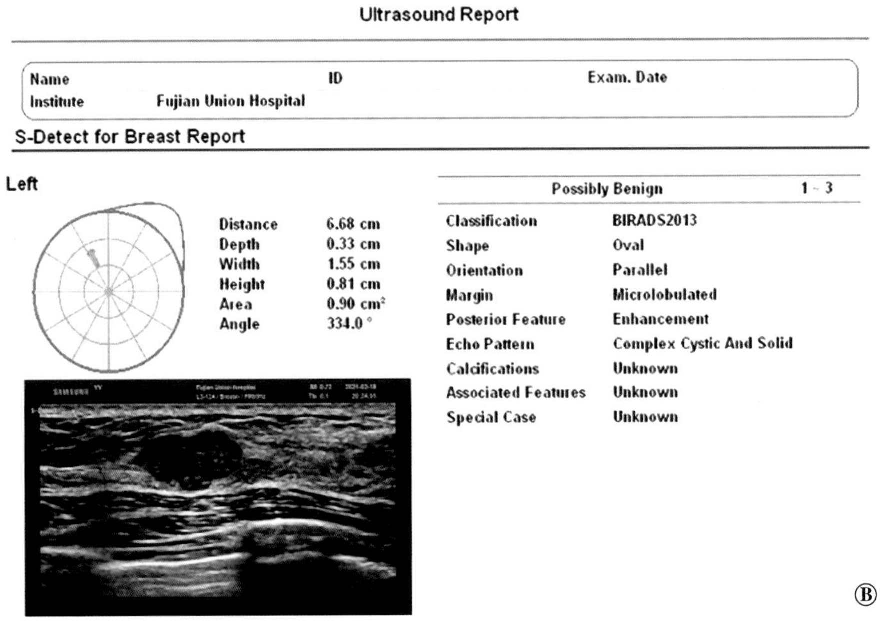

图 3-4-2　S-Detect 乳腺智能探测技术操作界面及报告

A、B. S-Detect 技术可自动描记乳腺肿块，提取肿块的边缘、形态等具体信息，进而给出肿块良恶性建议

二、基于灰阶超声与弹性成像技术的乳腺人工智能诊断模型

该模型首先需要人工绘制乳腺病灶灰阶超声图像的感兴趣区，然后通过超声弹性成像技术对感兴趣区每个像素组织的软硬程度进行区分，利用 AI 乳腺超声弹性自识别技术从大量弹性成像序列图中自动选取一张最具代表性的声像图进行分析。Fujioka 等训练 AI 诊断模型，其中灰阶超声对乳腺病灶良恶性的诊断敏感度为 87.5%，特异度为 92.5%，AUC为 0.913，加入剪切波弹性成像（SWE）技术进行深度学习，其敏感度、特异度分别提升至 88.6% 和 97.1%。多个基于 SWE 的乳腺 AI 系统均显示出良好的诊断效能，甚至优于超声医师人工诊断，并且明显缩短超声诊断时间。

三、基于自动三维成像技术的乳腺人工智能诊断模型

该模型通过自动乳腺全容积成像（ABVS）技术，自动对患者的整个乳房进行扫查，建立乳房的三维立体图像，并在此基础上对乳腺病灶进行自动识别和分类，极大提高了乳腺病灶的检出率。Moon 等开发的 AI 系统采用水平集分割方法对 ABVS 获得的三维图像进行自动分割，提取病灶的三维特征，包括肿物的性质特征、纹理特征和椭圆球体拟合特征等信息，以逻辑回归模型对病灶良恶性进行分类，最终得到基于形状特征和椭圆球体拟合特征的组合，达到最佳诊断效能，敏感度为 84.5%，特异度为 85.5%，AUC 为 0.9466。多个基于 ABVS 的 AI 诊断模型均显示出较高的鉴别乳腺良恶性病灶的能力，缩短医师阅读声像图的时间，在提高诊断乳腺病灶特异度的同时保持较高的诊断准确性。

四、人工智能辅助制定乳腺肿块临床诊疗决策

AI 对乳腺肿块良恶性的诊断价值，还体现在对临床诊疗决策的指导价值。冯杰等发现 AI 辅助 BI-RADS 分类指导乳腺肿物活检能够提高诊断效能，通过 AI 对乳腺肿块再分类，有助于减少不必要的穿刺活检。此外，Zhang 等提出实时弹性成像定量检测腋窝淋巴结硬度，结合淋巴结二维灰阶超声表现，通过 AI 提取双模式的双峰特征，评估乳腺癌患者淋巴结是否转移。AI 通过识别肿瘤相关复杂生物学信息和患者基本资料，还能够帮助临床制订乳腺癌术后的个性化治疗方案。段明月等应用 AI 决策系统 Watson 肿瘤解决方案，为患者提供合理治疗建议，为临床医师提供有用的决策建议。

近年来 AI 在医学图像的提取分析及复杂预测模型的构建方面有了显著进展，高通量技术的发展明显增加了医学数据的数量，其中用于二维灰阶多普勒的 Koios DS Breast 软件及用于 ABVS 的 QView Medical CAD 系统已获得美国 FDA 授权。深度学习技术的不断研究使得 AI 的临床价值得到了巨大提升，使其具有广阔的应用前景。

（王瑶琴　俞　悦　薛恩生）

参 考 文 献

陈轶洁，唐丽娜，刘健，等，2019. 超声造影评估乳腺癌新辅助化疗疗效的效能分析. 中华内分泌外科杂志（电子版），13（5）：383-386.

段明月，叶玉琴，张乐，等，2019. 人工智能制定乳腺癌术后治疗方案与相关指南一致性研究. 中国实用外科杂志，39（9）：964-967.

李程，花瞻，林江莉，等，2019. 超声人工智能用于乳腺结节良恶性诊断的研究. 中国超声医学杂志，35（9）：786-788.

李明慧，刘翼，柳莉莎，等，2016. 实时组织弹性成像和三维超声造影在乳腺肿块鉴别诊断中的应用价值. 中华医学杂志，96（19）：1515-1518.

祁冰，李紫瑶，田家玮，2020. 三维超声在不同分子分型乳腺癌诊断中的应用研究. 中华超声影像学杂志，29（3）：249-254.

乐婷，唐丽娜，杨丽春，等，2017. 乳腺硬化性腺病的常规超声及超声造影表现和误诊分析. 中国超声医学杂志，33（11）：1037-1039.

中国医师协会超声医师分会，2017. 中国超声造影临床应用指南. 北京：人民卫生出版社.

钟兆明，唐丽娜，陈轶洁，等，2020. 超声造影对乳腺影像报告和数据系统 4a 类肿块的诊断价值. 肿瘤影像学，29（1）：11-16.

周洁莹，史宪全，王知力，等，2015. 剪切波弹性成像技术定量评价乳腺癌新辅助化疗疗效的价值. 中华医学超声杂志（电子版），12（9）：723-727.

Barr R G，Nakashima K，Amy D，et al，2015. WFUMB guidelines and recommendations for clinical use of ultrasound elastography：Part 2：breast. Ultrasound in Medicine and Biology，41（5）：1148-1160.

Ciritsis A，Rossi C，Eberhard M，et al，2019. Automatic classification of ultrasound breast lesions using a deep convolutional neural network mimicking human decision-making. European Radiology，29（10）：5458-5468.

Feng Y，Dong F，Xia X，et al，2017. An adaptive Fuzzy C-means method utilizing neighboring information for breast tumor segmentation in ultrasound images. Medical Physics，44（7）：3752-3760.

Fujioka T，Mori M，Kubota K，et al，2020. The utility of deep learning in breast ultrasonic imaging：A review. Diagnostics（Basel），10（12）：1055.

Girometti R，Zanotel M，Londero V，et al，2018. Automated breast volume scanner（ABVS）in assessing breast cancer size：A comparison with conventional ultrasound and magnetic resonance imaging. European Radiology，28（3）：1000-1008.

Hari S，Paul S B，Vidyasagar R，et al，2018. Breast mass characterization using shear wave elastography and ultrasound. Diagnostic and Interventional Imaging，99（11）：699-707.

Hu Z，Cheng X，Li J，et al，2020. Preliminary study of real-time three-dimensional contrast-enhanced ultrasound of sentinel lymph nodes in breast cancer. European Radiology，30（3）：1426-1435.

Jia W R，Chai W M，Tang L，et al，2014. Three-dimensional contrast enhanced ultrasound score and dynamic contrast-enhanced magnetic resonance imaging score in evaluating breast tumor angiogenesis：correlation with biological factors. European Journal of Radiology，83（7）：1098-1105.

Jia W R，Tang L，Wang D B，et al，2016. Three-dimensional contrast-enhanced ultrasound in response assessment for breast cancer：A comparison with dynamic contrast-enhanced magnetic resonance imaging and pathology. Scientific Reports，6（1）：33832.

Kupeli A，Kul S，Eyuboglu I，et al，2016. Role of 3D power Doppler ultrasound in the further characterization of suspicious breast masses. European Journal of Radiology，85（1）：1-6.

Ma Y，Zhang S，Zang L，et al，2016. Combination of shear wave elastography and Ki-67 index as a novel predictive modality for the pathological response to neoadjuvant chemotherapy in patients with invasive breast cancer. European Journal of Cancer，69：86-101.

Mango V L，Sun M，Wynn R T，et al，2020. Should we ignore，follow，or biopsy impact of artificial intelligence decision support on breast ultrasound lesion assessment. AJR American Journal of Roentgenology，214（6）：1445-1452.

Moon W K，Huang Y S，Lee Y W，et al，2017. Computer-aided tumor diagnosis using shear wave breast elastography. Ultrasonics，78：125-133.

Moon W K，Shen Y W，Huang C S，et al，2011. Computer-aided diagnosis for the classification of breast masses in automated whole breast ultrasound images. Ultrasound in Medicine and Biology，37（4）：539-548.

Sigrist R M S，Liau J，Kaffas A E，et al，2017. Ultrasound elastography：review of techniques and clinical applications. Theranostics，7（5）：1303-1329.

Tang L，Chen Y，Du Z，et al，2019. A multicenter study of a contrast-enhanced ultrasound diagnostic classification of breast lesions. Cancer Management and Research，11：2163-2170.

van Egdom L S E，Lagendijk M，Heijkoop E H M，et al，2018. Three-dimensional ultrasonography of the breast：An adequate replacement for MRI in neoadjuvant chemotherapy tumour response evaluation- RESPONDER trial. European Journal of Radiology，104：94-100.

van Zelst J C M，Tan T，Clauser P，et al，2018. Dedicated computer-aided detection software for automated 3D breast ultrasound：an efficient tool for the radiologist in supplemental screening of women with dense breasts. European Radiology，28（7）：2996-3006.

Wang H，Yan B，Yue L，et al，2020. The Diagnostic Value of 3D Power Doppler Ultrasound Combined With VOCAL in the Vascular Distribution of Breast Masses. Academic radiology，27（2）：198-203.

Wang X L，Tao L，Zhou X L，et al，2016. Initial experience of automated breast volume scanning（ABVS）and ultrasound elastography in predicting breast cancer subtypes and staging. Breast，30：130-135.

Xia H S，Wang X，Ding H，et al，2014. Papillary breast lesions on contrast-enhanced ultrasound：morphological enhancement patterns and diagnostic strategy. European Radiology，24（12）：3178-3190.

Xiao Y M，Chen Z H，Zhou Q C，et al，2015. The efficacy of automated breast volume scanning over conventional ultrasonography among patients with breast lesions. International Journal of Gynecology and Obstetrics，131（3）：293-296.

Xiao Y，Zhou Q，Chen Z，et al，2015. Automated breast volume scanning versus conventional ultrasound in breast cancer screening. Academic radiology，22（3）：387-399.

Zhang Q，Suo J，Chang W，et al，2017. Dual-modal computer-assisted evaluation of axillary lymph node metastasis in breast cancer patients on both real-time elastography and B-mode ultrasound. European Journal of Radiology，95：66-74.

第四章

乳房发育异常

乳房发育的不同时期，各种内外因素，尤其是雌孕激素的不平衡可导致乳房发育异常及畸形。

第一节　乳房过早发育

一、病因学

性早熟是指女孩在 8 岁前，男孩在 9 岁或 9.5 岁前呈现第二性征的改变，可分为促性腺激素释放激素（GnRH）依赖性（真性）、非 GnRH 依赖性（假性）和部分性性早熟 3 种。真性性早熟系中枢性性早熟，假性性早熟系外周性性早熟，部分性性早熟的下丘脑 - 垂体 - 性腺轴（HPGA）部分发动，可分为单纯性乳房早发育、单纯性早初潮或单纯性阴毛早发育，无其他副性征共存。

二、临床表现

乳房过早发育多以单侧乳房肿大、胀痛或触及硬块为主要症状，触诊时乳房增大，可伴有触痛，部分乳晕后方出现硬结，个别患儿合并乳头溢液，为浆液性或血性分泌物。

三、超声表现

乳房区皮下脂肪菲薄，乳头后方见盘状低回声，周边出现中高回声的腺体层，由低回声的乳腺导管与不均匀的相对高回声的乳腺小叶和间质组成，乳腺与外周脂肪层有明显分界，部分盘状低回声可见少量血流信号（图 4-1-1）。

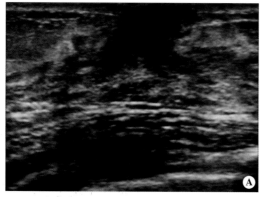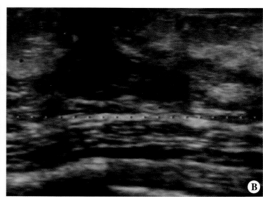

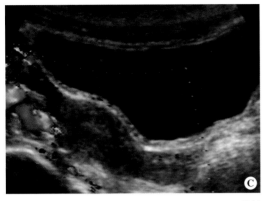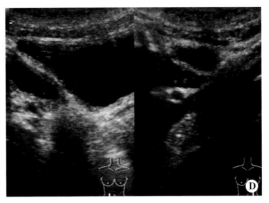

图 4-1-1 真性性早熟超声表现

患儿，女，8 岁。A.乳头后方低回声，中央厚、周围渐变薄，周边出现中高回声的腺体层；B.低回声区内见少量血流信号；C.子宫增大，宫体与宫颈之比接近成年女性［（1.5～2）：1］，内膜线可见；D.卵巢体积＞1cm³，双侧卵巢出现 4 个以上直径 ≥ 4mm 的卵泡

单纯性乳房早发育，乳房区皮下脂肪菲薄，乳头后方见中央厚、周围渐变薄的盘状低回声，周围未见明显腺体回声（图 4-1-2）。

四、其他检查

1. 相关激素检测 血基础雌二醇（E_2）、卵泡刺激素（FSH）和人黄体生成素（LH）水平在真性性早熟时升高明显。假性性早熟时 E_2 升高，多在青春中期水平，FSH、LH 水平低下。单纯乳房发育时 E_2 水平高于正常儿童，处于青春早期水平，FSH、LH 升高不明显。

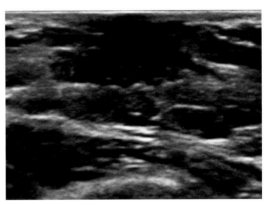

图 4-1-2 单纯性乳房早发育超声表现

患儿，女，8 岁，乳房区皮下脂肪菲薄，乳头后方见盘状低回声，周围无腺体

2. 骨龄 与生活年龄相吻合者（相差在 ±1 岁以内）为正常；大于生活年龄 1 岁以上者可视为提前，超过 2 岁则视为明显提前。

3. 妇科超声检查 真性性早熟和单纯性乳房早发育患儿的子宫较正常同龄儿增大，宫体与宫颈之比接近成年女性［（1.5＞2）：1］，内膜线可见；卵巢体积＞1cm³，任何一侧或双侧卵巢出现 4 个以上直径≥ 4mm 的卵泡提示 HPGA 已发动。假性性早熟可出现子宫增大，但卵巢为青春前期变化。

4. 其他影像学检查 对于过早发育的乳腺，MRI、CT、乳腺 X 线摄影等检查的应用价值有限。MRI、CT 主要用于检查性早熟患儿中枢神经系统、肾上腺、性腺等有无器质性病变。

五、鉴别诊断

乳房过早发育需与乳房区域的胸壁脂肪层疾病或占位性疾病相鉴别（如胸壁脂肪瘤、乳腺纤维腺瘤等），高频彩色多普勒超声检查可鉴别。

第二节 副 乳 腺

副乳腺又称多乳腺症，为正常乳腺组织以外出现了另外一对或多对乳腺组织，5% ～ 10% 的成年女性存在副乳腺。

一、病理表现

副乳腺分为两种类型：①完全型副乳腺，发育良好，具有乳头、乳晕、腺体组织；②不完全型副乳腺，发育不完整，为乳头、乳晕、腺体组织三者的不完全组合。

副乳腺多位于腋下，直径为 1 ～ 6cm，质软，无包膜，可与皮肤粘连。切面可见脂肪组织中夹杂灰黄色或灰白色的乳腺组织，镜下类似正常乳腺组织。副乳腺可发生增生、导管扩张、纤维腺瘤、乳头状瘤、乳腺癌等疾病。

二、临床表现

多数副乳腺位于腋窝、腋前线或乳房下方等，部分可见乳头样突起或米粒大小的色素沉着或凹陷性皮肤改变，部分无乳头、乳晕的不完全型副乳腺难以被发现。有腺体组织的副乳腺多在女性青春期后出现症状，可在经期、妊娠期出现胀痛、肿大。多数不完全型副乳腺在妊娠期、哺乳期成熟肿大，于泌乳后数天至数周恢复原状；具有乳头、导管系统的完全型副乳腺在哺乳期可以分泌乳汁，实现哺乳功能。

三、超声表现

1. 完全型副乳腺或腺体型副乳腺 在腋前线区或腋窝下、胸壁、腹部、腹股沟等部位检出贴近皮下的腺体组织，回声较正常腺体略低，但高于脂肪组织，呈扁平形或长椭圆形，边界尚清，无包膜，与正常乳腺不相连，孤立存在。

2. 不完全型副乳腺 隆起部位皮下脂肪层增厚明显，未见明显腺体样回声（但镜下可见导管、腺泡构成的乳腺小叶结构）。

副乳腺的声像图在月经期、妊娠期及哺乳期、绝经期等不同时期可出现相应的变化。副乳腺可发生与正常乳腺组织相同的疾病，如增生、囊肿、导管扩张、纤维腺瘤、导管内乳头状瘤及副乳腺癌等（图 4-2-1）。

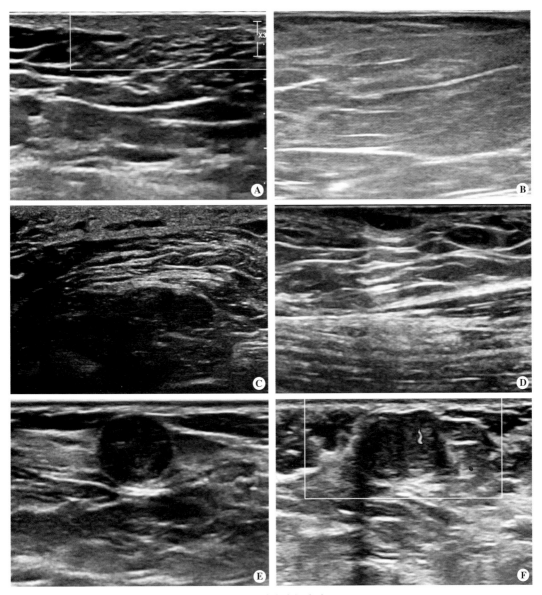

图 4-2-1 副乳腺超声表现

A. 腋窝完全型副乳腺；B. 腋窝不完全型副乳腺；C. 腋窝完全型副乳腺伴导管扩张；D. 腋窝完全型副乳腺伴囊肿；E、F. 副乳腺伴纤维腺瘤

四、其他影像学检查

1. 乳腺 X 线摄影检查 腋窝完全型副乳腺的 X 线摄影检查具有一定特征性，表现为与正常乳腺组织不相连的腺体样致密影，在月经期、妊娠期及哺乳期、绝经期等不同时期可出现相应的改变（图 4-2-2）。

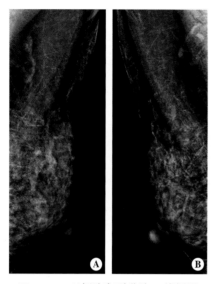

图 4-2-2　双侧腋窝副乳腺 X 线摄影

A、B. 左侧乳腺 MLO 位、右侧乳腺 MLO 位显示双侧腋下副乳腺呈腺体样致密影

2. MRI 检查　完全型副乳腺 MRI 表现为与正常乳腺组织类似的信号，但与正常乳腺组织不相连。

五、鉴 别 诊 断

1. 腋窝脂肪组织　部分女性腋窝皮下脂肪层较厚，回声尚均匀，未见明显占位病变。不完全型副乳腺于腋窝等"乳线"处，在月经期、妊娠期及哺乳期出现胀痛、肿大，声像图呈稍高回声样改变。

2. 腋窝皮下肿块　包括脂肪瘤、纤维瘤、神经源性肿瘤等皮下肿块，周边均无乳腺腺体回声，一般无周期性胀痛。

3. 正常乳腺的腋尾部　是乳腺外上象限向腋窝部位的延续，声像图上其与正常乳腺组织相连续。

六、病 例 分 析

病例一

患者，女，25 岁，发现双侧腋窝肿物 3 个月。

【超声检查】

（1）右侧乳腺边缘低回声肿块，考虑纤维腺瘤，不能排除来源于副乳腺（图 4-2-3A、B）。

（2）双侧腋窝皮下回声不均匀区，考虑副乳腺（图 4-2-3A、C）。

【病理诊断】

（右侧腋窝肿物）副乳腺见纤维腺瘤形成。（左侧腋窝肿物）副乳腺呈纤维囊性变。

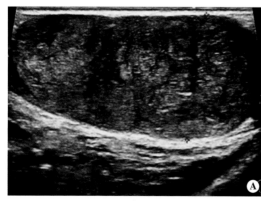
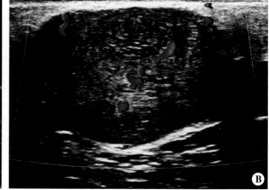

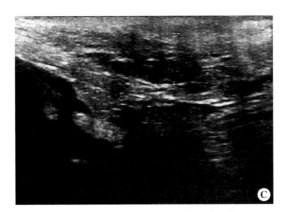

图 4-2-3 双侧腋窝副乳腺超声图像

A. 右侧乳腺外上象限腺体旁见一低回声肿块，大小 6.8cm×3.0cm，椭圆形，边缘光整，紧邻右侧腋窝回声不均匀区；B. 肿块内见较丰富血流信号；C. 左侧腋窝皮下见一回声不均匀区，厚径约 1.0cm

【解析】

副乳腺可发生与正常乳腺组织相同的疾病，超声能显示副乳腺内腺体的特征性结构，结合外观表现及病变内部回声进行综合诊断，其是副乳腺诊断的首选检查。本病例双侧腋窝皮下腺体样回声符合副乳腺的典型声像表现，右侧腋窝肿瘤周围类腺体样回声有助于副乳腺肿瘤的诊断，右侧腋窝肿瘤的超声表现符合纤维腺瘤诊断，而左侧腋窝回声不均匀区符合副乳腺增生症诊断，均经病理证实。

病例二

患者，女，68 岁，发现右侧腋下肿物 4 个月。

【超声检查】

右侧腋下多发肿块，考虑恶性肿瘤，副乳腺来源可能（图 4-2-4）。

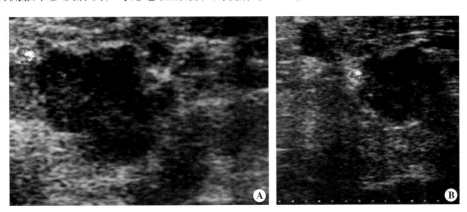

图 4-2-4 副乳腺浸润性导管癌超声图像

A、B. 右侧腋下见数个低回声肿块，大者 1.7cm×1.3cm，形态不规则，边缘不光整，部分融合，内见少量血流信号，其旁可见类腺体样回声

【病理诊断】

（右侧腋窝肿物）副乳腺浸润性导管癌。

【解析】

副乳腺癌罕见，任何部位的副乳腺均可发生癌变，主要见于腋下，临床表现为腋下质硬、边界不清肿块，可伴有腋窝淋巴结肿大。本病例超声显示右侧腋窝皮下形态不规则、边缘不光整的低回声肿块，符合恶性病变声像图表现，肿瘤周围存在或多或少的类腺体样回声有助于定位诊断。

第三节　乳房肥大症

乳房肥大症又称"巨乳症"，多见于青春期或妊娠期女性。

一、病　　因

乳房肥大症与乳腺组织局部雌激素增多及受体含量增高有关，妊娠相关的乳房肥大症则与孕激素和催乳素相关，具体机制尚不明确。

乳房肥大症可分为三类，即青春期乳房肥大、乳腺过度增生型乳房肥大、肥胖型乳房肥大。依据是否伴发其他病变，其又可分为单纯型乳房肥大症和复杂型乳房肥大症，后者伴发纤维腺瘤等其他乳腺病变。

二、临床表现

1. 青春期乳房肥大　青春期，乳房渐进性增大，多为双侧匀称性肥大，即乳房体积中度增大，形态较正常，下垂不明显，多有家族史。

2. 乳腺过度增生型乳房肥大　乳腺组织过度增生，月经期疼痛，乳房下垂程度较严重，多发生于已婚已育妇女。

3. 肥胖型乳房肥大　见于超重、全身性肥胖女性，乳房以脂肪层增厚为主，表现为均匀性肥大伴有不同程度的下垂。

三、超声表现

1. 青春期乳房肥大及乳腺过度增生型乳房肥大　乳腺腺体层显著增厚，可见高低相间的回声不均区，伴或不伴有脂肪层增厚（图4-3-1）。

2. 肥胖型乳房肥大　以脂肪层显著增厚为主，并与乳腺腺体层层次分界清晰，腺体层无明显增厚，与常人无异（图4-3-2）。

3. 复杂型乳房肥大症　可见纤维腺瘤等其他乳腺病变声像图表现。

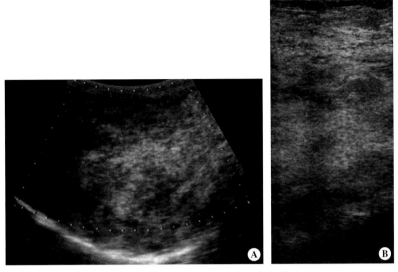

图 4-3-1 乳腺过度增生型乳房肥大超声表现

患者，女，23 岁，腺体层显著增厚，脂肪层无增厚。A. 低频超声检查；B. 高频超声检查

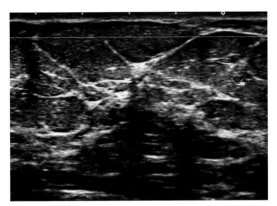

图 4-3-2 肥胖型乳房肥大超声表现

患者，女，65 岁，脂肪层增厚，腺体量较少

第四节 乳房发育不全

乳房发育不全（breast hypoplasia）可分为先天性与后天获得性，多为先天性疾病引起。

一、临床表现

（1）乳房发育不对称。

（2）乳头内陷：表现为乳头部分或者全部凹陷于乳晕平面，受刺激后不易突出或不易挤出，呈火山口状。

（3）先天性小乳症及无乳症：小乳症表现为乳房过小，胸部外观平坦（图 4-4-1），乳腺体积较同龄人明显小，但尚有乳头及少许乳腺导管存在。无乳症，即先天性乳腺、乳

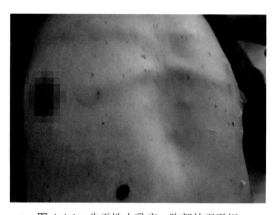

图 4-4-1 先天性小乳症，胸部外观平坦

头不发育，是一种少见的乳腺畸形，一侧缺如多见，常伴其他畸形，如胸肌畸形凹陷、肋骨缺如、性器官畸形等。

二、超声表现

（1）先天性小乳症声像图表现为皮下脂肪组织和腺体菲薄（图 4-4-2），胸肌较薄甚至缺失，可合并乳头内陷。先天性无乳症则未见腺体回声和乳头发育。

（2）乳腺发育不对称超声表现为两侧腺体回声基本一致，但范围和厚度明显不同。

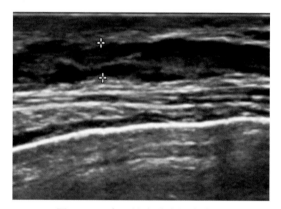

图 4-4-2 先天性小乳症超声表现
患者，女，49 岁，皮下脂肪组织和腺体菲薄，腺体厚约 0.32cm

（黄 旋 王 艳）

参 考 文 献

黄旋，林礼务，薛恩生，等，2008. 乳腺高频超声检查在女童性早熟病因诊断中的应用. 中国超声医学杂志，24（2）：175-178.

中华人民共和国卫生部，2011. 性早熟诊疗指南（试行）. 中国儿童保健杂志，19（4）：390-392.

Francone E，Nathan M J，Murelli F，et al，2013. Ectopic breast cancer：case report and review of the literature. Aesthetic Plastic Surgery，37（4）：746-749.

Grimshaw E C，Cohen P R，2013. Supernumerary nipple and seminoma：case report and review of polythelia and genitourinary cancers. Dermatology Online Journal，19（1）：4.

Jordan K，Laumann A，Conrad S，et al，2001. Axillary mass in a 20- year-old woman. Diagnosis：axillary accessory breast tissue. Archives of Dermatology，137（10）：1367-1372.

Liang C，Mao H，Jing T，et al，2015. Synovial sarcoma：Magnetic resonance and computed tomography imaging features and differential diagnostic considerations. Oncology Letters，9（2）：661-666.

Tarallo M，Cigna E，Fino P，et al，2011. Macromastia surgical therapy. Ann Ital Chir，82（3）：191-195.

Thway K，Fisher C，2014. Synovial sarcoma：defining features and diagnostic evolution. Annals of Diagnostic Pathology，18（6）：369-380.

第五章

乳腺炎性疾病

第一节　急性乳腺炎

一、病　因　学

急性乳腺炎好发于哺乳期，初产妇最为常见，主要病因为乳汁淤积、乳头损伤、细菌入侵等，病原菌主要为金黄色葡萄球菌。非哺乳期乳腺炎是成年女性在非哺乳期发生的一种非细菌性炎性病变，确切病因尚不明确。新生儿乳腺炎、青春期乳腺炎主要由性激素失衡引起。

二、临　床　表　现

急性哺乳期乳腺炎临床表现为乳房局部红肿热痛及寒战、发热等全身中毒症状，常伴有患侧腋窝淋巴结肿大，有触痛，血白细胞升高，严重时可合并败血症。根据病程发展阶段其可分为3期。

1. 急性单纯性炎症期　乳腺组织内大量炎性细胞浸润，病变范围一般较局限，乳腺及导管内有乳汁淤积，治愈后炎症消退，一般不留痕迹。

2. 急性蜂窝织炎期　炎症进一步发展，引起局部组织破坏，形成大小不一的感染病灶，治愈后可留有纤维性硬结。

3. 脓肿形成期　如炎症继续发展，局部组织大量坏死液化，大小不一的感染灶相互融合形成脓肿，脓肿可向皮肤破溃，深部脓肿还可穿至乳腺与胸肌间的疏松结缔组织形成乳腺后脓肿。

三、超　声　表　现

1. 炎症初期（图 5-1-1）

（1）感染区域皮肤增厚，皮下脂肪回声增强，脂肪组织与腺体组织分界不清。

（2）病变区腺体组织增厚，内部回声一般较正常减低，可见单个或多个低回声区，少部分为轮廓不清、形态不规则的稍高回声区。

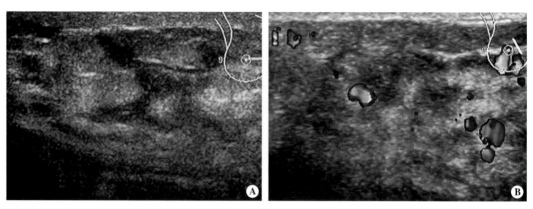

图 5-1-1　乳腺炎初期

A.乳腺组织回声不均质增强，未见明显液性区；B.病灶内见点状、短棒状血流信号

（3）病灶内部及周边血流信号较丰富，血管增粗，血流速度加快，阻力指数（RI）多＜0.7。

2.脓肿形成期（图 5-1-2、图 5-1-3）

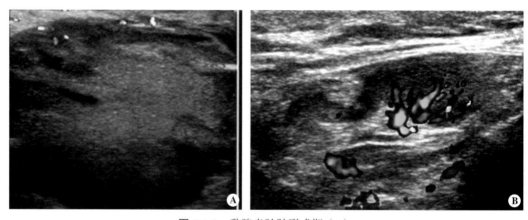

图 5-1-2　乳腺炎脓肿形成期（1）

A.乳腺内见一片状回声不均区，形态不规则，边缘不光整，周边可见点状血流信号；B.同侧腋窝多发淋巴结肿大，实质不均匀增厚，淋巴门可见，实质内见丰富血流信号

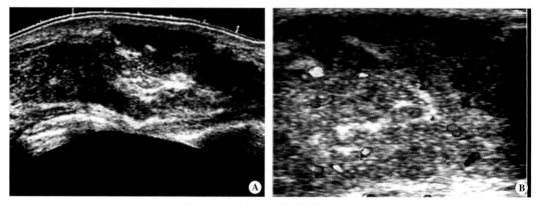

图 5-1-3　乳腺炎脓肿形成期（2）

A.乳腺乳晕区见一囊实性肿块，大小 9.7cm×9.4cm×3.3cm，形态不规则，边缘不光整，囊性部分透声差，可见絮状物回声；B.实性部分可见较丰富血流信号

（1）脓肿形成后脓腔边界不清，壁厚薄不均，内部呈混合性或囊性结构，囊性区域内透声差，可见散在或密集点状高回声，加压时点状高回声可移动为其特征，有时可见分隔带回声。

（2）脓肿内部及周围实性部分见散在点状血流信号。

（3）患侧腋窝淋巴结反应性肿大，呈椭圆形，轮廓规则，淋巴门结构清晰，彩色多普勒血流成像可见门型血流信号。

四、其他影像学检查

1. 乳腺 X 线摄影检查　显示片状不对称致密影，密度不均，边缘模糊，皮下脂肪密度混杂，皮肤增厚。因急性期乳房疼痛敏感，一般不行乳腺 X 线摄影。

2. MRI 检查　乳腺水肿，T_1WI 表现为片状低信号，T_2WI 呈高信号，信号强度不均匀，边缘模糊，皮下脂肪层信号浑浊，皮肤增厚。增强 MRI 通常表现为轻至中度强化，且以延迟强化为主。

五、鉴 别 诊 断

1. 炎性乳腺癌　两者均可见乳房红肿热痛等炎症表现，但炎性乳腺癌皮肤改变广泛，通常累及整个乳房，皮肤呈橘皮样。炎性乳腺癌多无明显肿块，表现为皮下脂肪层回声增高，可见迂曲淋巴管，形成典型"龟裂状"改变，病变区域血流丰富，血管形态异常，走行迂曲紊乱，RI 常大于 0.7；腋窝淋巴结肿大，长径 / 短径值＜ 2，实质明显增厚。

2. 浆细胞性乳腺炎　急性化脓性乳腺炎与脓肿型浆细胞性乳腺炎从声像图上很难鉴别，需结合临床诊断，后者发生于非哺乳期，病程较长，临床症状一般较轻，抗感染治疗无效。

六、病 例 分 析

病例一

患者，女，31 岁，左侧乳房红肿热痛 10 余天，伴全身发热，触诊乳房质地稍硬，伴触痛。

【超声检查】

左侧乳腺可见低回声不均匀区，考虑炎性病变（图 5-1-4）。

【实验室检查】

（1）降钙素原：1.60ng/ml。

（2）血常规：白细胞计数 9.15×10^9/L，中性粒细胞计数 6.40×10^9/L，中性粒细胞百分比 69.9%。

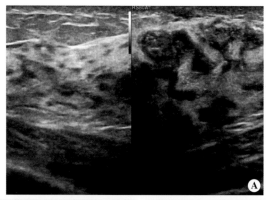

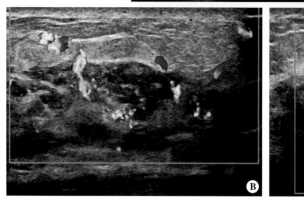
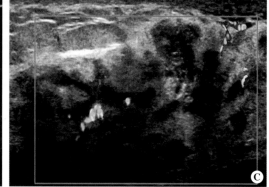

图 5-1-4　急性乳腺炎早期超声图像

A. 左侧乳腺内上象限、外上象限见一片状低回声不均匀区，形态不规则，边缘模糊；B、C. 低回声不均匀区内见较丰富血流信号

【诊疗过程】

临床诊断为早期急性乳腺炎，给予口服头孢类抗生素、中药外敷、物理治疗等处理，1 周后复查超声，左侧乳腺无明显异常声像图表现。

【解析】

本病例为年轻女性，发病初期即为乳腺局部红肿热痛，乳腺超声提示左侧乳腺多发低回声不均区，无明显边界，周边组织回声稍增高，血流信号丰富，符合早期急性乳腺炎诊断。患者就诊前曾自行服用抗生素治疗，就诊时已无发热等全身症状，血常规无明显异常。就诊后经口服抗生素、物理治疗等处理 1 周后复查，左侧乳腺低回声不均匀区消失，印证了超声诊断。

病例二

患者，女，29 岁，产后 20 余天，右侧乳腺肿痛 10 余天伴局部皮肤发红、发热，皮温升高、畏冷、发热，查体右侧乳腺可触及波动感。

【超声检查】

（1）右侧乳腺囊实性肿块，考虑急性乳腺炎伴脓肿形成（图 5-1-5A ～ C）。

（2）右侧腋窝多发淋巴结肿大，考虑为反应性增生（图 5-1-5D）。

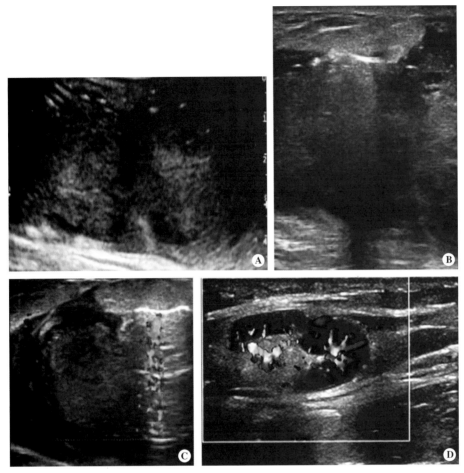

图 5-1-5 急性乳腺炎脓肿形成期

A. 右侧乳腺见一巨大囊实性肿块，大小 10.0cm×9.4cm×3.9cm，形态不规则，边缘模糊；B. 肿块内见絮状物回声漂浮，并见气体强回声；C. 肿块周边见点状、条状血流信号；D. 右侧腋窝见肿大淋巴结，实质增厚，回声减低，淋巴门可见，可见树枝状丰富血流信号

【实验室检查】

（1）降钙素原：0.15ng/ml。

（2）C 反应蛋白（CRP）：70.93mg/L。

（3）血常规：白细胞计数 17.31×10⁹/L，中性粒细胞百分比 89.7%。

【诊疗过程】

入院后行右侧乳腺脓肿切开引流术，术中于右侧乳腺外上象限深部探及一不规则脓腔，大小 10cm×10cm，内可见黄色脓液，脓壁光滑，其间纤维条索粘连。术后继续予以抗感染治疗，体温降至正常，3 天后复查血常规、CRP 未见异常。

【解析】

本例患者为哺乳期女性，右侧乳腺肿痛 10 余天，伴发热，抗感染治疗后局部红肿痛未见明显好转，实验室检查炎症指标升高，为典型哺乳期急性乳腺炎。超声检查于右侧乳腺见囊实性肿块，见坏死物呈絮状漂浮，周边血流丰富，右侧腋窝多发淋巴结肿大，符合急性乳腺炎脓肿形成声像图改变。急性乳腺炎病程早期、脓肿期的临床治疗方法差异较大，超声检查能显示炎症范围、有无脓腔及窦道形成，为临床制订诊疗方案提供重要依据。

病例三

患者，女，32岁，产后20余天，左侧乳腺肿痛伴发热7天。

【超声检查】

（1）左侧乳腺可见片状低回声不均匀区，考虑急性乳腺炎（图5-1-6A、B）。

（2）左侧腋窝淋巴结肿大，考虑为反应性增生（图5-1-6）。

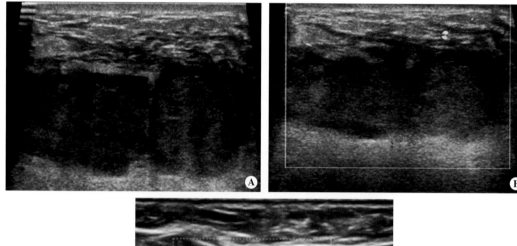

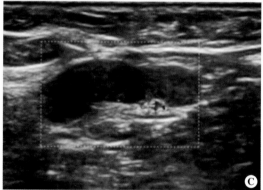

图5-1-6　急性乳腺炎超声图像

A.左侧乳腺内下象限见一片状低回声区，大小6.1cm×2.6cm，呈大分叶状，边缘模糊；B.低回声区内未见血流信号；C.左侧腋窝淋巴结肿大，实质增厚，淋巴门可见，淋巴门内见点状血流信号

【实验室检查】

（1）血常规：白细胞计数17.51×10⁹/L。

（2）CRP：18.86mg/L。

【诊疗过程】

给予全身抗感染治疗，并局部外敷金黄散等对症治疗后乳房仍有胀痛，给予口服溴隐亭退奶。8 天后复查超声，肿块略缩小，可见脓肿形成。于超声引导下行穿刺引流，抽出黄色脓液后，患者症状消失。

【解析】

本例患者为哺乳期女性，临床表现、实验室检查及超声检查结果均符合急性乳腺炎伴脓肿形成改变。超声引导下乳腺脓肿穿刺抽脓引流简便易操作，创伤小，恢复快，具有重要临床价值。

第二节　慢性乳腺炎

一、病　因　学

慢性乳腺炎的成因主要有两种：一是急性乳腺炎失治误治，如抗生素使用不当等；二是发病开始即表现为慢性炎症过程，多为排乳不畅、乳汁淤积形成硬结所致。

二、临　床　特　点

慢性乳腺炎包括残余性乳腺炎和慢性纤维性乳腺炎。残余性乳腺炎是指产妇断奶后数月至数年，乳腺仍分泌乳汁引起感染，多见于 40 ～ 50 岁女性。慢性纤维性乳腺炎是急性乳腺炎的后遗症，乳腺内或乳腺管内出现硬结。临床表现为局部乳房疼痛，可触及硬块，病情常反复发作。

三、超　声　表　现

（1）病变区域与周围组织分界不清，形态不规则，无包膜，早期多呈片状，周围组织回声增强，皮下软组织肿胀（图 5-2-1）。

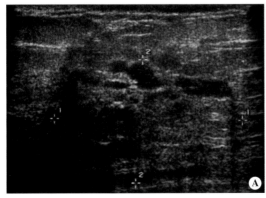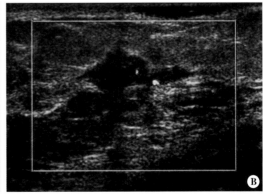

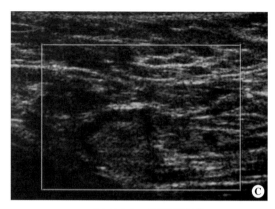

图 5-2-1　慢性乳腺炎

A. 右侧乳腺外下象限见一片状低回声区，大小 3.4cm×2.1cm，形态不规则，界限不清；B. 病灶内见点状血流信号；C. 同侧腋窝淋巴结结构正常

（2）脓肿形成时可见液性区，其内有絮状回声漂浮，可与皮下组织贯通形成窦道（图 5-2-2）。

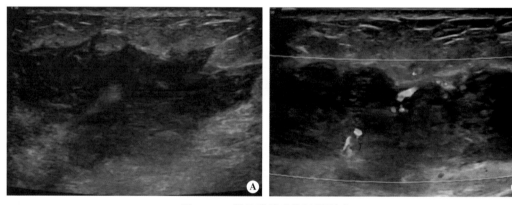

图 5-2-2　慢性乳腺炎伴脓肿形成

A. 右侧乳腺内上象限、外上象限见片状回声不均匀区，大小 5.6cm×1.6cm，形态不规则，边缘不光整，局部成角，探头挤压可见絮点状回声轻微晃动；B. 病灶局部可见点状、短棒状血流信号

（3）病灶内部可出现点状强回声，或合并后方回声增强。

（4）以边缘性血流为主，血管走行自然，血流阻力指数多在 0.7 以下。

四、其他影像学检查

1. 乳腺 X 线摄影检查　可显示乳腺组织非均匀性密度增高及边界不清的不规则肿块。在发病早期组织学改变不明显，诊断难度较大。

2. MRI 检查　表现同急性乳腺炎，T_1WI 为片状低信号，T_2WI 呈高信号，信号强度不均匀，脓肿形成时，表现为环形强化，外周组织可出现炎性水肿。

五、鉴别诊断

（1）与其他乳腺良性肿块相鉴别，如纤维腺瘤、囊肿等良性肿块，良性肿块多形态规则，边缘光整，纤维腺瘤多有纤细包膜，内部一般呈均匀低回声，可见血流信号，而囊肿表现为无回声，后方回声增强，内部无血流信号。

（2）与乳腺癌鉴别，乳腺癌质地较硬，受压不易变形，周边常可见高回声晕，内部血流信号丰富，走行紊乱，两者鉴别需结合病史及其他影像学检查，鉴别困难时应行穿刺活检。

六、病例分析

病例一

患者，女，38 岁，发现左侧乳腺肿物 3 个月，伴轻压痛，局部可触及波动感。

【超声检查】

左侧乳腺可见囊实性肿块，考虑炎性病变（BI-RADS 4A 类，图 5-2-3）。

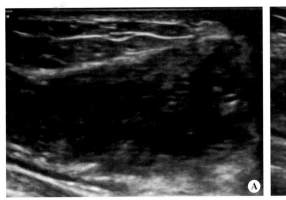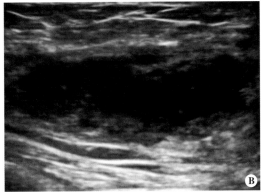

图 5-2-3 慢性乳腺炎超声图像

A. 左侧乳腺内上象限见一囊实性肿块，大小 3.6cm×1.3cm，形态不规则，边缘不光整，囊性部分形态不规则，其内见絮状高回声；B. 病灶内未见血流信号

【实验室检查】

CRP 未见异常。

【诊疗过程】

临床诊断为慢性乳腺炎伴脓肿形成，在超声引导下穿刺抽脓，术后无发热。

【解析】

本病例在超声引导下行病灶穿刺抽液，抽出黄色脓液，乳腺脓肿形成诊断明确。综合患者病程长，无典型局部"红肿热痛"表现，无发热等全身症状，实验室检查无白细胞、中性粒细胞百分比升高，临床诊断慢性乳腺炎伴脓肿形成。

病例二

患者，女，48 岁，发现右侧乳腺肿物 1 周，触诊肿物质硬，边界不清，活动度差。

【超声检查】

（1）右侧乳腺可见囊实性肿块，考虑炎性病变（BI-RADS 4A 类，图 5-2-4A ～ C）。

（2）右侧乳腺腺体增厚伴导管扩张，考虑炎性病变。

（3）右侧腋窝淋巴结肿大（图 5-2-4D）。

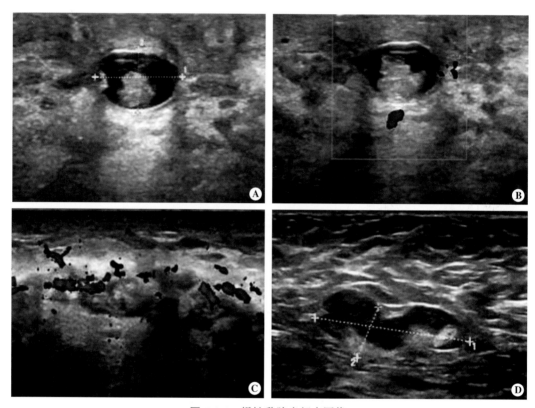

图 5-2-4　慢性乳腺炎超声图像

A. 右侧乳腺乳晕区见一囊实性肿块，大小 1.1cm×0.8cm×1.1cm，形态规则，呈类圆形，边缘光整，内见乳头状实体回声；B. 乳头状实体未见血流信号；C. 右侧乳腺内上象限、外上象限腺体增厚，回声增强，并见较丰富血流信号，其内见多条导管扩张，其内见细点状回声，探头加压可见轻微晃动；D. 右侧腋窝淋巴结肿大，实质增厚，淋巴门可见

【乳腺 X 线摄影检查】

右侧乳腺结构紊乱（BI-RADS 4B 类，图 5-2-5）。

【MRI 检查】

（1）右侧乳腺可见囊实性肿块影，腺体信号异常，皮肤增厚，血供增多，考虑乳腺癌可能性大（图 5-2-6A ～ C）。

（2）右侧腋窝多发淋巴结肿大（图 5-2-6D）。

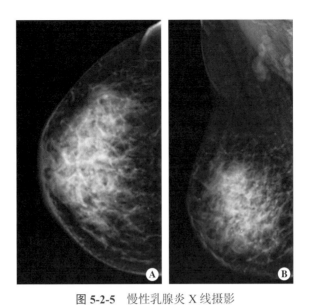

图 5-2-5　慢性乳腺炎 X 线摄影

CC 位（A）、MLO 位（B）显示右侧乳头凹陷，右侧乳腺乳晕增厚，中央区结构紊乱，见不规则斑片状影及多发小结节影；
右侧腋下见多发淋巴结钙化，密度较高

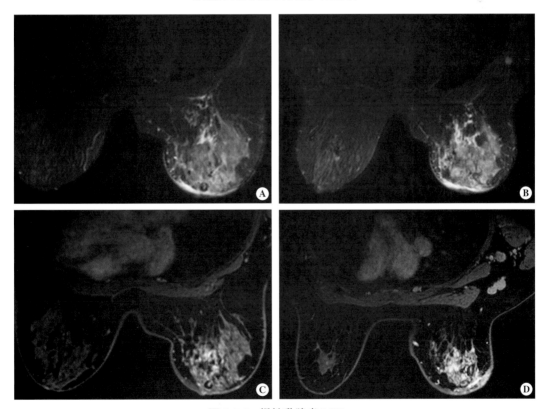

图 5-2-6　慢性乳腺炎 MRI

A、B.T$_1$WI 序列，右侧乳腺大片状不均匀高信号，乳头后方见一囊实性信号灶；C.T$_1$WI 增强序列，右侧乳腺明显强化，囊
实性肿块呈环形强化；D.T$_1$WI 增强序列，右侧腋窝多发淋巴结肿大，部分融合

【病理诊断】

（右侧乳腺区段）镜下见乳腺间质纤维组织增生伴玻璃样变及慢性炎性细胞浸润。

【解析】

本病例为中年女性患者，发现右侧乳腺肿物 1 周，触诊肿物质硬，边界不清，活动度差，同时伴有右侧乳头凹陷，需警惕乳腺癌可能。超声检查显示肿块呈囊实性，考虑导管内乳头状瘤。乳腺导管内乳头状瘤实性部分常可检测到血流信号，临床常有乳头溢血、溢液表现，与本病例不符。

超声检查另见右侧乳腺内上象限、外上象限腺体增厚，并见多支导管扩张，其内见细点状回声，加压可移动，同时右侧腋窝见数个肿大淋巴结。综合临床资料与超声表现，诊断为慢性炎症性病变，并得到术后病理证实。

病例三

患者，女，34 岁，发现左侧乳腺肿物 3 天，触诊质地稍硬，边界欠清，活动度较差，同侧锁骨上触及肿大淋巴结。

【超声检查】

（1）左侧乳腺可见片状低回声不均匀区，考虑增生性病变（BI-RADS 4A 类，图 5-2-7A、B）。

（2）左侧腋窝淋巴结及锁骨上淋巴结肿大（图 5-2-7C、D）。

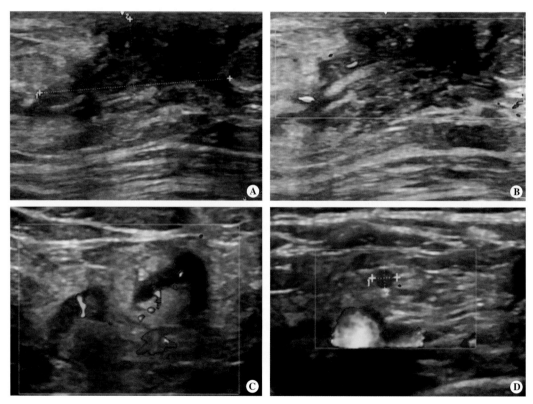

图 5-2-7　慢性乳腺炎超声图像

A. 左侧乳腺乳晕后方见一片状低回声不均匀区，大小 2.6cm×1.0cm，形态不规则，边缘不光整；B. 病灶内见点状血流信号；
C. 左侧腋窝多发淋巴结肿大，实质不均匀增厚，淋巴门可见，其内见点状血流信号；D. 左侧锁骨上淋巴结肿大，呈圆形低回声，
未见淋巴门及血流信号

【乳腺 X 线摄影检查】

双侧乳腺增生症（BI-RADS 2 类，图 5-2-8）。

【病理诊断】

（左侧乳腺肿物）镜下见增生乳腺组织，部分乳腺小叶及导管周围见灶性炎性细胞浸润。

【解析】

本例患者年纪较轻，超声检查显示左侧乳晕区一片状低回声，形态不规则，内部可见少量高回声腺体样结构，首先考虑为乳腺增生性病变。由于病灶触诊质地稍硬，边界不清，活动度较差，超声显示病灶边缘模糊，同侧腋窝淋巴结肿大，需排除乳腺癌可能，故入院行乳腺区段切除术，术后病理证实为炎症改变。

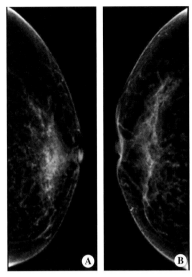

图 5-2-8 慢性乳腺炎 X 线摄影
A、B. 左侧、右侧乳腺 CC 位，腺体呈增生性改变

第三节 乳腺导管扩张症

乳腺导管扩张症是一种慢性非细菌性炎症，占乳腺良性疾病的 1.4% ～ 5.4%。本病在疾病发展的不同阶段有不同命名，如导管周围性乳腺炎、粉刺性乳腺炎、化学性乳腺炎、浆细胞性乳腺炎等。

一、病因与病理表现

病因尚不清楚，多数研究认为本病可能与先天性乳头畸形或发育不良、内分泌失调及自身免疫功能障碍等因素有关。镜下病变早期表现为导管上皮不规则增生，导管扩张，管腔内大量含脂质的分泌物聚集，导管周围组织纤维化，并有淋巴细胞浸润；后期导管壁增厚、纤维化，导管周围出现灶性脂肪坏死，周围可见大量组织细胞、中性粒细胞、淋巴细胞和浆细胞浸润，尤以浆细胞为著（图 5-3-1）。

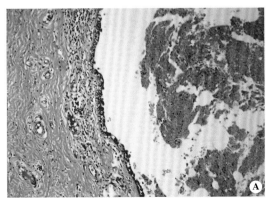
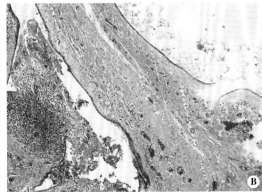

图 5-3-1 乳腺导管扩张症病理表现
A、B. 扩张的大导管，壁有纤维增厚，壁上有弹性纤维，内腔有泡沫状巨噬细胞

二、临床特点

乳腺导管扩张症常见于 30 ～ 40 岁非哺乳期经产妇,病程长,可反复发作,可出现乳头溢液、乳晕区肿块、乳晕旁脓肿或瘘管形成等表现。临床上分为急性期、亚急性期及慢性期。

(1)急性期患者多表现为乳晕周围皮肤红肿热痛,腋下可触及肿大淋巴结。患者还可能出现寒战与高热等全身表现,但常无血象升高,一般抗生素治疗无效。

(2)亚急性期炎症已逐渐消退,在乳晕区形成具有轻微疼痛及压痛的肿块,肿块边界不清,有时肿物会自发破溃形成脓瘘,长时间不愈合,或者反复发作。

(3)慢性期病情反复发作,可能会有一个或多个边界不清的硬结,质地坚实,与周围组织相互粘连,局部皮肤表现出橘皮样改变,甚至引起乳房变形。

三、超声表现

声像图表现可分为以下 5 种类型。

1. 单纯型 病灶多位于乳晕区大导管,局部腺体结构紊乱,导管局限性扩张,管壁回声增强,管腔内透声差,未见实性回声,导管内部及周围腺体未见血流信号(图 5-3-2)。

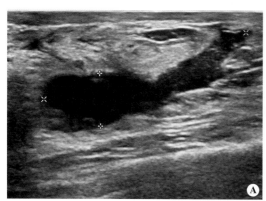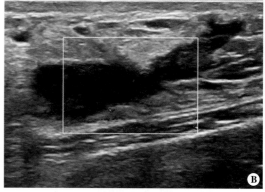

图 5-3-2 单纯型导管扩张症超声表现
A. 导管扩张,管壁偏厚,管腔内见点状回声浮动;B. 管周见少许点状血流信号

2. 囊肿型 位于乳晕区大导管,病灶呈多发大小不等的无回声区,边缘欠光整,内可见点状强回声,未见实性回声,后方回声可增强,病灶周边及内部均无血流信号(图 5-3-3)。

3. 实性肿块型 乳晕区或周围腺体内见实性肿块,形态不规则,边缘模糊,内部呈低回声,无明显包膜,后方回声略衰减,乏血供(图 5-3-4)。

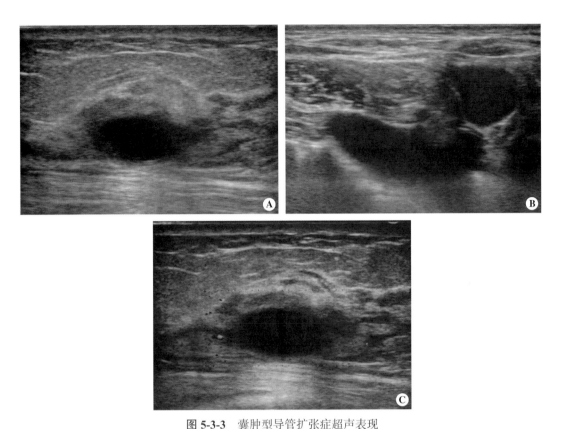

图 5-3-3　囊肿型导管扩张症超声表现

A、B.乳腺内见多发大小不等囊性肿块，壁厚，形态尚规则，边缘欠光整，内透声差，后方回声增强；C.肿块内部及周边未见血流信号

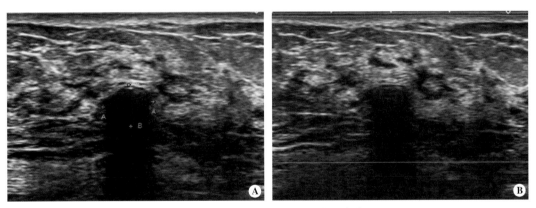

图 5-3-4　实性肿块型导管扩张症超声表现

A.乳腺内见一低回声肿块，形态不规则，边缘不光整，后方回声衰减；B.肿块内未见血流信号

4. 囊实复合型　表现为囊实性肿块，实性低回声或稍强回声位于不规则囊性区内，边缘模糊不清，其后方回声可增强或衰减，实性部分可检出血流信号（图 5-3-5）。

5. 脓肿型　腺体内脓肿形成，边缘模糊，脓肿内可见细小点状回声，探头加压可见移动，边缘血供较丰富（图 5-3-6）。

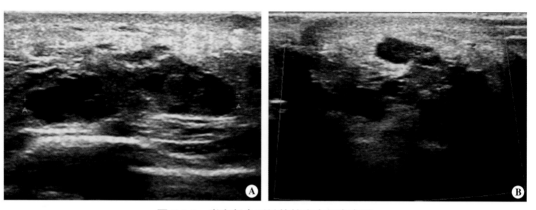

图 5-3-5　囊实复合型导管扩张症超声表现

A.乳腺内见一囊实性肿块,内见扩张的导管,管腔内见絮状低回声,后方回声增强;B.肿块内可见点状血流信号

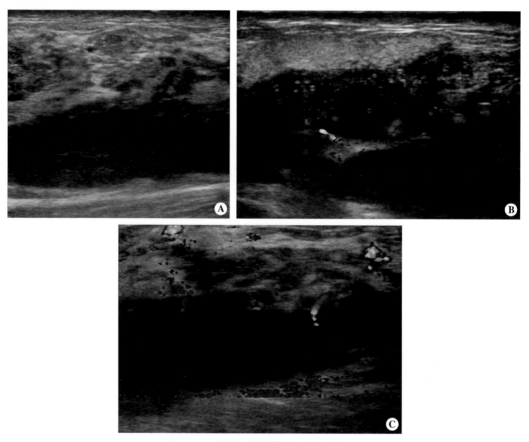

图 5-3-6　脓肿型导管扩张症超声表现

A.乳腺内见一大片液性区,并沿着腺体间延伸,形态不规则,边缘模糊,内可见细点状高回声漂浮;B.病灶内见分隔回声,
分隔内见短棒状血流信号;C.病灶周缘可见条状血流信号

四、其他影像学检查

1. 乳腺 X 线摄影检查　早期大导管扩张,表现为小囊状及条带状低密度影间杂分布

的蜂窝状改变；炎症反应较明显时，表现为乳晕区阴影，边缘模糊，皮肤水肿、增厚，在扩张导管内有细胞残屑或黏稠脂肪酸结晶，有时可发生钙化，表现为沙砾状或圆形钙化。

2. MRI 检查　表现为腺体内 T_1WI 等信号或低信号、T_2WI 高信号的导管样结构，导管不规则扩张，走行迂曲，呈串珠状或条索状向周围放射状分布，多位于乳晕后方。

五、鉴 别 诊 断

1. 急性化脓性乳腺炎　脓肿型乳腺导管扩张症与急性化脓性乳腺炎声像图表现较相似，应结合临床综合分析。前者发生于非哺乳期妇女，病程较长，可反复发作，病灶多位于乳晕区，临床症状较轻，抗炎治疗效果差。急性化脓性乳腺炎多发生于妊娠期或哺乳期妇女，全身感染症状较明显，血白细胞升高明显，破溃后流出黄稠脓液，病程较短，抗炎治疗效果好。

2. 乳腺癌　乳腺导管扩张症慢性期可形成实性肿块，容易误诊为乳腺癌。导管扩张症病史多较长，病情反复，间有急性发作，病灶多位于乳头乳晕区。乳腺癌多见于中老年女性，病情呈进行性发展。

3. 乳腺导管内乳头状瘤　导管扩张症导管内分泌物堆积时可表现为导管内见中等回声或低回声肿块，容易误诊为导管内乳头状瘤。导管内乳头状瘤实性部分常可检测到血流信号，必要时行超声造影或穿刺活检鉴别。

六、病 例 分 析

病例一

患者，女，44 岁，发现右侧乳腺肿物 1 周，伴有刺痛，触诊肿物质硬，边界不清，活动度较差。

【超声检查】

右侧乳腺囊性肿块（BI-RADS 4A 类，图 5-3-7）。

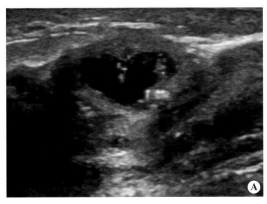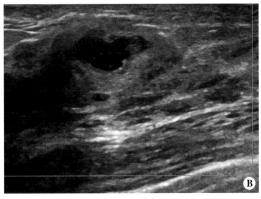

图 5-3-7　乳腺导管扩张症超声图像

A. 右侧乳腺外上象限见一囊性肿块，大小 1.2cm×0.7cm，形态不规则，壁厚，内透声较差；B. 肿块内未见血流信号

【乳腺 X 线摄影检查】

右侧乳腺占位性病变（BI-RADS 4 类，图 5-3-8）。

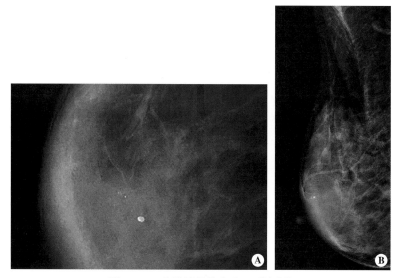

图 5-3-8 乳腺导管扩张症 X 线摄影

CC 位（A）、MLO 位（B）显示右侧乳腺斑片状影，边界欠清，边缘欠光整，另见少量钙化

【病理诊断】

（右侧乳腺肿物）导管扩张症。

【解析】

囊肿型乳腺导管扩张症需要与导管内乳头状瘤、陈旧性小脓肿、术后积液等鉴别。术后积液有明确的手术史，病灶位于原手术区。陈旧性小脓肿为前期急性化脓性乳腺炎治疗后局部脓腔残留，囊壁厚，内透声差。导管内乳头状瘤多表现为局部导管扩张，内见乳头状实体回声，实体较小时超声难以发现，实体较大时可堵塞导管致远端导管囊状扩张。

病例二

患者，女，47 岁，发现左侧乳腺肿物 2 年。

【超声检查】

左侧乳腺低回声肿块，考虑纤维腺瘤，纤维囊性变待排除（BI-RADS 3 类，图 5-3-9）。

【病理诊断】

（左侧乳腺肿物）镜下符合导管扩张症，周围乳腺呈纤维囊性乳腺病改变，部分导管上皮呈普通型增生，间质局灶见多量胆固醇结晶及巨细胞。

【解析】

本例患者为中年女性，发现乳腺肿块 2 年，无进行性生长，无疼痛等症状，乳腺病灶呈类实性，平行位生长，未见血流信号，术前超声检查误诊为纤维腺瘤。导管扩张症受累

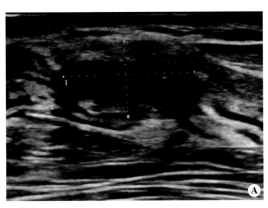
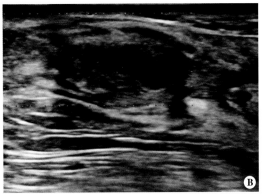

图 5-3-9 乳腺导管扩张症超声图像

A.左侧乳腺 3 点方向近乳晕区见一低回声肿块，呈椭圆形，边缘欠光整；B.肿块内未见血流信号

导管的声像图表现取决于疾病的不同阶段及扩张导管内容物成分，本病例管腔内沉积大量的胆固醇结晶及巨细胞，成分黏稠，导致回声增强，超声表现呈类实性肿块样改变，常规超声检查容易与肿瘤性病变混淆，超声造影或穿刺活检有助于鉴别诊断。

第四节　肉芽肿性小叶性乳腺炎

一、病因与病理表现

肉芽肿性小叶性乳腺炎（granulomatous lobular mastitis）又称特发性肉芽肿性乳腺炎，病因不明，目前认为可能的诱发因素有感染、自身免疫反应、妊娠、哺乳等。

组织病理学上，特征性改变为非干酪性、以乳腺终末导管小叶单位为中心的肉芽肿和局限在小叶内的微脓肿。小叶间导管周围和小叶内见多种炎性细胞浸润，间质可有纤维组织增生（图 5-4-1）。

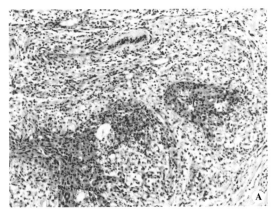
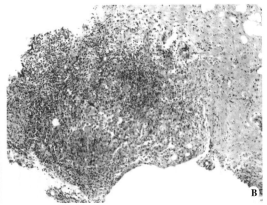

图 5-4-1　肉芽肿性小叶性乳腺炎病理表现

A、B.小叶结构消失，小叶内多种炎性细胞浸润，如上皮样细胞和多核巨细胞，形成肉芽肿，多有小脓肿形成

二、临床特点

肉芽肿性小叶性乳腺炎多发生于有哺乳史的育龄期经产女性，发病年龄多为 30 岁左右。患者常缺乏典型的乳腺感染症状，多因单侧乳腺肿块就诊，病灶单发或多发，多位于乳腺外周部，肿块质硬、形态不规则、边界不清，多伴疼痛。若病灶形成脓肿，其破溃后可形成溃疡、窦道，经久不愈。本病常呈间歇性发作，可有缓解期。

三、超声表现

1. 病灶类型 病灶多位于乳腺外周部，单发或多发。根据声像图表现，可将其分为结节型、片状低回声 / 团块型、窦道 / 管样型。

（1）结节型：病灶多位于腺体浅层，表现为边缘不光整、形态不规则的低回声或囊实性结节，最大径＜ 3cm，内部常可见多个散在分布的薄壁囊状无回声区，大小不等，部分形态不规则，为本病特征性微脓肿的超声表现（图 5-4-2、图 5-4-3）。

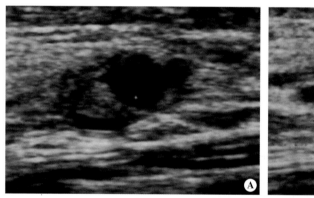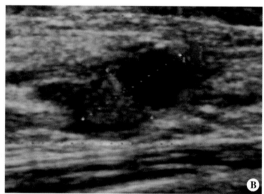

图 5-4-2 结节型肉芽肿性小叶性乳腺炎超声表现
A. 乳腺内囊实性结节，边缘模糊，内见不规则液性区；B. 结节周边见点状血流信号

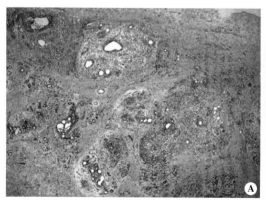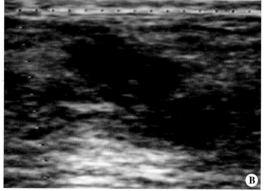

图 5-4-3 结节型肉芽肿性小叶性乳腺炎微脓肿病理与超声对照
A. 镜下显示肉芽肿内多个小脓肿；B. 声像图显示病灶内多个薄壁囊状无回声

（2）片状低回声 / 团块型：表现为以不均匀低回声为主的囊实性片状或团块状病灶，

最大径≥3cm，形态不规则，边缘常见粗毛刺或成角改变，病灶内部亦可见大小不等的囊状无回声区，且可随着病程进展而逐渐变大、相互融合，甚至形成大片脓肿，内可见密集点状回声，探头加压时可移动（图5-4-4、图5-4-5）。

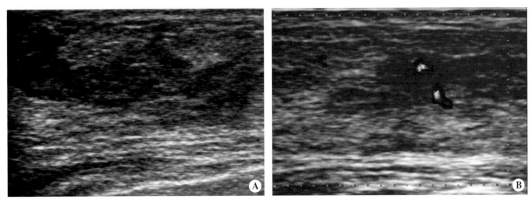

图 5-4-4 片状低回声/团块型肉芽肿性小叶性乳腺炎超声表现（1）

A.乳腺内不均匀片状低回声，形态不规则，局部边缘模糊，成角改变；B.病灶内见少量血流信号

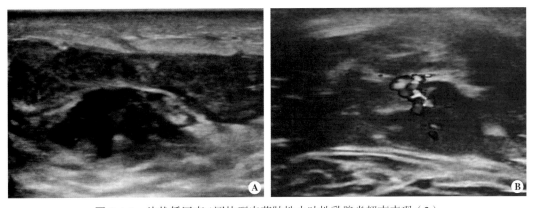

图 5-4-5 片状低回声/团块型肉芽肿性小叶性乳腺炎超声表现（2）

A.乳腺内见囊实性团块，形态不规则，囊性部分见密集点状回声，加压可移动；B.实性部分可见丰富血流信号

（3）窦道/管样型：病灶以不均质低回声伴窦道开口于皮肤或呈管样低回声为超声特征，管腔内可见囊状无回声区，部分可见加压移动的高回声点（图5-4-6、图5-4-7）。

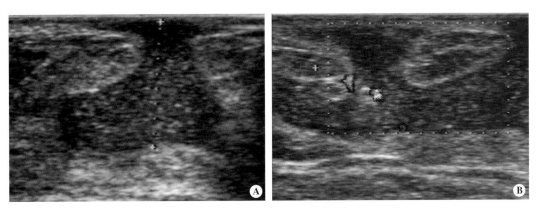

图 5-4-6 窦道/管样型肉芽肿性小叶性乳腺炎（1）

A.乳腺内不均匀低回声，可见窦道开口于皮肤；B.病灶内见少量血流信号

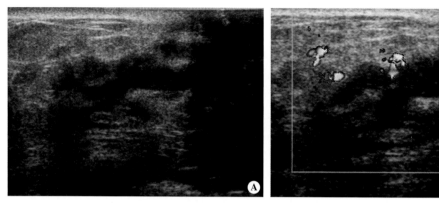

图 5-4-7 窦道 / 管样型肉芽肿性小叶性乳腺炎（2）

A.乳腺内管样低回声，走行迂曲；B.病灶周边见较丰富血流信号

2. 血流信号较丰富 主要分布于病灶周边及内部条带状高回声区，血流束粗细均匀，走行规则（图 5-4-8）。

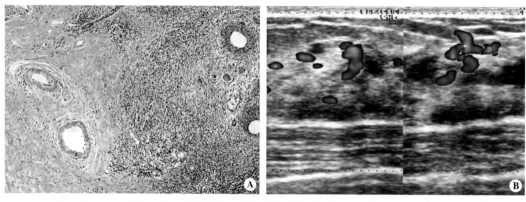

图 5-4-8 肉芽肿性小叶性乳腺炎病理与超声血流对照

A.镜下显示间质内粗大血管，肉芽肿内细小血管；B.血流信号主要分布于病灶周边及内部条带状高回声区

3. 部分病灶同侧腋窝淋巴结肿大 多数表现为长径 / 短径值＞2，实质均匀性增厚，淋巴门可见，血流信号呈星点状、树枝状分布于淋巴门处。

四、其他影像学检查

1. 乳腺 X 线摄影检查 主要表现为局灶性或区域性高密度影，边界模糊，密度不均；其次为肿块样病变，形态不规则，边缘模糊或可见成角、毛刺。多不伴钙化，可伴有其他少见征象，如局部皮肤增厚、乳腺实质扭曲变形、乳头内陷及腋窝淋巴结肿大。

2. MRI 检查 平扫表现为 T_1WI 呈较低信号，T_2WI 呈不均匀混杂高信号。增强扫描在病变早期炎性细胞浸润时，多表现为斑片状、片状的沿导管分布的不均匀强化；炎症进一步发展至形成以小叶为中心的炎性肉芽肿后，表现为单发或多发的结节状、肿块状强化，内可见环状强化的微小脓腔。

五、鉴别诊断

1. 乳腺浸润性导管癌　两者声像图表现存在一定重叠，鉴别诊断有一定难度。肉芽肿性小叶性乳腺炎病灶多呈囊实复合性回声，可见特征性微脓肿，超声弹性成像显示质地较软，有助于鉴别，但临床上多数患者都需要穿刺活检。

2. 乳腺导管原位癌　簇状微钙化是其特征性表现，导管扩张，管腔内常可见实体回声充填，而肉芽肿性小叶性乳腺炎起源于乳腺小叶且向间质扩散，引起导管周围炎、纤维化，继而引起导管扩张，声像图表现为扩张导管位于病灶周边。

3. 乳腺导管内乳头状肿瘤　窦道／管样型肉芽肿性小叶性乳腺炎易误诊为此病。乳腺导管内乳头状肿瘤患者多有乳头溢液，且病灶多为单发，乳头状的实性结节常自导管壁或囊壁突入扩张的导管内或囊内，实性部分多可检测到血流信号。

六、病例分析

病例一

患者，女，34 岁，发现左侧乳腺肿物 2 个月，约"鸡蛋"大小。

【超声检查】

（1）左侧乳腺可见低回声肿块，考虑炎症性病变（BI-RADS 4A 类，图 5-4-9A ～ C）。

（2）左侧腋窝淋巴结肿大（图 5-4-9D）。

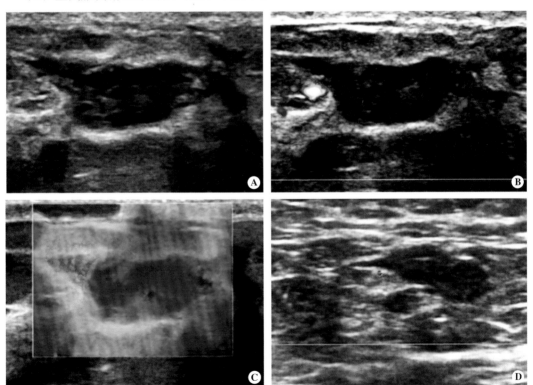

图 5-4-9　结节型肉芽肿性小叶性乳腺炎超声图像

A. 左侧乳腺乳头上方可见低回声肿块，大小 2.1cm×0.6cm，形态不规则，局部边缘模糊，内见多个大小不等液性区；B. 病灶边缘可见血流信号；C. 剪切波弹性成像显示病灶内部质地较软；D. 左侧腋窝淋巴结肿大，大小 1.7cm×0.7cm，实质局部增厚，未见明显血流信号

【病理诊断】

（左侧乳腺肿物）肉芽肿性小叶性乳腺炎。

【解析】

本例常规超声显示病灶内多个形态不规则的无回声区，为肉芽肿性小叶性乳腺炎的特征性微脓肿。剪切波弹性模量分布图显示病灶内部为质地较软的蓝色，而边缘可能由于膨胀挤压和纤维组织增生而显示为中等硬度的绿色。本例符合结节型肉芽肿性小叶性乳腺炎较典型的声像图表现，结合临床诊断不难。

病例二

患者，女，35岁，发现左侧乳腺肿物3周，约"鸽蛋"大小，伴乳腺胀痛，表面皮肤发红，皮温升高，无发热。

【超声检查】

左侧乳腺可见囊实性肿块，考虑炎症性病变（BI-RADS 4A类，图5-4-10）。

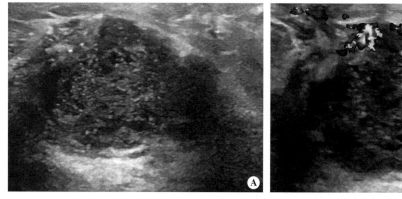

图5-4-10 肉芽肿性小叶性乳腺炎超声图像

A. 左侧乳腺外上象限可见囊实性肿块，大小3.4cm×2.4cm×3.4cm，边缘模糊，囊性区域内见密集点状强回声，探头加压可移动；B. 病灶边缘血流信号丰富

【病理诊断】

（左侧乳腺区段）肉芽肿性小叶性乳腺炎，伴坏死及脓肿形成。

【解析】

本病例应与急性乳腺炎脓肿形成鉴别。急性乳腺炎多发生于初次哺乳妇女，病程进展较快，当脓肿形成时，可伴有高热、寒战等全身症状，结合临床和实验室检查有助于鉴别。此外，本病例还应与炎性乳腺癌鉴别，炎性乳腺癌多发于绝经早期女性，因乳腺皮肤及皮下组织增厚，淋巴管迂曲扩张，常出现特征性的"卵石样"回声，且患侧腋窝淋巴结、锁骨上淋巴结转移较常见。

病例三

患者，女，53岁，发现左侧乳腺肿物2个月，直径约3cm。

【超声检查】

左侧乳腺条索状低回声，考虑炎症性病变或恶性肿瘤（BI-RADS 4B 类，图 5-4-11）。

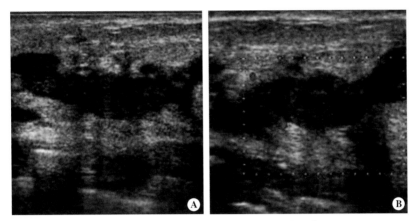

图 5-4-11 肉芽肿性小叶性乳腺炎超声图像

A. 左侧乳腺外上象限可见条索状低回声；B. 病灶内见点状血流信号

【病理诊断】

（左侧乳腺肿物）肉芽肿性小叶性乳腺炎。

【解析】

本病例符合管样型肉芽肿性小叶性乳腺炎表现，需与乳腺导管内乳头状肿瘤、乳腺导管原位癌鉴别。导管内乳头状肿瘤常表现为管状、囊状扩张的导管及附壁生长的乳头状实性回声，且实性回声内多可见血流信号；乳腺导管原位癌可伴或不伴有微小钙化灶，通常病灶内部血供较丰富，而管样型肉芽肿性小叶性乳腺炎的血流信号多位于病灶周边，鉴别困难时应进行活检。

第五节 乳腺结核

乳腺结核是由结核分枝杆菌引起的乳腺慢性特异性感染，比较罕见，好发于 20～40 岁育龄妇女。

一、病因与病理表现

乳腺结核包括原发性和继发性，大多继发于其他部位，如肺结核或肠系膜淋巴结结核，主要通过血源性和淋巴源性途径传播。病变早期呈实性结节状，质地较硬，边界不清，晚期结节相互融合形成不规则肿块，质地较软，切面见病变中心坏死液化，形成脓腔，并可形成顽固性窦道。

二、临床特点

乳腺结核常为单侧单发病灶，病史较长，进展缓慢，病情常有反复，主要表现为乳腺内不规则、质地较硬、边界不清的肿块，多位于乳腺中央或外上象限，无痛或轻触痛，可合并乳头溢液、窦道形成、同侧腋窝淋巴结肿大等表现。一般无全身症状，偶有局部隐痛或结核全身中毒症状。

三、超声表现

1. 肿块型　声像图表现为实性肿块型、脓肿型或囊实复合型。

（1）实性肿块型：多为低回声实质性肿块，形态不规则，内部回声欠均匀，可有斑点状钙化灶，后方声影不明显，肿块内可见动脉血流信号。

（2）脓肿型：呈囊性肿块，壁厚，形态不规则，可有分隔，内透声差，可见强弱不等的密集点状回声，探头加压时可见点状回声浮动，肿块后方回声可增强，囊壁及分隔上可见血流信号。

（3）囊实复合型：病灶呈囊实性，形态不规则，边缘不光整，内部回声不均匀，实性部分为片状或絮状低回声，肿块后方回声增强，肿块边缘可见动脉血流。

2. 弥漫型　乳腺腺体增厚，呈弥漫性低回声或回声增强，可见小无回声及点状或块状强回声。

3. 溃疡窦道型　乳腺内不规则、不均质低回声病灶，可呈混合回声，如为多发病灶，其间可有低回声相互交通，肿块可向后突破胸壁肌层，或破坏局部皮肤脂肪层，常有窦道与表皮相连。

四、实验室检查

红细胞沉降率增快，患者结核菌素试验可出现强阳性。

五、鉴别诊断

1. 乳腺癌　本病需与乳腺癌鉴别，乳腺癌多见于中老年女性，病情进行性发展，多具有典型的恶性肿瘤声像图表现。乳腺结核发病年龄较轻，多见于多产或哺乳期妇女，症状持续，肿块可活动，伴乳头溢脓、多发窦道，经抗结核治疗病灶缩小甚至消失。

2. 乳腺纤维腺瘤　纤维腺瘤一般为无痛性肿块，生长缓慢，声像图表现为椭圆形或分叶状低回声，边缘光整，内部回声较均匀，较少出现液化。

3. 乳腺脂肪坏死　多发生于中老年女性且乳房较大者，病变位于皮下脂肪层，约50%的患者有乳房外伤史，外伤后数周乳腺出现肿块。超声表现为皮下脂肪层中强回声区，边缘模糊，后方可有声影，钙化较常见。

六、病 例 分 析

患者，女，64 岁，发现左侧乳腺肿物 2 个月，伴破溃流出暗红色液体。触诊肿物质硬，界限不清。

【超声检查】

（1）左侧乳腺可见低回声肿块（BI-RADS 5 类，图 5-5-1A ～ C）。

（2）左侧腋窝淋巴结肿大，考虑淋巴结转移（图 5-5-1D）。

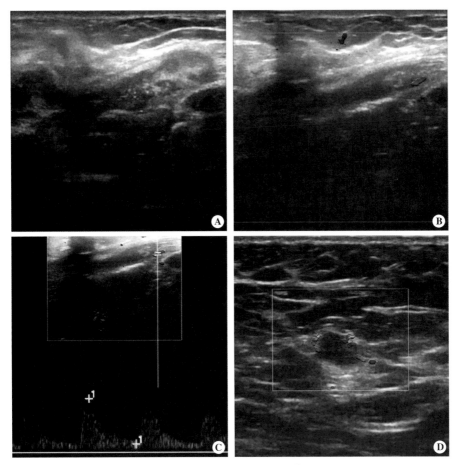

图 5-5-1　乳腺结核超声图像

A. 左侧乳腺内下象限腺体至肋间见一低回声肿块，大小 5.5cm×3.2cm×4.5cm，形态不规则，边缘模糊，内见点状强回声；B. 肿块内见点状血流信号；C. 高阻型动脉流速曲线，RI=0.85；D. 左侧腋窝淋巴结肿大，淋巴门消失，可见点状血流信号

【乳腺 X 线摄影检查】

左侧乳腺占位性病变（图 5-5-2）。

【MRI 检查】

左侧乳腺不规则异常信号灶，考虑恶性肿瘤累及胸壁、肋骨（BI-RDAS 5 类，图 5-5-3）。

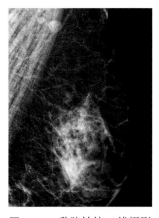

图 5-5-2 乳腺结核 X 线摄影
MLO 位显示左侧乳腺密度增高影，
形态不规则，边界欠清晰

【病理诊断】

（左侧乳腺肿物穿刺活检组织）送检穿刺活检组织镜下未见乳腺导管及小叶，可见慢性肉芽肿性炎症伴坏死，结合特殊染色结果，符合结核。

【解析】

本例为绝经后女性，左侧乳腺肿物质硬，界限不清，容易误诊为乳腺癌。超声检查显示病灶边缘模糊，形态不规则，内见点状强回声，局部胸壁肌层受累，连续性中断，同时伴有患侧腋窝淋巴结肿大，误诊为乳腺癌。乳腺结核非常少见，临床表现及影像学表现与乳腺癌存在明显重叠，诊断困难。

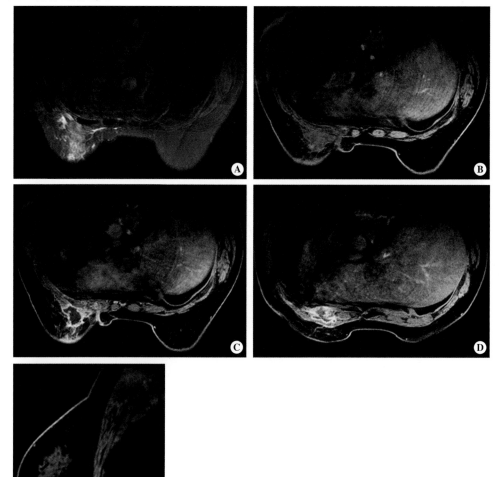

图 5-5-3 乳腺结核 MRI
A. T_2WI 序列，左侧乳腺病灶呈高信号；B. T_1WI 序列，病灶呈等信号；
C. T_1WI 增强序列，病灶边缘明显强化，中央无强化；D. T_1WI 增强序列，病灶累及左侧胸壁；E. 矢状位成像，病灶环形强化，累及胸壁

第六节　乳腺脓肿

乳腺脓肿多发于哺乳期妇女，尤以初产妇多见，发病率较高，是引起产后发热及疼痛的主要原因之一。

一、病因与病理表现

导致乳腺脓肿的原因主要表现为以下两个方面：①细菌侵犯，引起感染；②乳汁淤积，促进入侵细菌大量生长繁殖。脓肿中心形成脓腔，内为黏稠脓性或脓血性液体，周围为炎性、纤维化的乳腺实质，小叶结构消失。镜下见大量中性粒细胞、坏死物、浆细胞和组织细胞。

二、临床特点

脓肿形成时乳房搏动性疼痛，局部皮肤红肿、透亮，肿块中央变软，有波动感。部分脓肿累及皮肤形成窦道而出现流脓，脓肿向后蔓延则形成乳腺后脓肿。乳腺脓肿常伴有患侧腋窝淋巴结肿大，有触痛。虽然乳腺局部炎症表现较剧烈，但全身炎症反应相对较轻，少部分病情严重者可发生脓毒血症等全身症状。

三、超声表现

（1）因为脓肿液化程度、范围不同，其内见大小不等的不规则液性区，壁厚不光滑，内见散在或密集点状、絮状回声，部分可见分隔带回声，随探头加压出现浮动。病灶周围组织因炎症反应回声增高。

（2）脓肿破溃者可于液性区边缘见一条状低回声窦道延伸至破溃口，探头挤压可见窦道内细点状回声浮动。

（3）病变实性区域血流信号丰富，中央液化坏死区无血流信号。

（4）多伴有患侧腋窝淋巴结肿大，实质增厚，回声均匀，淋巴门可见，血流丰富，呈树枝状由淋巴门进入（图 5-6-1 ～图 5-6-4）。

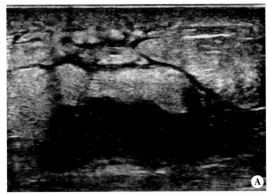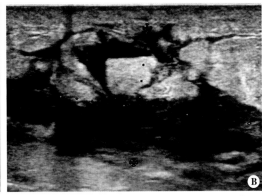

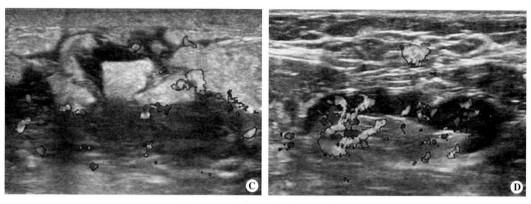

图 5-6-1 乳腺脓肿超声表现（1）

A、B.皮下脂肪组织肿胀、回声增强不均匀，脓肿形成时见不规则液性区，壁厚不光滑，与脂肪层、腺体后间隙分界不清，内透声差，可见散在或密集点状、絮状物回声；C.病灶周边血流丰富，液性区无血流信号；D.患侧腋窝淋巴结反应性增生，实质增厚，淋巴门可见，内见丰富血流信号

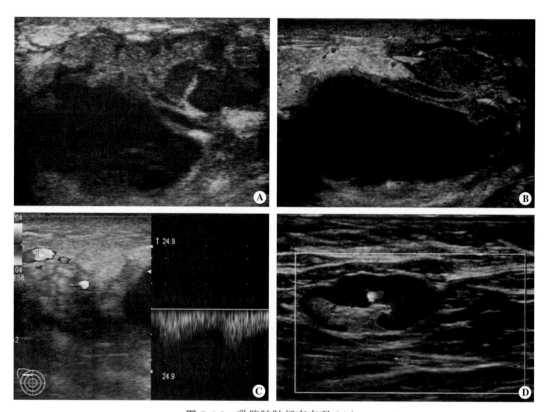

图 5-6-2 乳腺脓肿超声表现（2）

患者，女，33 岁，哺乳期，突发乳腺疼痛、红肿。A、B.右侧乳腺外上象限见一囊实性肿块，大小 3.6cm×3.1cm，形态不规则，边缘不光整，内透声差，可见沉积物，壁可见点状血流信号，穿刺抽出脓液；C.周边见大片回声不均匀区，可见点状血流信号，为周围未液化坏死的炎性区域；D.同侧腋窝淋巴结反应性增生，实质增厚，淋巴门可见，内见点状血流信号

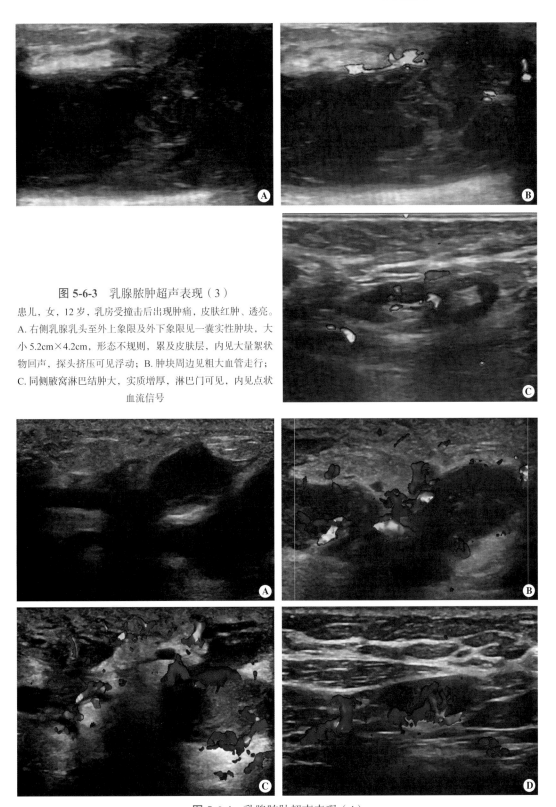

图 5-6-3 乳腺脓肿超声表现（3）

患儿，女，12岁，乳房受撞击后出现肿痛，皮肤红肿、透亮。A. 右侧乳腺乳头至外上象限及外下象限见一囊实性肿块，大小5.2cm×4.2cm，形态不规则，累及皮肤层，内见大量絮状物回声，探头挤压可见浮动；B. 肿块周边见粗大血管走行；C. 同侧腋窝淋巴结肿大，实质增厚，淋巴门可见，内见点状血流信号

图 5-6-4 乳腺脓肿超声表现（4）

患者，女，32岁，哺乳期，左侧乳腺肿痛数天。A. 左侧乳腺5～8点方向见数个不规则液性区并相互交通，范围8.0cm×5.0cm×2.7cm，形态不规则，边缘不光整，内透声差，可见细点状、絮状物回声，探头加压可见浮动；B、C. 病灶周边可见丰富血流信号；D. 同侧腋窝多发淋巴结肿大，内见丰富血流信号

四、实验室检查

本病主要实验室检查表现为血白细胞、中性粒细胞百分比及 C 反应蛋白升高。乳汁或脓液细菌培养及药敏试验可用于指导临床合理使用抗生素。

五、鉴 别 诊 断

1. 炎性乳腺癌 发展迅速，可在短期内侵及整个乳房，整个乳房增大、变硬，皮肤充血、红肿，呈橘皮样改变，如急性炎症，但炎性乳腺癌局部压痛及全身中毒症状均较轻。

2. 浆细胞性乳腺炎 表现为囊实性包块时，容易与乳腺脓肿混淆，但前者多发于中年女性，病程较长，常规抗生素药物治疗效果不佳，发病初期病灶内常可见扩张的导管，而乳腺脓肿多发于年轻哺乳期女性，起病急，局部症状明显，抗生素治疗效果好。

（魏巍丽　叶　旭　卓敏玲　罗晓雯）

参 考 文 献

陈玲，张晓云，王延文，等，2019. 肉芽肿性小叶性乳腺炎 300 例临床病理学分析 . 中华病理学杂志，48（3）：231-236.

陈志奎，林敏，陈琬萍，等，2013. 高频超声对乳腺不典型炎性病变与浸润性导管癌的鉴别诊断价值 . 中华超声影像学杂志，22（11）：1009-1010.

高珊珊，张建丽，贾志飞，2013. 非哺乳期乳腺炎的超声诊断价值 . 现代实用医学，25（7）：749-750.

黄丹凤，林礼务，何以牧，等，2014. 非特异性肉芽肿性乳腺炎声像图特征及误诊分析 . 中国超声医学杂志，30（1）：22-25.

黄嵘森，林鹏，陈志奎，2014. 乳腺不典型炎性病变超声特征分析 . 生物医学工程与临床，18（4）：358-360.

柯丽明，魏巍丽，陈志奎，等，2013. 对比分析彩色多普勒超声诊断肉芽肿性乳腺炎与乳腺浸润性导管癌 . 中国介入影像与治疗学，10（3）：155-158.

林敏，陈琬萍，黄丹凤，等，2014. 对比分析超声检查乳腺不典型炎性病变与浸润性导管癌钙化灶 . 中国超声医学杂志，30（4）：307-309.

林敏，魏巍丽，陈志奎，等，2014. 乳腺慢性炎症的超声与钼靶 X 线表现比较 . 中华医学超声杂志（电子版），11（3）：50-53.

苏婕，陈志奎，2015. 特发性乳腺炎的声像学表现与误诊分析 . 生物医学工程与临床，19（6）：578-580.

王燕芳，林礼务，薛恩生，等，2018. 彩色多普勒超声对乳腺导管扩张症的诊断价值 . 中华超声影像学杂志，27（5）：411-416.

魏巍丽，陈志奎，何以牧，等，2013. 乳腺导管扩张症声像图特征及误诊分析 . 中国超声医学杂志，29（12）：1075-1078.

叶旭，陈小霜，黄丹凤，等，2016. 超声对肉芽肿性小叶性乳腺炎与乳腺癌的鉴别诊断价值 . 中华超声影像学杂志，25（9）：790-794.

中国妇幼保健协会乳腺保健专业委员会乳腺炎防治与促进母乳喂养学组，2020. 中国哺乳期乳腺炎诊治指南 . 中华乳腺病杂志，14（1）：10-14.

Fadaei-Araghi M，Geranpayeh L，Irani S，et al，2008. Breast tuberculosis：report of eight cases. Arch Iran Med，11（4）：463-465.

Hegde R，Isloor S，Prabhu K N，et al，2013. Incidence of subclinical mastitis and prevalence of major mastitis pathogens in organized farms and unorganized sectors. Indian Journal of Microbiology，53（3）：315-320.

Pereira F A，Mudgil A V，Macias E S，et al，2012. Idiopathic granulomatous lobular mastitis. International Journal of Dermatology，51（2）：142-151.

第六章　乳腺增生性病变

第一节　乳腺纤维囊性变

乳腺纤维囊性变（fibrocystic breast change）是一组以乳腺腺体和间质发生不同程度增生改变为特征的疾病。病理学将纤维囊性变、硬化性腺病和放射状瘢痕 / 复杂性硬化性病变一同归入乳腺良性增生性病变。

一、病因与病理表现

乳腺纤维囊性变主要病因为内分泌功能紊乱，雌激素、孕激素比例失调，使乳腺实质增生过度和复旧不全。催乳素升高，影响乳腺生长、发育和泌乳功能，同时影响下丘脑 - 垂体 - 性腺轴功能。任何导致性激素或其受体改变的因素均可能增加乳腺增生症的患病风险。

病理肉眼观为灰白色无包膜的质韧区，与周围腺体无明显分界，囊性改变大小、多少不一。镜下形态因不同病变比例不同而有很大程度的可变性，病理变化主要包括囊肿形成、大汗腺化生、乳腺间质纤维化及不同程度、不同性质的上皮细胞增生和轻度的腺病（图 6-1-1）。

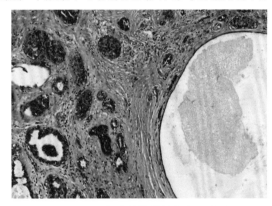

图 6-1-1　乳腺纤维囊性变病理表现
乳腺上皮细胞增生、囊肿形成

二、临　床　特　点

乳腺纤维囊性变临床上较常见，多见于 30 ～ 50 岁女性，发病年龄高峰在 35 ～ 40 岁。疾病早期疼痛可与月经周期相关，部分为定位明确的非周期性疼痛，常因触及明显肿块及条索感就诊。该病是同时具有进展性和自限性的慢性疾病，很多患者随着激素水平的变化或进入绝经期，症状会改善甚至消失。当出现中重度导管普通型增生或导管不典型增生时发生浸润性癌的风险增加。

三、超 声 表 现

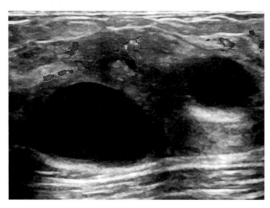

图 6-1-2 乳腺纤维囊性变超声表现（1）
乳腺内见数个囊性肿块，形态规则，边缘光整，可见侧方声影，后方回声增强，未见血流信号

（1）部分患者可无明显异常改变，或仅表现为患部乳腺腺体增厚、结构紊乱。

（2）病灶单发或多发，呈低回声、囊实性回声或单纯囊性回声。典型表现为病变边缘光整，形态规则，内见散在分布的微囊样结构，呈"蜂窝样"或"网格样"改变，病灶后方回声增强。少部分病变边缘模糊，形态不规则，甚至出现类似恶性肿瘤的边缘成角、毛刺、高回声晕等恶性征象。

（3）彩色多普勒超声显示病灶周边和（或）内部少量血流信号（图 6-1-2 ～图 6-1-5）。

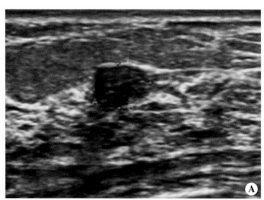
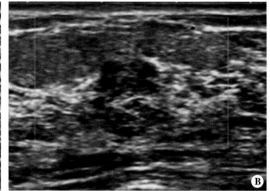

图 6-1-3 乳腺纤维囊性变超声表现（2）
A. 左侧乳腺 2 点方向见一低回声肿块，形态尚规则，边缘光整，内见微囊样结构；B. 肿块内未见血流信号

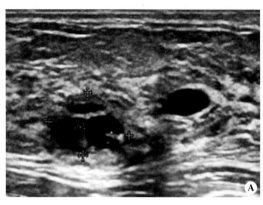
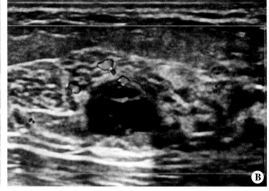

图 6-1-4 乳腺纤维囊性变超声表现（3）
A. 右侧乳腺见一囊性肿块，壁厚，形态尚规则，内透声差，可见分隔回声；B. 肿块周边见条状血流信号

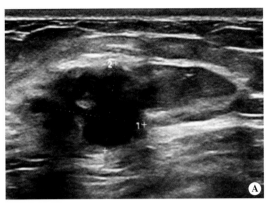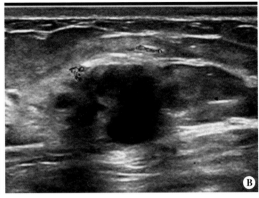

图 6-1-5　乳腺纤维囊性变超声表现（4）

A. 右侧乳腺见一囊实性肿块，形态不规则，边缘模糊，内见液性区，透声差，后方回声增强；B. 肿块内未见血流信号

四、其他影像学检查

乳腺 X 线摄影检查：可触及明确肿块的患者中，超过半数 X 线摄影表现为片状密度增高影或结节影，无明显边界，可伴有钙化灶。钙化常表现为粗大沙砾状、杆状或短弧状，分布在乳腺局部，也可弥漫分布于整个腺体，但钙化灶数目均 < 10 个 /cm²。也有部分病变与腺体等密度，密度较均匀，边缘模糊，形态可不规则。囊肿性病变表现为结节状影，边界清晰，密度均匀。

五、鉴别诊断

局灶性病变需与乳腺癌和纤维腺瘤等相鉴别。

1. 乳腺癌　好发于中老年女性，声像图多具有典型的恶性征象，如形态不规则，边缘模糊，呈"毛刺""成角"等改变，周边伴有高回声晕，内部呈不均匀低回声，伴簇样微钙化，后方回声衰减等，彩色多普勒超声可检测到丰富的穿支状血流信号。此外常有同侧腋窝淋巴结、锁骨上淋巴结转移性肿大。

2. 乳腺纤维腺瘤　以 30 岁以下女性多见，超声表现为平行位生长结节，边缘光整，部分可略呈分叶状，内部回声多均匀一致，有时可见纤维条索状稍高回声。彩色多普勒超声多可测及少量血流信号，呈低阻力型。同侧腋窝淋巴结、锁骨上淋巴结多无肿大。

3. 乳腺导管内乳头状瘤　一般好发于近乳晕大乳管内，临床表现以乳头溢液、溢血为主，无月经周期相关的疼痛。典型声像图表现为导管扩张，伴管腔内乳头状实性回声或实性回声充满管腔，彩色多普勒超声见起自蒂部的轴心样血流信号。

六、病例分析

病例一

患者，女，47 岁，发现右侧乳腺肿物 2 年。

【超声检查】

双侧乳腺多发囊性肿块（BI-RADS 2 类，图 6-1-6）。

【乳腺 X 线摄影检查】

右侧乳腺内上象限和外上象限占位（BI-RADS 4B 类，图 6-1-7）。

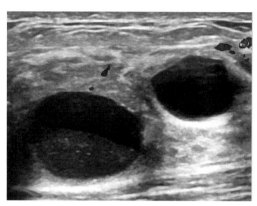

图 6-1-6　乳腺纤维囊性变超声图像

乳腺内见数个囊性肿块，形态规则，边缘光整，内见
细点状回声沉积，后方回声增强，未见血流信号

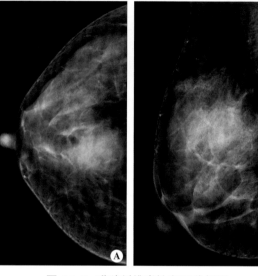

图 6-1-7　乳腺纤维囊性变 X 线摄影

CC 位（A）、MLO 位（B）显示右侧乳腺高密度肿块影，形态
欠规则，局部边缘毛糙

【病理诊断】

右侧乳腺纤维囊性变伴囊肿形成。

【解析】

本例患者为中老年女性，无明显症状，超声发现乳腺囊性肿块，符合囊肿型乳腺纤维囊性变的表现。超声显示囊肿内细点状回声沉积，不同于单纯性囊肿，乳腺 X 线摄影提示 BI-RADS 4B 类，应与乳腺癌鉴别。乳腺癌病灶多呈低回声，血流信号较丰富，血管走行不规则，粗细不一，而囊肿内部无血流信号，部分囊肿分隔部位可见血流信号，但血管走行规则、自然。

病例二

患者，女，67 岁，发现左侧乳腺肿物 10 余天，质地偏硬，轻触痛。

【超声检查】

左侧乳腺腺体增厚、结构紊乱（BI-RADS 4C 类，图 6-1-8）。

【乳腺 X 线摄影检查】

左侧乳腺外上象限结构紊乱（BI-RADS 4A 类，图 6-1-9）。

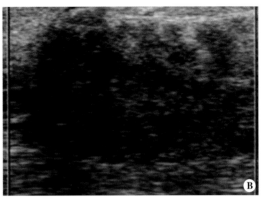

图 6-1-8 乳腺纤维囊性变超声图像

A.左侧乳腺内上象限和外上象限腺体增厚，结构紊乱，局部回声减低，形态不规则，边缘模糊；B.未见血流信号

【病理诊断】

（左）乳腺纤维囊性变，个别导管上皮呈普通型增生。

【解析】

本例患者无论从临床表现，还是超声或乳腺 X 线摄影，都表现出部分恶性征象。首先，患者为老年女性，临床触及质地偏硬肿物；其次，乳腺超声检查显示局部腺体显著增厚，边缘模糊，形态不规则，回声减低、紊乱；乳腺 X 线摄影可见片状密度增高影，边界欠清，局部血管影稍增粗，也提示恶性病变可能。但以下几点有助于纤维囊性变的诊断：患者乳腺局部有轻触痛，而乳腺癌多无疼痛；超声检查未见明显肿块，而表现为弥漫性病变，内部尚可见到腺体样结构；患者腋窝淋巴结及锁骨上淋巴结均无肿大。

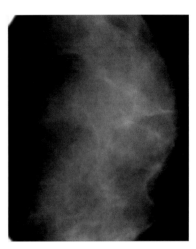

图 6-1-9 乳腺纤维囊性变 X 线摄影

CC 位显示左侧乳腺腺体结构紊乱，见片状密度增高影，边界欠清

病例三

患者，女，50 岁，发现右侧乳腺肿物 3 年，约"黄豆"大小，触诊肿物质硬，表面欠光滑。

【超声检查】

右侧乳腺低回声肿块（BI-RADS 4B 类，图 6-1-10）。

【乳腺 X 线摄影检查】

双侧乳腺增生症，双侧致密性乳腺（BI-RADS 0 类，图 6-1-11）。

【病理诊断】

（右侧乳腺肿物）乳腺纤维囊性变，小部分导管上皮生长活跃。

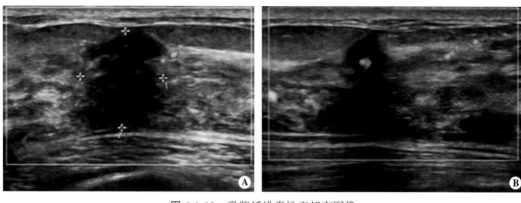

图 6-1-10　乳腺纤维囊性变超声图像

A.右侧乳腺内上象限见一低回声肿块，形态不规则，边缘不光整，非平行位生长，内部回声不均匀，后方回声略衰减；
B.肿块内见点状血流信号

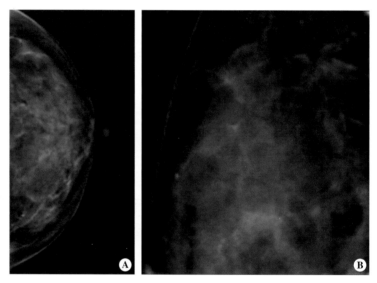

图 6-1-11　乳腺纤维囊性变 X 线摄影

左侧 CC 位（A）、右侧 CC 位（B）显示双侧乳腺呈致密型乳腺腺体

【解析】

本病例临床触诊时于右乳内上象限处触及一肿物，质硬，表面欠光滑，无触痛。超声显示低回声不均结节，边缘不光整，形态不规则，纵横比＞1，后方回声略衰减，内见较丰富血流信号，BI-RADS 4B 类。因为乳腺为致密腺体型，乳腺 X 线摄影检查 BI-RADS 分类为 0 类。术前综合临床及影像学检查，诊断乳腺恶性病变可能性大。对于此类临床与影像学检查高度可疑恶性的病变，应结合超声引导下病变穿刺活组织病理检查结果。

病例四

患者，女，47 岁，发现右侧乳腺肿物 4 天，质地稍硬，表面欠光滑，活动度差。

【超声检查】

右侧乳腺囊实性肿块，考虑导管内乳头状瘤（BI-RADS 4B 类，图 6-1-12）。

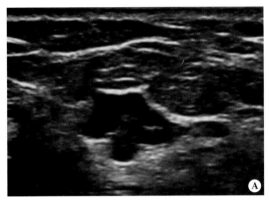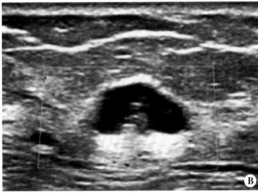

图 6-1-12 乳腺纤维囊性变超声图像

A.右侧乳腺见一囊实性肿块，形态不规则，内见乳头状实体回声，后方回声增强；B.肿块内未见血流信号

【乳腺 X 线摄影检查】

右侧乳腺肿块（BI-RADS 4B 类，图 6-1-13）。

【病理诊断】

（右）乳腺纤维囊性变，个别导管上皮呈普通型增生。免疫组化结果：CK5/6、P63、SMMHC 显示肌上皮缺失。

【解析】

本病例超声检查于乳腺囊性肿块内见乳头状实体，实体延伸至周围扩张导管内，误诊为乳腺导管内乳头状瘤。乳腺纤维囊性变内部伴有不规则沉积物时，两者鉴别困难，若实体内检测到血流信号，则有助于导管内乳头状瘤诊断。超声造影可显示血液微灌注，有助于鉴别囊性肿块内实体为肿瘤或沉积物。

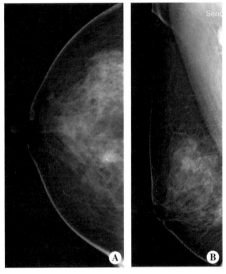

图 6-1-13 乳腺纤维囊性变 X 线摄影

CC 位（A）、MLO 位（B）显示右侧乳腺中上偏内侧结节状密度增高影

第二节 乳腺硬化性腺病

乳腺硬化性腺病（sclerosing adenosis of the breast，SA）是一种在病理上具有复杂性、多样性的乳腺增生性病变，其发生乳腺浸润性癌的风险为正常人的 1.5～2 倍。

一、病因与病理表现

乳腺硬化性腺病病因尚未明确，可能与体内雌激素水平升高有关，雌激素刺激乳腺小叶及末梢导管，使其增多、变形，小叶间质随之增生，形成上皮、纤维组织混合存在的复杂结构。

硬化性腺病为腺病晚期阶段，可与非典型增生、乳头状瘤等混合存在。病理表现主要以小叶为中心结构，细小的、受压的腺泡或管状增生结构，被增生的间质所扭曲变形，在腺泡或管状结构周围存在基底膜和肌上皮层（图 6-2-1）。

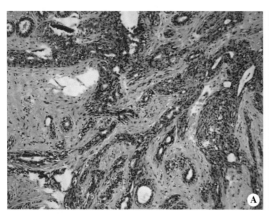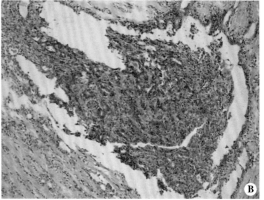

图 6-2-1　乳腺硬化性腺病病理表现

A、B.腺体增多及间质变形，腺腔被小叶内纤维间质化压缩或闭塞

二、临床特点

（1）乳腺硬化性腺病常发生于 45 ～ 55 岁围绝经期妇女。

（2）乳腺硬化性腺病无明显特异性的临床表现，多以触及乳腺肿物或常规体检时发现。

三、超声表现

（1）多表现为实性低回声肿块。

（2）病灶形态不规则、边缘模糊，近半数病灶边缘呈类似恶性的毛刺或成角。

（3）病变内部回声不均匀，近半数病灶可见钙化。

（4）病变内部及周边常无明显血流信号，约 20% 肿块内及周边血流信号丰富，此时多伴发非典型增生或肿瘤。

（5）一般无腋窝淋巴结、皮肤或乳房后间隙的异常发现（图 6-2-2、图 6-2-3）。

四、其他影像学检查

乳腺 X 线摄影检查：微钙化、肿块、局灶性非对称和结构扭曲依次是乳腺硬化性腺病 X 线摄影常见的征象，其中微钙化患者可占到半数。

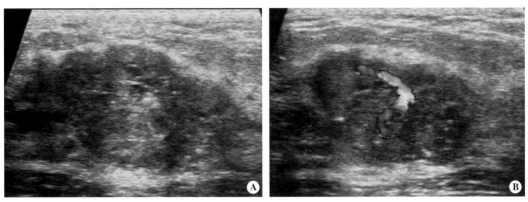

图 6-2-2 乳腺硬化性腺病超声表现（1）

A. 左侧乳腺内低回声肿块，边缘欠光整，内部回声不均匀；B. 病灶内可见条形血流信号

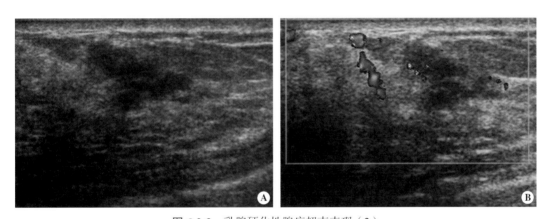

图 6-2-3 乳腺硬化性腺病超声表现（2）

A. 左侧乳腺可见片状低回声区，形态不规则，边缘不光整；B. 病灶内未见明显血流信号，周边可见血流信号

五、鉴 别 诊 断

1. 乳腺癌

（1）硬化性腺病由于细胞假浸润生长可形成尖端粗钝的不规则突起，部分病灶内部条状结构与周围腺体相延续（图 6-2-4）。乳腺浸润性癌病灶边缘可见厚薄不均高回声晕，而部分硬化性腺病因挤压周围组织形成声像图上较窄的高回声带（图 6-2-5）。

（2）硬化性腺病的钙化灶常分布于病灶内条状高回声线上，多呈散在斑点状或短棒状，而乳腺癌多为细点状钙化，多出现于低回声灶内，呈簇状分布（图 6-2-6）。

2. 乳腺纤维腺瘤 大多数乳腺纤维腺瘤呈平行位生长，具有纤细的包膜回声，后方回声增强或无变化，缺乏边缘毛刺或成角改变，部分较大的病灶内部含有液性区，伴有钙化者常较粗大。

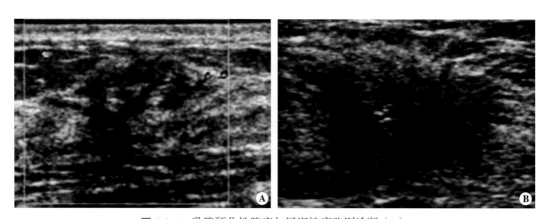

图 6-2-4 乳腺硬化性腺病与浸润性癌鉴别诊断（1）

A.硬化性腺病内部条状结构与周围腺体相延续；B.浸润性癌边缘见毛刺征，内部结构与周围组织连续性中断

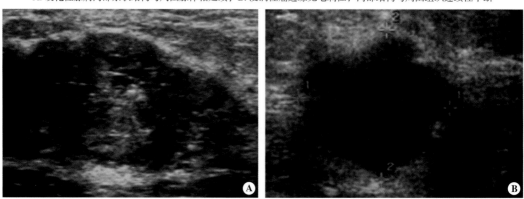

图 6-2-5 乳腺硬化性腺病与浸润性癌鉴别诊断（2）

A.硬化性腺病病灶周边见较窄的高回声带；B.浸润性癌周边见较厚的高回声晕

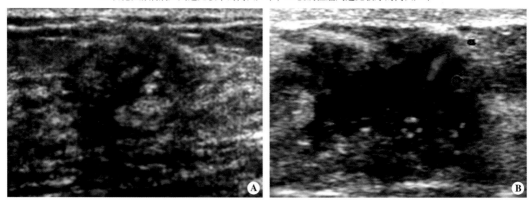

图 6-2-6 乳腺硬化性腺病与浸润性癌鉴别诊断（3）

A.硬化性腺病病灶内强回声斑点分布于条状高回声线上；B.浸润性癌内簇状强回声点分布于低回声区

六、病例分析

病例一

患者，女，50岁，发现左侧乳腺肿物2年，约"花生米"大小。

【超声检查】

左侧乳腺低回声肿块（BI-RADS 4B 类，图 6-2-7）。

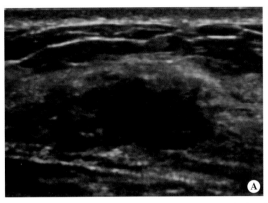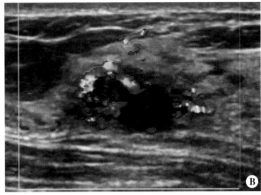

图 6-2-7 乳腺硬化性腺病超声图像

A. 左侧腺体 11 ～ 12 点方向见一低回声肿块，大小 1.4cm×0.8cm×1.9cm，形态不规则，边缘模糊，内部回声不均匀，可见斑点状强回声；B. 血流信号丰富

【乳腺 X 线摄影检查】

左侧乳腺内上象限和外上象限占位性病变（BI-RADS 4 类，图 6-2-8）。

【病理诊断】

（左）乳腺增生症（硬化性腺病及大汗腺囊肿），伴纤维腺瘤形成，可见小灶导管上皮呈不典型增生。

【解析】

本例患者为中老年女性，发现左侧乳腺肿物 2 年，超声检查不能排除恶性肿瘤。以下两点不支持乳腺癌诊断：患者病史较长，肿物无进行性生长；病灶呈水平位生长，缺乏乳腺癌常见的边缘成角、高回声晕等典型改变。由于硬化性腺病发病率较低，而乳腺癌发病率高，必要时应穿刺活检明确诊断，以免延误诊治。

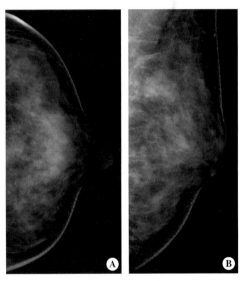

图 6-2-8 乳腺硬化性腺病 X 线摄影

CC 位（A）、MLO 位（B）显示左侧乳腺内上象限、外上象限结构紊乱，内见一稍高密度肿块影，形态欠规则，大小 1.2cm×1.7cm，可见分叶

病例二

患者，女，43 岁，发现左侧乳腺肿物半年余，逐渐增大。

【超声检查】

左侧乳腺回声不均匀区（BI-RADS 4A 类，图 6-2-9）。

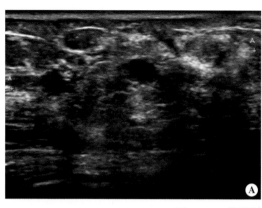
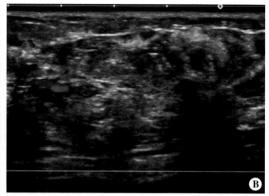

图 6-2-9 乳腺硬化性腺病超声图像

A. 左侧腺体 3 点方向见一回声不均匀区，大小 4.6cm×1.2cm，形态不规则，轮廓不清，内见散在无回声区；B. 可见少量血流信号

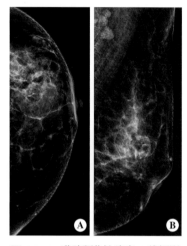

图 6-2-10 乳腺硬化性腺病 X 线摄影
CC 位（A）、MLO 位（B）显示左侧乳腺外上象限结构紊乱，内见不规则肿块影及大量索条状影，血管影增多、增粗，局部皮肤稍增厚，皮下脂肪层结构紊乱；左侧腋下见稍增大淋巴结影，密度较高

【乳腺 X 线摄影检查】

（1）左侧乳腺外上象限改变（BI-RADS 4B 类，图 6-2-10A）。

（2）左侧腋下淋巴结稍增大（图 6-2-10B）。

【病理诊断】

（左侧乳腺肿物）硬化性腺病。

【解析】

本例患者为中年女性，发现左侧乳腺肿物半年余，肿物逐渐增大，触诊质硬、形态不规则、边界不清，应警惕乳腺癌的可能。超声检查发现病灶呈片状，中等回声，不均匀，内见小液性区，少血供，无边缘毛刺、成角改变，无成簇分布的微小钙化，更偏向良性病变，BI-RADS 分类为 4A 类。

第三节　乳腺放射状瘢痕／复杂性硬化性病变

乳腺放射状瘢痕／复杂性硬化性病变（radial scar and complex sclerosing lesion of breast）是一种良性上皮增生性病变，与硬化性腺病密切相关，常见于 40 ～ 60 岁女性。

一、病因与病理表现

放射状瘢痕是一种乳腺增生异常性疾病，病因尚不明确，可能与间质增生纤维化、硬化，并挤压牵拉增生的终末导管小叶单位，使之变形和结构破坏有关。病理巨检呈星芒状外观，组织学病变分为中央瘢痕区与周围增生区，中央瘢痕区由纤维瘢痕组织和变形扭曲的上皮成分组成，周围增生区为放射状排列的不同增生状态的导管和小叶（图 6-3-1）。

伴有不同程度导管上皮增生和硬化的大于 10mm 的大病灶称为复杂性硬化性病变。

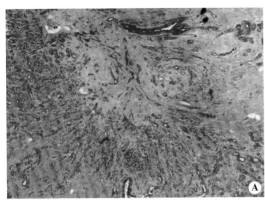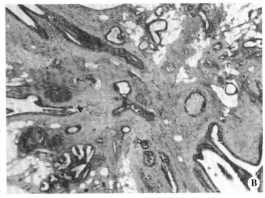

图 6-3-1 乳腺放射状瘢痕病理表现

A.纤维组织呈星芒状放射，腺管分布其中；B.由纤维化间质相关的腺体增生组成，导管显示出不同程度的上皮增生

二、临床特点

乳腺放射状瘢痕 / 复杂性硬化性病变通常为单侧乳腺单发病灶，部分为多发性。临床触诊常难以扪及病灶，多为影像学检查发现。患有乳腺放射状瘢痕 / 复杂性硬化性病变的女性发生乳腺癌的风险是正常女性的 1.6 倍。目前研究认为，普通型增生的放射状瘢痕病灶可不行手术切除，放射状瘢痕合并不典型导管增生或小叶肿瘤时才需要手术治疗。

三、超声表现

病灶常表现为实性低回声肿块，最大径平均约为 1.5cm；形态多不规则，纵横比＜ 0.7，边缘见毛刺或成角改变；内部回声不均匀，可见散在分布钙化灶，常＞ 0.1cm，后方回声可见衰减（图 6-3-2）；血流信号多分布于病灶边缘，多为点状或短棒状，Adler 血流分级 0 ～Ⅰ级（图 6-3-3）；腋窝较少出现异常淋巴结。

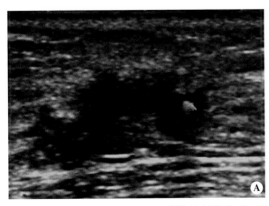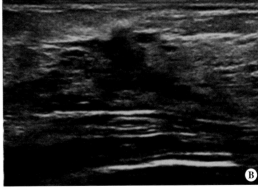

图 6-3-2 乳腺放射状瘢痕 / 复杂性硬化性病变超声表现（1）

A.乳腺内低回声肿块，形态不规则，内部回声不均匀，可见钙化灶；B.乳腺内低回区，形态不规则，边缘成角

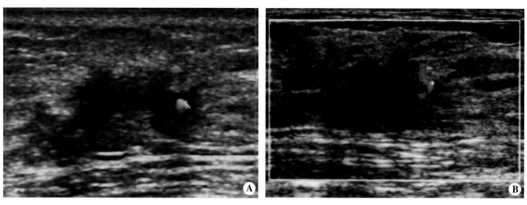

图 6-3-3 乳腺放射状瘢痕 / 复杂性硬化性病变超声表现（2）

A、B.病灶周边可见少量血流信号

四、其他影像学检查

1. 乳腺 X 线摄影检查 特征性表现为星芒状影，呈放射状细线样分布，病变中央有透亮的密度减低区。合并其他良恶性病变时其可表现为局限性致密的增生样改变、簇状钙化、结构扭曲变形等。

2. MRI 检查 病灶边缘模糊，可见毛刺，呈等 T_1 稍长 T_2 信号，DWI 呈等信号或高信号，增强扫描呈不均匀明显强化。在 T_1WI 上，乳腺癌较放射状瘢痕 / 复杂性硬化性病变更多表现为低信号，而 T_2WI 或短反转时间反转恢复（STIR）序列上无差异。放射状瘢痕 / 复杂性硬化性病变的表观弥散系数较乳腺癌高。

五、鉴 别 诊 断

1. 乳腺癌 放射状瘢痕 / 复杂性硬化性病变声像图与乳腺癌有较多相似之处，易误诊为乳腺癌。鉴别要点如下：①由于周围反应性增生，乳腺癌周围常出现高回声晕，而放射状瘢痕 / 复杂性硬化性病变无此征象；②癌灶内强回声点多粗细不等，分布密集，而放射状瘢痕 / 复杂性硬化性病变内强回声点多较粗大，分布稀疏；③癌灶的毛刺基底较宽，远端较尖细，而放射状瘢痕 / 复杂性硬化性病变的毛刺远端较圆钝，形态不规则；④多数癌灶内可见 Ⅱ～Ⅲ 级血流信号，而放射状瘢痕 / 复杂性硬化性病变内血流信号大多为 0～Ⅰ级；⑤放射状瘢痕 / 复杂性硬化性病变腋窝淋巴结未见异常。

2. 肉芽肿性小叶性乳腺炎 两者在声像图上有相同之处，但治疗方案不同。鉴别要点如下：①肉芽肿性小叶性乳腺炎病灶的最大径多数较放射状瘢痕 / 复杂性硬化性病变大，且内部大多可见液性区，而放射状瘢痕 / 复杂性硬化性病变内部较少见液性区；②肉芽肿性小叶性乳腺炎病灶内较少出现钙化点，且钙化点分布更为均匀、致密，范围较大，而放射状瘢痕 / 复杂性硬化性病变内钙化点多较粗大，分布稀疏；③肉芽肿性小叶性乳腺炎病灶周边可出现轮廓清晰的晕环，而放射状瘢痕/复杂性硬化性病变无此征象；④肉芽肿性小叶性乳腺炎病灶内血流信号多为Ⅱ～Ⅲ级，而放射状瘢痕/复杂性硬化性病变内血流信号多为0～Ⅰ级。

3. 术后瘢痕 术后瘢痕有明确的手术史，病灶部位与手术部位一致。

六、病例分析

病例一

患者，女，49岁，发现右侧乳腺肿物10年余，约"黄豆"大小。

【超声检查】

右侧乳腺低回声肿块（BI-RADS 4B类，图6-3-4）。

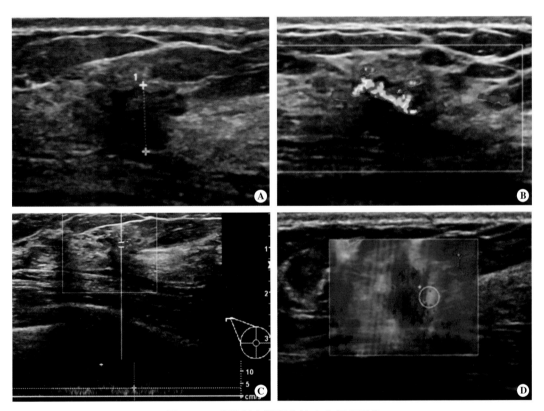

图6-3-4 乳腺复杂性硬化性病变超声图像

A. 右侧乳腺9点方向见一低回声肿块，大小1.1cm×0.7cm×0.8cm，形态不规则，边缘呈微分叶状，内部回声尚均匀；B. 病灶血流信号丰富；C. 病灶内血流呈动脉型流速曲线，RI=0.73；D. 剪切波弹性成像显示病灶边缘质地偏硬

【乳腺X线摄影检查】

右侧乳腺外上象限结构紊乱伴不规则斑片状影（BI-RADS 4A类，图6-3-5）。

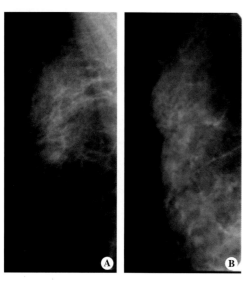

图 6-3-5　乳腺复杂性硬化性病变 X 线摄影

MLO 位（A）、CC 位（B）显示右侧乳腺外上象限结构紊乱，见斑片状影，密度不均，边界不清，最大径约 2.5cm，略呈放射样改变，周围见不规则透亮晕环

【病理诊断】

（右侧乳腺肿物）复杂性硬化性病变。

【解析】

　　本例患者病史较长，乳腺肿物无进行性生长，无乳头溢血等表现，偏向良性病变，超声检查首先考虑为腺病。但由于病灶形态不规则，边缘呈微分叶状，血供较丰富，剪切波弹性成像显示病灶质地偏硬，不能排除乳腺癌的可能，BI-RADS 分类为 4B 类，需要穿刺活检或手术切除治疗。

病例二

　　患者，女，29 岁，发现右侧乳腺肿物 1 年。

【超声检查】

　　右侧乳腺低回声肿块（BI-RADS 4B 类，图 6-3-6）。

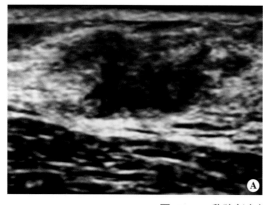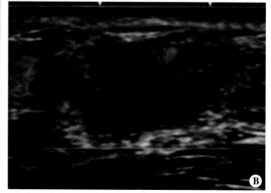

图 6-3-6　乳腺复杂性硬化性病变超声图像

A. 右侧乳腺 12 点方向见一低回声肿块，大小 1.8cm×0.7cm，形态不规则，边缘成角，内回声不均匀；B. 病灶周边见点状血流信号

【乳腺 X 线摄影检查】

　　右侧乳腺外上象限占位（BI-RADS 4C 类，图 6-3-7）。

【病理诊断】

　　（右侧乳腺肿物）乳腺复杂性硬化性病变。

【解析】

　　本例患者虽然为年轻女性，但乳腺病灶形态不规则，边缘成角，乳腺 X 线摄影见病灶边缘毛刺及钙化，不能排除乳腺癌的可能。本病例病灶影像学表现与典型的乳腺浸润

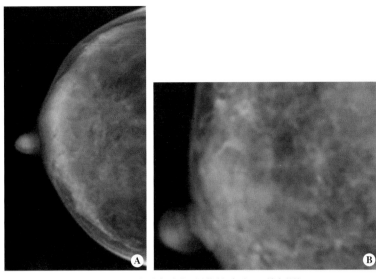

图 6-3-7 乳腺复杂性硬化性病变 X 线摄影

CC 位（A）、MLO 位（B）显示右侧乳腺外上象限结构紊乱，见不规则致密影，最大径约 2.8cm，边缘毛糙，见长短不一毛刺征，其内见少许杆状钙化影，局部血管影增多、增粗，局部皮下脂肪层结构紊乱

性癌相比，病灶周围无高回声晕，边缘毛刺征不明显，钙化呈杆状，而非乳腺癌病灶内常见成簇分布微钙化，血供不似乳腺癌丰富。对于 BI-RADS 4 类病变，应进行穿刺活检或切除行病理检查，以免延误诊治。

> 病例三

患者，女，76 岁，入院前 1 周无意中扪及左侧乳腺肿物，约"龙眼"大小。

【超声检查】

左侧乳腺低回声肿块（BI-RADS 4C 类，图 6-3-8）。

【乳腺 X 线摄影检查】

左侧乳腺占位性病变（BI-RADS 4B 类，图 6-3-9）。

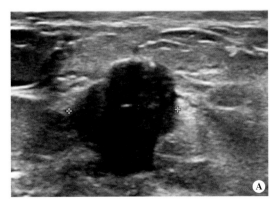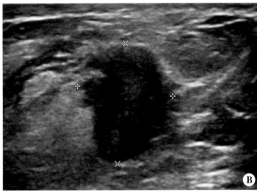

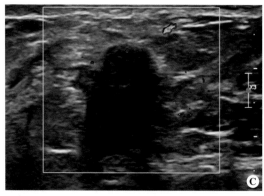

图 6-3-8　左侧乳腺复杂性硬化性病变超声图像

A、B. 左侧乳腺 6～7 点方向见低回声肿块，大小 1.4cm×1.7cm×1.6cm，形态欠规则，垂直位生长，边缘模糊；C. 肿块内部及周边无血流信号

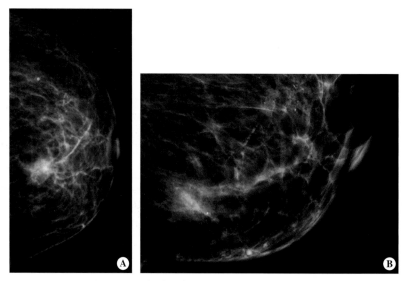

图 6-3-9　左侧乳腺复杂性硬化性病变 X 线摄影

CC 位（A）、MLO 位（B）显示左侧乳腺内下象限高密度肿块影，大小 2.3cm×1.8cm，形态不规则，左侧乳腺可见呈散在分布的粗大钙化灶，未见皮肤增厚

【病理诊断】

（左侧乳腺肿物）复杂性硬化性病变，部分导管上皮呈普通型增生。

【解析】

乳腺复杂性硬化性病变多见于中老年女性，其影像学特征与乳腺癌存在较多重叠，部分病例诊断困难。本病例为老年女性，乳腺病灶回声低，纵横比＞1，局部边缘成角，超声 BI-RADS 分类为 4C 类，误诊为乳腺癌。

病例四

患者，女，44 岁，发现左侧乳腺肿物 5 年，约"龙眼"大小，伴少许白色溢液。近 2

个月肿物增大，约"核桃"大小。

【超声检查】

（1）左侧乳腺低回声肿块（BI-RADS 4C 类，图 6-3-10A、B）。

（2）左侧腋窝淋巴结、锁骨上淋巴结肿大（图 6-3-10C、D）。

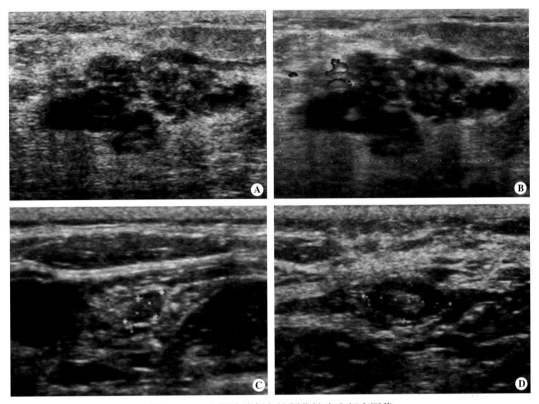

图 6-3-10　左侧乳腺复杂性硬化性病变超声图像

A. 左侧乳腺外上象限可见低回声肿块，大小 3.0cm×1.4cm，形态不规则，呈分叶状，内部回声不均匀；B. 病灶内见少量点状血流信号；C. 左侧锁骨上见数个淋巴结，大者 0.5cm×0.3cm；D. 左侧腋窝见数个淋巴结，大者 1.0cm×0.6cm，实质不均匀增厚

【病理诊断】

（左侧乳腺肿物）复杂性硬化性病变（其中见硬化性腺病及导管内乳头状瘤等病变），局灶小叶上皮增生伴小叶肿瘤形成（小叶原位癌），散在钙化灶。

【解析】

本例患者近 2 个月乳腺肿物增大，伴乳头溢液，超声表现为病灶形态不规则，伴腋窝及锁骨上淋巴结肿大，BI-RADS 分类为 4C 类。术后病理检查发现乳腺复杂性硬化性病变、乳腺导管内乳头状瘤及小叶原位癌等多种疾病并存，病情较为复杂。患者乳头溢液非血性，考虑为乳腺导管内乳头状瘤所致。本病例乳腺病灶超声表现主要为复杂性硬化性病变，小叶原位癌为小灶性病变，超声检查难以区分。

（林学英　侯　莹　胡岚雅　林　思）

参 考 文 献

侯莹，林礼务，薛恩生，等，2014. 超声对乳腺硬化性腺病的诊断与鉴别诊断价值. 中华超声影像学杂志，23（10）：889-892.

胡岚雅，何以枚，林礼务，等，2018. 乳腺放射状瘢痕与乳腺癌的超声征象对比研究. 中国超声医学杂志，34（4）：320-322.

胡幸，杨华，吴利忠，2019. 乳腺复杂硬化性病变与浸润性乳腺癌的 MR 影像比较及病理分析. 中国医学计算机成像杂志，25（1）：17-22.

胡怡，赵维，黄嗣王，2001. 乳腺腺病的综合影像学诊断的临床研究. 实用放射学杂志，17（4）：262-265.

贾桂静，马捷，杜牧，等，2011. 乳腺放射状瘢痕误诊二例. 中华放射学杂志，45（11）：1078-1079.

谭红娜，王博，肖慧娟，等，2016. 乳腺硬化性腺病的影像特征分析. 中华放射学杂志，50（11）：838-842.

魏栋，林学英，何以枚，等，2019. 乳腺纤维囊性变的超声表现特征探讨. 中华超声影像学杂志，28（10）：897-990.

叶旭，陈小霜，黄丹凤，等，2016. 超声对肉芽肿性小叶性乳腺炎与乳腺癌的鉴别诊断价值. 中华超声影像学杂志，25（9）：790-794.

张建梅，高颖，温廷国，2008. 硬化性乳腺病的 X 线诊断及病理改变. 实用放射学杂志，24（2）：228-230.

郑新宇，2016. "乳腺增生症"与"乳腺纤维囊性变"的概念交集与认识偏差. 中华乳腺病杂志，10（5）：260-263.

Farshid G，Buckley E，2019. Meta-analysis of upgrade rates in 3163 radial scars excised after needle core biopsy diagnosis. Breast Cancer Res Treat，174（1）：165-177.

Gunhan Bilgen I，Memis A，Ustun E E，et al，2002. Sclerosing adenosis：mammograPhic and ultrasonograPhic findings with clinical and histoPathological correlation. European Journal of Radiology，44（3）：232-238.

Leong R Y，Kohli M K，Zeizafoun N，et al，2016. Radial scar at percutaneous breast biopsy that does not require surgery. Journal of the American College of Surgeons，223（5）：712-716.

第七章　乳　腺　癌

第一节　乳腺导管原位癌

乳腺导管原位癌（ductal carcinoma *in situ*，DCIS）被认为是一种浸润性癌的前驱病变，其发生浸润性癌的相对危险性为正常人群的 8～10 倍，从 DCIS 进展为浸润性导管癌的比例为 10%～50%。DCIS 侵袭力差，预后较好。

一、病理表现

乳腺 DCIS 指癌细胞局限于导管、小叶内末梢导管或腺泡的基底膜内的浸润前期癌，基底膜完整，无间质浸润。DCIS 根据细胞核形态进行组织学分级，分为低级、中级和高级。低级别 DCIS 由小的单形性细胞组成，细胞核的大小和形状一致，染色质均匀，核仁不明显，罕见坏死（图 7-1-1）；中级别 DCIS 由中等大小的细胞组成，细胞核大小、形态和极化方面呈轻至中度差异，染色质粗，有时有明显的核仁，可存在核分裂，可看到坏死（点状或粉刺状）（图 7-1-2）；

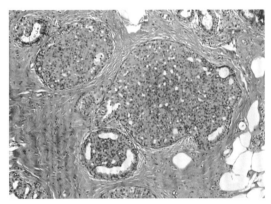

图 7-1-1　低级别导管原位癌病理表现
细胞核为低级别，核仁不明显，无坏死

高级别 DCIS 由大的异型细胞组成，最常见的是实性结构，细胞核大，多形性，轮廓不规则，染色质粗，核仁明显，核分裂象很明显，中心性粉刺坏死伴有微钙化通常存在（图 7-1-3）。

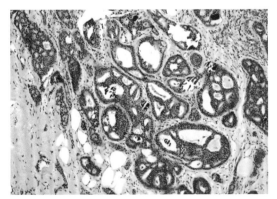

图 7-1-2　中级别导管原位癌病理表现
细胞核为中等级别，腔内可见微钙化

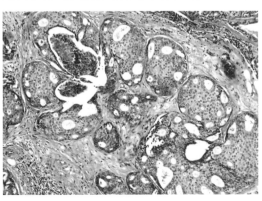

图 7-1-3　高级别导管原位癌病理表现
细胞核为高级别，核仁明显，腔内可见坏死

二、临床特点

（1）乳腺DCIS常发生于40～50岁女性，20岁前发病稀少，30岁以上发病逐渐增多。

（2）临床常表现为伴或不伴有肿块的病理性乳头溢液；也可无明显症状，因其他方面异常而进行乳腺相关检查偶然发现；部分表现为佩吉特病相关的乳头改变。

三、超声表现

DCIS的声像图特点与其病理表现、生长方式密切相关。DCIS病变局限于乳腺导管内，多呈匐匍生长，纵横比偏小，并可见不同程度的导管扩张。其主要超声表现可归纳为以下3种类型。

1. 肿块型 表现为均匀或不均匀性低回声肿块，纵横比小于1，形态不规则，边缘缺乏典型恶性征象（毛刺、成角、高回声晕），伴或不伴有微钙化（图7-1-4）。

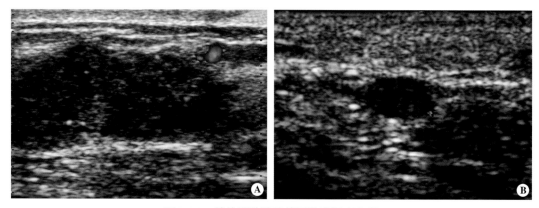

图 7-1-4 肿块型乳腺导管原位癌超声表现

A. 乳腺内低回声肿块，边缘可见微分叶，内部回声不均匀，可见点状强回声，未见血流信号；B. 乳腺内低回声肿块，椭圆形，边缘尚光整

2. 导管型 局部导管扩张伴导管内或导管周边实性低回声病灶，可伴有微钙化；少数病灶表现为局部导管明显扩张伴导管内实性肿块，呈囊实性（图7-1-5，图7-1-6）。

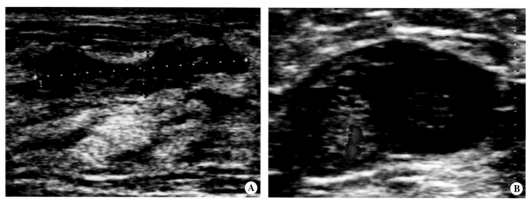

图 7-1-5 导管型乳腺导管原位癌超声表现（1）

A. 乳腺内导管扩张，导管内见实性低回声，回声不均匀，局限于导管内；B. 乳腺内囊实性肿块，实性部分形态不规则，回声不均匀，可见少量血流信号

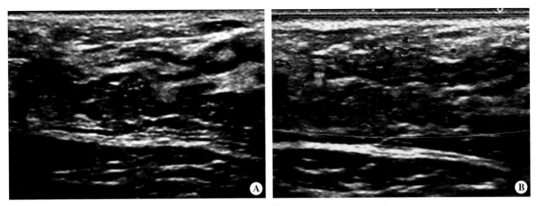

图 7-1-6 导管型乳腺导管原位癌超声表现（2）

A.乳腺内局部导管增粗、走行僵硬，导管内可见实性低回声及强回声点；B.增粗导管内及周边血流信号较丰富

3. 单纯钙化型 局部腺体组织未见明显占位或导管扩张，仅见细小点状钙化，呈簇状聚集或者沿着导管走行分布。

近半数的 DCIS 病灶超声可检出血流信号异常，多于病灶周边检出丰富、杂乱、高速的血流信号。

四、其他影像学检查

1. 乳腺 X 线摄影检查 单纯钙化是 DCIS 最常见的 X 线摄影表现，也可表现为伴或不伴钙化的肿块，病灶多较小，当不伴有恶性钙化时假阴性率较高；还可以表现为伴或不伴钙化的非对称影或局部结构扭曲。

2. MRI 检查 MRI 对钙化的显示具有局限性，但是增强 MRI 在显示肿瘤大小、边界和浸润程度方面更有优势，动态增强曲线以平台型多见，对多中心、多病灶病变具有较高敏感性，可作为补充。

五、鉴 别 诊 断

1. 乳腺增生症 部分乳腺增生症患者表现为局部腺体结构紊乱，并伴有肿块状或片状低回声区，不伴有钙化的 DCIS 需与之鉴别。DCIS 病灶通常血供丰富，且流速快，而乳腺增生症无异常血供；DCIS 硬度较增生病灶高，可触及质硬区域，而增生一般质地柔软，但伴有触痛。

2. 乳腺纤维腺瘤 纤维腺瘤多为大于 2mm 的粗大钙化，而 DCIS 的钙化以微钙化多见；部分纤维腺瘤形态可不规则，但其边缘光整，触诊时纤维腺瘤的活动度大，而 DCIS 活动度差，轻挤乳头部分患者可见溢血或溢液；纤维腺瘤的血流多位于病灶周边，走行规则，而 DCIS 的血供多丰富杂乱。

3. 乳腺良性钙化 良性钙化多较粗大，边缘清晰，双侧或者单侧乳腺散在、弥漫性分布，单纯钙化型 DCIS 需与之鉴别。DCIS 的钙化为簇状微钙化，沿着导管走行分布，并且微钙化分布区域多同时合并异常血流信号。可结合乳腺 X 线摄影进一步判断钙化的形状、密度等。

六、病 例 分 析

病例一

患者，女，49岁，发现左侧乳腺条索状肿物6天。

【超声检查】

（1）左侧乳腺低回声区伴钙化（BI-RADS 5类，图7-1-7A、B）。

（2）左侧腋窝淋巴结肿大（图7-1-7C）。

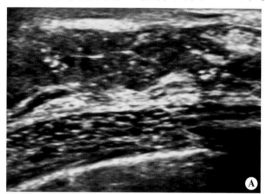
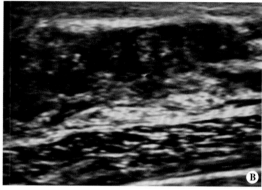

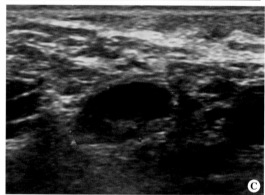

图 7-1-7 左侧乳腺中-高级别导管原位癌超声图像
A.左侧乳腺外下象限见条形低回声区，范围4.2cm×0.9cm×5.1cm，形态不规则，边缘成角，内部回声不均匀，可见散在或成簇分布细点状强回声；B.低回声内见少量点状血流信号；C.左侧腋窝淋巴结肿大，大小1.6cm×0.9cm，实质增厚

【乳腺X线摄影检查】

左侧乳腺弥漫性钙化沿导管分布（BI-RADS 4类，图7-1-8）。

【MRI平扫+增强检查】

（1）左侧乳腺外下象限肿块（BI-RADS 4C类，图7-1-9）。

（2）左侧腋窝数个肿大淋巴结，需警惕转移。

【病理诊断】

（左侧乳腺）大体病灶大小3.5cm×3.2cm×1.5cm，镜下见散在分布中-高级别导管原位癌。前哨淋巴结未见转移。

【解析】

本病例应与典型乳腺浸润性癌鉴别。病灶纵横比小于1，符合DCIS病变沿着导管方向匍匐生长的特点；另外，病灶边缘模糊，但无典型浸润性癌常见的毛刺及成角改变，也不伴有周围结构扭曲。

图 7-1-8 左侧乳腺中-高级别导管原位癌X线摄影
CC位显示左侧乳腺外下象限沿导管弥漫性分布的细点状钙化

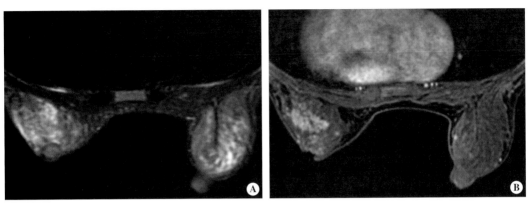

图 7-1-9 左侧乳腺中 - 高级别导管原位癌 MRI

A. T₂WI 序列，左侧乳腺外下象限片状不均匀高信号；B. 增强序列，左侧乳腺外下象限明显强化灶

病例二

患者，女，60 岁，发现右侧乳头溢血 6 个月。

【**超声检查**】

右侧乳腺导管扩张伴低回声肿块，考虑导管内乳头状瘤（BI-RADS 4A 类，图 7-1-10）。

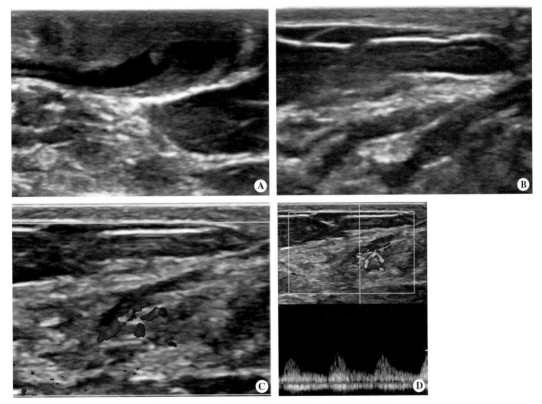

图 7-1-10 右侧乳腺原位实性乳头状癌超声图像

A. 右侧乳头乳晕区导管扩张，内径约 0.23cm，内见一稍高回声实体，大小 0.4cm×0.2cm；B. 右侧乳晕区见多支导管扩张，内透声差；C. 扩张导管周边可见丰富血流信号；D. 高阻型流速曲线，RI=0.72

【乳腺 X 线摄影检查】

双侧乳腺增生（BI-RADS 2 类，图 7-1-11）。

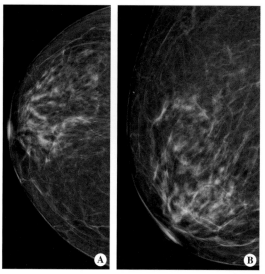

图 7-1-11　右侧乳腺原位实性乳头状癌 X 线摄影
CC 位（A）、MLO 位（B）显示右侧乳腺呈增生改变

【MRI 平扫＋增强检查】

右侧乳腺导管增粗伴片状强化，建议定期复查（图 7-1-12）。

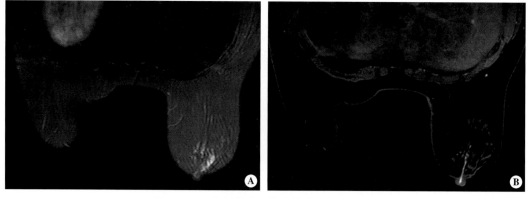

图 7-1-12　右侧乳腺原位实性乳头状癌 MRI
A. T_2WI 序列，右侧乳头后方小片状高信号影；B. 增强序列，右侧乳腺见一明显强化的增粗导管

【病理诊断】

（右侧乳腺区段）原位实性乳头状癌，大小 1.3cm×1cm×0.3cm。

【解析】

　　本病例术前各种影像学检查均无法明确诊断，乳腺 X 线摄影仅提示乳腺增生，MRI 提示导管增粗伴局部强化，而超声检查表现为导管扩张伴肿块，无法与导管内乳头状瘤鉴别。因此，对于伴有乳头溢液，尤其是溢血的老年患者，如超声检查见导管扩张，则应仔细追踪扩张导管，观察导管内有无实性成分及导管周围情况，以免漏诊乳腺癌。

病例三

患者，女，43 岁，发现右侧乳腺肿物 5 天。

【超声检查】

右侧乳腺乳晕区 11 ～ 12 点方向可见低回声不均匀区，考虑增生性病变（BI-RADS 4A 类，图 7-1-13）。

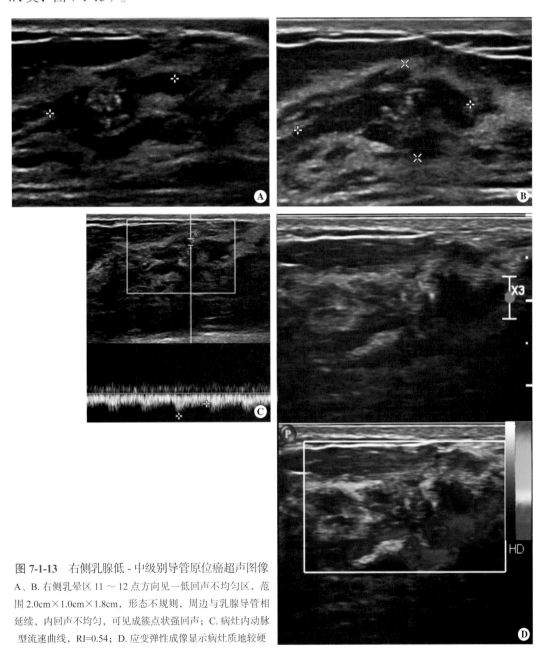

图 7-1-13 右侧乳腺低 - 中级别导管原位癌超声图像

A、B. 右侧乳晕区 11 ～ 12 点方向见一低回声不均匀区，范围 2.0cm×1.0cm×1.8cm，形态不规则，周边与乳腺导管相延续，内回声不均匀，可见成簇点状强回声；C. 病灶内动脉型流速曲线，RI=0.54；D. 应变弹性成像显示病灶质地较硬

【病理诊断】

（右侧乳腺）镜下见低-中级别导管原位癌，大小2.5cm×1.5cm，前哨淋巴结未见转移癌。

【解析】

本例病灶触诊质地较硬，超声表现为局部高低回声不均，为增粗扭曲的导管，且增粗导管的低回声内伴有点状强回声聚集，为典型的导管型DCIS。本病例需与乳腺增生症相鉴别，后者可表现为局部腺体结构紊乱，伴低回声区，但无钙化及异常血流信号，触诊时质地较软。

第二节　乳腺微浸润癌

乳腺微浸润癌（microinvasive breast carcinoma，MBC）较少见，占全部乳腺癌的1%以下，大部分伴随导管原位癌发生，尤其是体积较大的高级别导管原位癌。

一、病　理　表　现

乳腺微浸润癌是指癌细胞突破基底膜，浸润灶最大径不超过1mm的浸润癌（单病灶或多病灶），癌灶周边可伴有不同程度的炎性细胞浸润和（或）促纤维结缔组织增生（图7-2-1）。

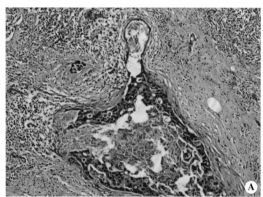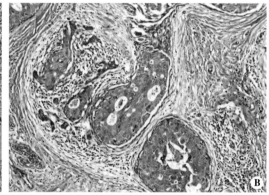

图7-2-1　乳腺微浸润癌病理表现

A. 在视野上方见到小的成角的肿瘤细胞簇浸润间质，支持微浸润的诊断；B. 浸润灶周围伴有促纤维结缔组织增生及炎性细胞浸润

二、临　床　特　点

（1）患者年龄多数较导管原位癌大，年龄超过50岁是发生微浸润的独立危险因素。

（2）一般无明显特异性的临床表现，可表现为触及肿块或无明显肿块，伴或不伴有病理性溢液或溢血。

（3）部分患者可伴乳头佩吉特病。

三、超声表现

乳腺微浸润癌为导管原位癌基础上发生的早期浸润，其声像图表现介于导管原位癌与浸润性导管癌之间。

1. 灰阶超声表现

（1）肿块型：最多见，表现为形态不规则的实质性低回声肿块，内部回声不均匀，伴或不伴微小钙化灶、边缘成角、短毛刺或微分叶征多于导管原位癌，但病灶周边多无明显高回声晕（图7-2-2）。

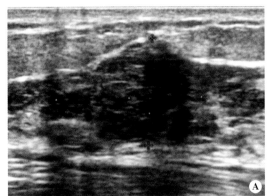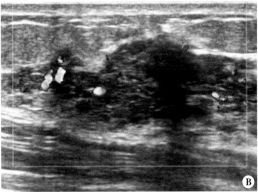

图 7-2-2　肿块型乳腺微浸润癌超声表现

A. 左侧乳腺外上象限可见低回声肿块，形态不规则，边缘成角，内部回声不均匀；B. 血流信号较丰富

（2）导管型：较少见，可表现为导管增粗呈条索状低回声，走行僵硬、不规则，低回声病灶边缘模糊，内部多可见微小钙化灶；或导管扩张、走行僵硬，局部管壁模糊，管腔内透声差，局部见低回声肿块，伴或不伴微小钙化灶（图7-2-3）。

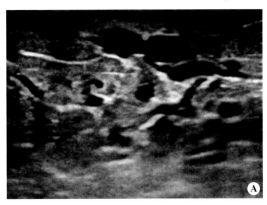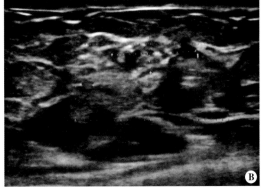

图 7-2-3　导管型乳腺微浸润癌超声表现

A、B. 右侧乳腺外上象限可见导管扩张，局部导管内见实性低回声，并伴有密集点状强回声

（3）单纯微钙化型：超声检查较难发现，表现为病变部位仅见微小钙化点，未见明显

肿块回声，可伴局部腺体增厚、结构紊乱（图 7-2-4）。

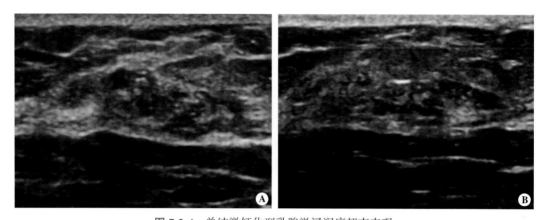

图 7-2-4　单纯微钙化型乳腺微浸润癌超声表现
A. 右侧乳腺外下象限可见局部腺体结构紊乱，界限不清，内见点状强回声；B. 病灶区域血流信号较丰富

2. 彩色多普勒超声表现

（1）血流信号多为Ⅱ～Ⅲ级，集中于病灶内部，可见粗大、多彩血流自周围组织穿入肿块内部。

（2）导管型血流主要沿导管周边分布，呈树枝状、条状或短棒状伸入导管内部，血管形态不规则，走行紊乱。

（3）单纯微钙化型于局部增厚或结构紊乱的腺体内见血流信号增多、分布紊乱。

（4）一般可检出动脉流速曲线，常 RI > 0.7（图 7-2-5）。

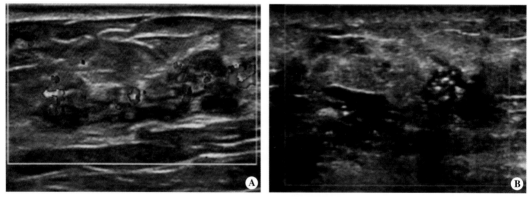

图 7-2-5　乳腺微浸润癌超声表现
A. 乳腺低回声病灶内血流信号较丰富，沿导管分布，走行紊乱；B. 乳腺低回声病灶周边见少量点状血流信号

四、其他影像学检查

1. 乳腺 X 线摄影检查　微小钙化为最常见的乳腺 X 线表现，另外还包括腺体结构扭曲、不对称，局部异常肿块等。与导管原位癌相比，出现边缘模糊的肿块、微钙化伴局部腺体密度增高等征象时常提示微浸润可能。

2. MRI 检查 MRI 对钙化的显示具有局限性，但是对病灶是否伴有浸润的预测能力较乳腺 X 线摄影可靠。增强扫描出现非肿块样大范围强化、T_2WI 病灶信号强度较高、动态增强为流出型曲线时，提示可能存在微浸润癌。

五、鉴 别 诊 断

1. 与良性病变的鉴别 由于微浸润癌属于早期乳腺癌，部分声像图表现与良性病变存在重叠。

（1）导管型微浸润癌主要与导管内乳头状瘤鉴别，后者多表现为导管扩张、管腔内见低回声病灶，导管走行较规则，管壁清晰，且连续性较好，血流位于导管内实体，走行规则。

（2）单纯微钙化型微浸润癌超声不易检出，声像图上仅表现为局部腺体增厚、结构紊乱时易被误诊为增生性改变；出现血流信号增多、分布紊乱时高度提示乳腺癌可能，可结合乳腺 X 线摄影检查进一步鉴别。

2. 与乳腺浸润性癌鉴别 由于微浸润癌多在导管原位癌基础上形成，两者声像图较相似。微浸润癌癌细胞突破基底膜浸润灶（单病灶或多病灶）最大径不超过 1mm，病灶的整体边缘相对光整，缺乏浸润性癌典型的毛刺、成角改变，周边较少出现高回声晕。

六、病 例 分 析

病例一

患者，女，55 岁，发现左侧乳腺肿物 1 个月，约"龙眼"大小。

【超声检查】

左侧乳腺低回声肿块（BI-RADS 4B 类，图 7-2-6）。

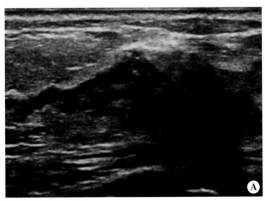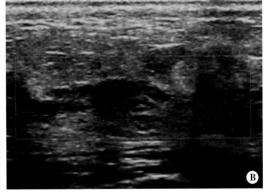

图 7-2-6 左侧乳腺高级别导管原位癌伴微浸润超声图像

A. 左侧乳腺外上象限见低回声肿块，大小 4.3cm×1.3cm，形态不规则，边缘模糊，内部回声不均匀，见散在细点状强回声；B. 病灶内见少许点状血流信号

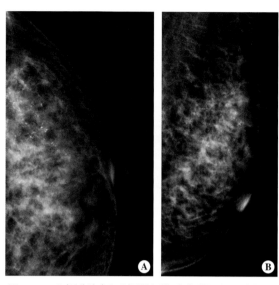

图 7-2-7　左侧乳腺高级别导管原位癌伴微浸润 X 线摄影
CC 位（A）、MLO 位（B）显示左侧乳腺外上象限结构紊乱，
见多发成簇分布钙化影

【乳腺 X 线摄影检查】

左侧乳腺占位性病变（BI-RADS 4B 类，图 7-2-7）。

【病理诊断】

（左侧乳腺）病灶范围 3.2cm×1.8cm，大部分呈高级别导管原位癌，伴钙化，小灶微浸润（直径约 0.7mm，组织学分级 II 级），前哨淋巴结未见转移。

【解析】

本病例病灶纵横比小于 1，边缘无毛刺、成角、高回声晕环，也无周围结构扭曲；病灶内回声不均匀，为增粗扭曲的导管，可见点状强回声，符合导管原位癌超声表现。另外，病灶内低回声区局部边缘模糊，与伴微浸润的表现相符。

病例二

患者，女，46 岁，18 天前外院检查乳腺超声发现左侧乳腺片状低回声区伴钙化，行穿刺病理检查提示导管原位癌。

【超声检查】

左侧乳腺外上象限见低回声不均区伴钙化（BI-RADS 6 类，图 7-2-8）。

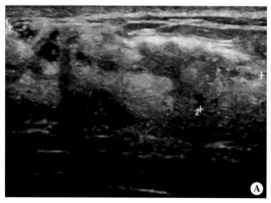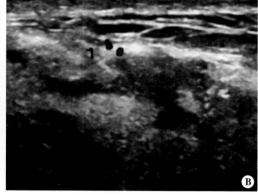

图 7-2-8　左侧乳腺中级别导管原位癌伴微浸润癌超声图像
A. 左侧乳腺外上象限见一条形低回声区，大小 4.1cm×1.0cm，沿导管走行分布，形态不规则，边缘模糊，内见细点状强回声；
B. 病灶内无血流信号

【乳腺 X 线摄影检查】

左侧乳腺外上象限见肿块伴钙化（BI-RADS 5 类，图 7-2-9）。

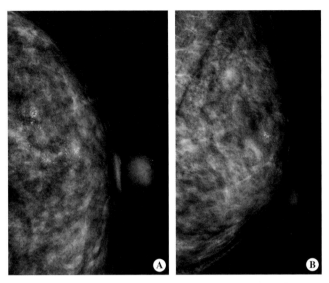

图 7-2-9 左侧乳腺中级别导管原位癌伴微浸润癌 X 线摄影

CC 位（A）、MLO 位（B）显示左侧乳腺外上象限多发细点状钙化成簇分布

【MRI 平扫＋增强检查】

左侧乳腺外上象限见片状异常信号影（BI-RADS 5 类，图 7-2-10）。

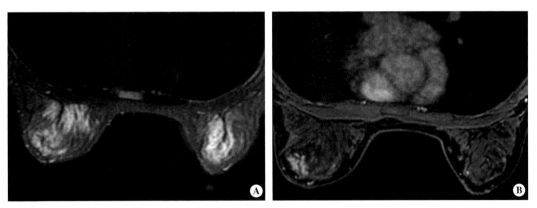

图 7-2-10 左侧乳腺中级别导管原位癌伴微浸润癌 MRI

A. T_2WI 序列，左侧乳腺外上象限见小片状不均匀高信号；B. 增强序列，病灶可见强化

【病理诊断】

（左侧乳腺）病灶范围 2.1cm×1.5cm×0.9cm，中级别导管原位癌伴微浸润癌（微浸润灶直径约 0.3mm），乳头下方大导管见导管原位癌。前哨淋巴结未见转移。

【解析】

患者入院前在外院行穿刺活检，病理结果为乳腺导管原位癌，入院后行外科切除病理检查证实为导管原位癌伴微浸润癌。由于活检组织不能代表病变全貌，对于导管原位癌伴微浸润癌，空心针穿刺活检存在对病变低估的可能性，假阴性率较高。另外，本例病灶为非肿块型，超声表现为片状低回声区伴细点状钙化，符合导管原位癌和微浸润癌的表现。

微浸润癌多在导管原位癌的基础上形成，两者鉴别有一定难度。

病例三

患者，女，55 岁，发现右侧乳腺肿物 1 周。

【**超声检查**】

（1）右侧乳腺多发低回声区（BI-RADS 4A 类，图 7-2-11A ～ D）。

（2）右侧腋窝淋巴结肿大（图 7-2-11E）。

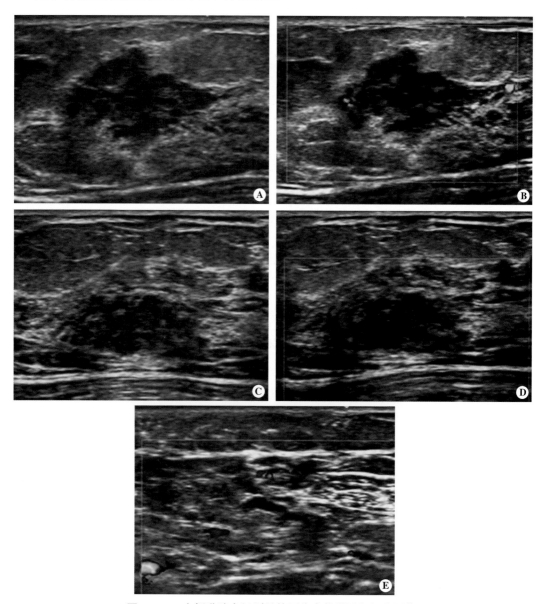

图 7-2-11 右侧乳腺高级别导管原位癌伴微浸润超声图像

A、B. 右侧乳腺 11 ～ 12 点方向见低回声肿块，大小 2.8cm×1.7cm×1.9cm，形态不规则、边缘模糊、成角，周边可见少许血流信号；C、D. 右侧乳腺 10 ～ 11 点方向另见一低回声肿块，大小 1.8cm×1.1cm×1.3cm，形态不规则、边缘模糊、微分叶，病灶内见少量血流信号；E. 右侧腋窝见数个淋巴结，大者 1.1cm×0.5cm，淋巴门可见，未见明显血流信号

【乳腺 X 线摄影检查】

右侧乳腺占位性病变（BI-RADS 4A 类，图 7-2-12）。

【病理诊断】

（右侧乳腺）病灶大小 5.8cm×2.9cm×2.8cm，镜下见高级别导管原位癌，伴腔内黏液分泌，可见小灶微浸润（最大浸润灶直径约 0.2mm）。前哨淋巴结 3 枚，均未见转移。

【解析】

本病例为乳腺导管原位癌伴微浸润，术前超声检查及 X 线摄影均表现为右侧乳腺多发占位，具有一定恶性征象，BI-RADS 分类均为 4A 类。BI-RADS 分类偏低，4A 类为低度可疑恶性，考虑原因如下：①本病例为乳腺导管原位癌伴微浸润，虽然影像学检查存在一定恶性征象，但仍缺乏典型乳腺浸润性导管癌的表现；②乳腺癌多发性病灶相对较少见；③患者右侧腋窝淋巴结未见恶性征象。

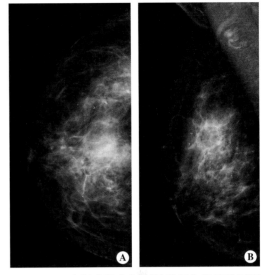

图 7-2-12　右侧乳腺高级别导管原位癌伴微浸润 X 线摄影

CC 位（A）、MLO 位（B）显示右侧乳腺中央区及外上象限多发片状及肿块状密度增高影，形态不规则，边缘模糊，可见毛刺

第三节　乳腺浸润性导管癌（非特殊型）

乳腺浸润性导管癌（invasive ductal carcinoma，IDC）是乳腺浸润性癌中最常见的类型，占 70% ～ 75%，恶性程度高，侵袭力强，预后差。

一、病 理 表 现

组织形态呈多样性，肿瘤细胞排列有多种形式，呈腺样和非腺样（如条索状、丛状和小梁状）。肿瘤细胞的形态各异，大小不一，胞质丰富、嗜酸性，细胞核不规则，可见清晰核仁，核分裂象多少不等。肿瘤间质纤维组织明显增生。间质可见淋巴细胞、浆细胞浸润或出现肉芽肿反应（图 7-3-1）。

二、临 床 特 点

（1）多见于 40 岁以上女性。

（2）乳腺单发无痛性肿块是本病重要的临床表现，多为无意间或体检时发现。

（3）肿块质地较硬、边界不清，活动度差。

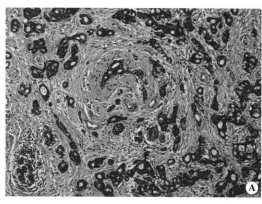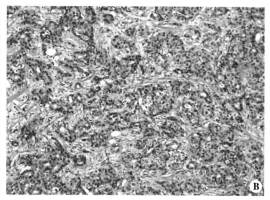

图 7-3-1 乳腺浸润性导管癌病理表现

A.肿瘤细胞排列成腺样结构；B.肿瘤细胞呈腺样及实性生长

（4）进展期浸润癌可出现皮肤和（或）乳头改变，包括：①癌灶侵犯乳房 Cooper 韧带时，可使韧带缩短并向深面牵拉皮肤，出现酒窝征；②当皮下淋巴管被癌细胞阻塞时，淋巴回流障碍出现皮肤水肿，而毛囊处皮肤相对下陷，呈橘皮样改变；③肿瘤若侵蚀皮肤，可导致局部皮肤破溃、出血甚至坏死感染；④位于乳头乳晕区附近的肿瘤，若侵及大导管，使其缩短，可使患侧乳头凹陷、回缩。

（5）可以侵犯同侧腋窝淋巴结及锁骨上淋巴结甚至胸骨旁淋巴结，也可通过血液循环转移，侵犯肝、肺及骨骼等器官。

三、超声表现

（1）内部回声：肿块内部呈不均匀低回声。

（2）边缘：毛刺、成角，为癌细胞浸润所致，并可造成病灶与周围组织连续性中断；周围可见高回声晕，为肿瘤周围结缔组织不均匀增生所致。

（3）形态：形状多不规则，部分肿块呈垂直位生长，肿块越小越明显。

（4）微钙化：多出现于低回声病灶内，呈簇状分布，有时候微钙化是发现癌灶的唯一线索。

（5）导管：扩张、增粗、走行僵硬，非肿块型乳腺癌容易漏诊，需谨慎。

（6）后方回声：细胞恶变过程中产生胶原纤维，后方回声衰减。

（7）血流：新生肿瘤血管形态不规则、分支紊乱，具有丰富的吻合支，且不同部位数量多少不一；就大多数实体瘤而言，肿瘤中心微血管相对较少，而在肿瘤生长较为活跃的边缘处，微血管数量较多（图 7-3-2 ～图 7-3-4）。

四、其他影像学检查

1. 乳腺 X 线摄影检查 典型表现为不规则高密度肿块，伴边缘模糊或者伴毛刺征，微钙化常见；部分乳腺浸润性导管癌在 X 线上无明确肿块轮廓，而表现为伴或者不伴有钙化灶的局灶性非对称影或者局部结构扭曲；少数以单纯钙化为唯一乳腺 X 线摄影征象。

2. MRI 检查 以肿块为主要表现的浸润性癌，多为不规则或分叶状肿块，边缘模糊或呈毛刺状、星芒状，T₁WI 为低信号，T₂WI 为等信号或者稍高信号，增强扫描多呈不均匀或者环状强化，动态增强曲线以Ⅱ型、Ⅲ型曲线为主；MRI 对非肿块型浸润性癌诊断的敏感性及准确性优于乳腺 X 线摄影及超声检查，可以明确病变范围。

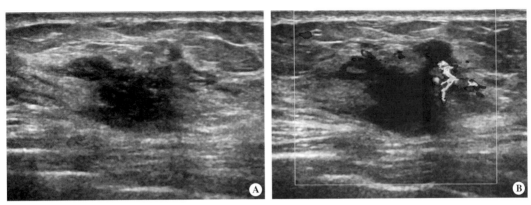

图 7-3-2　乳腺浸润性导管癌Ⅱ级超声表现

A.乳腺低回声肿块，形态不规则，边缘成角；B.肿块边缘见丰富血流信号

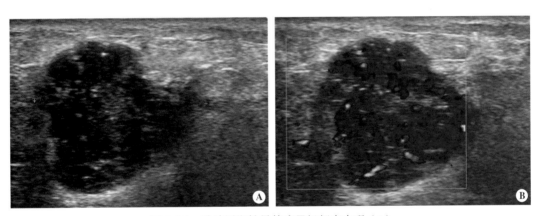

图 7-3-3　乳腺浸润性导管癌Ⅲ级超声表现（1）

A.乳腺低回声肿块，呈垂直位生长，边缘不光整，内部见细点状钙化；B.肿块内见丰富血流信号

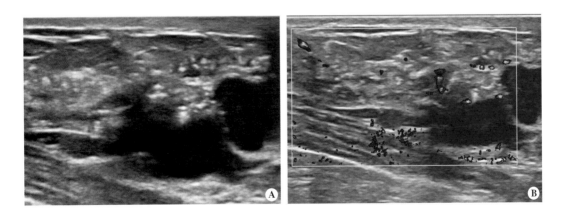

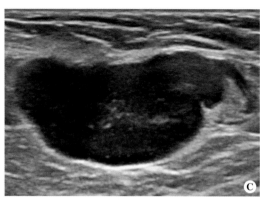
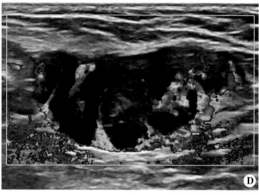

图 7-3-4　乳腺浸润性导管癌Ⅲ级超声表现（2）

A.乳腺大片回声不均匀区，形态不规则，无明显边界，内见大量点状钙化；B.病灶内见点状血流信号；C、D.同侧腋窝淋巴结肿大，淋巴门消失，内见丰富杂乱血流信号

五、鉴 别 诊 断

表现为典型肿块的浸润性癌诊断较容易，少数浸润性癌癌灶界限不清，或者呈非肿块表现时需与以下疾病鉴别。

1. 乳腺腺病　乳腺病灶边缘、内部出现走行僵硬、扭曲的血流信号及 RI ＞ 0.7 有助于浸润性癌诊断。此外，还要注意观察低回声肿物有无可疑微钙化的存在。

2. 乳腺炎性病变　需要结合患者的临床表现及相关病史鉴别，超声鉴别困难时结合相关影像学检查，或穿刺活检判断。

六、病 例 分 析

病例一

患者，女，56 岁，发现左侧乳腺肿物 1 年，触诊肿物质硬，界限不清。

【超声检查】

左侧乳腺见片状回声不均匀区（BI-RADS 4A 类，图 7-3-5）。

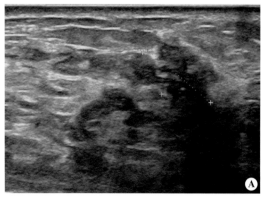
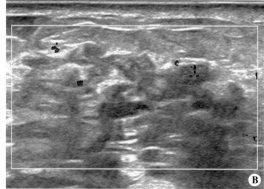

图 7-3-5　乳腺浸润性导管癌超声图像

A.左侧乳腺内上象限、外上象限腺体增厚，结构紊乱，内见强回声点；B.可见点状血流信号

【乳腺 X 线摄影检查】

左侧乳腺钙化（BI-RADS 4B 类，图 7-3-6）。

【病理诊断】

（左侧乳腺＋腋窝淋巴结）镜下见中级别导管原位癌伴多灶性浸润（浸润性癌，非特殊型，Ⅱ级，最大浸润灶直径 0.3cm）。

【解析】

本病例术后病理诊断为乳腺导管原位癌伴多灶性浸润，其声像学表现与典型乳腺浸润性导管癌不同，病灶肿块感不明显，呈片状不规则低回声，但钙化比较明显。乳腺导管原位癌为病灶局限于导管内，癌细胞突破基底膜，浸润灶最大径不超过 1mm 为微浸润，大于 1mm 则形成浸润性癌。由于本例病灶浸润性癌成分所占比例较小，病灶超声表现呈导管原位癌改变。

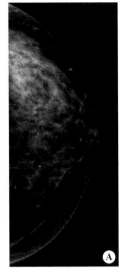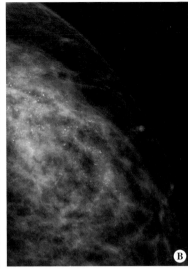

图 7-3-6 乳腺浸润性导管癌 X 线摄影

A. CC 位，左侧乳腺腺体局部密度增高，内见多发细钙化影；B. 局部放大，钙化无定形，沿着导管走行呈簇状分布

病例二

患者，女，56 岁，发现右侧乳腺肿物 1 年，触诊肿物质硬，表面欠光滑，边界不清。

【超声检查】

（1）右侧乳腺 1 ～ 3 点方向见低回声肿块（BI-RADS 5 类，图 7-3-7A ～ C）。

（2）右侧腋窝淋巴结肿大，考虑淋巴结转移（图 7-3-7D）。

【乳腺 X 线摄影检查】

右侧乳腺内上象限结构紊乱伴钙化（BI-RADS 4B 类，图 7-3-8）。

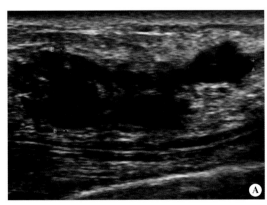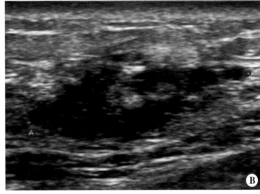

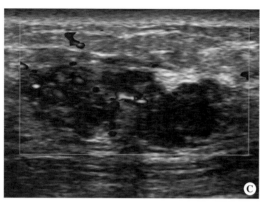
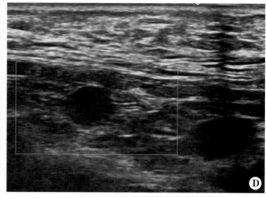

图 7-3-7 乳腺浸润性导管癌伴腋窝淋巴结转移超声图像

A. 右侧乳腺 1～3 点方向见一条状低回声肿块，大小 3.5cm×1.1cm×2.7cm，形态不规则，边缘模糊、成角，内部回声不均匀；
B. 病灶短轴切面显示肿块内部回声杂乱不均匀，可见斑片状强回声；C. 肿块内见较丰富血流信号；D. 同侧腋窝淋巴结肿大，淋巴门消失，未见血流信号

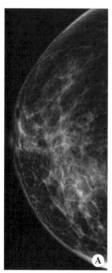
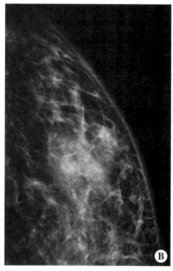

图 7-3-8 乳腺浸润性癌 X 线摄影

CC 位（A）、局部放大（B）显示右侧乳腺内上象限结构紊乱，见不规则斑片状密度增高影，边界不清，内见细点状钙化影

【病理诊断】

（右侧乳腺）乳腺浸润性癌，非特殊型，大小 2.3cm×1.2cm×1.0cm，周围见部分中 - 高级别导管原位癌。（右前哨淋巴结）未见转移癌。

【解析】

患者为中老年女性，乳腺肿物触诊质硬、边界不清，超声表现为形态不规则、边缘成角、钙化及较丰富血流信号，符合典型乳腺浸润性导管癌的声像图表现。患者同侧腋窝淋巴结肿大，淋巴门消失，倾向淋巴结转移，但术后病理检查右前哨淋巴结未见转移癌。常规超声检查对于判断淋巴结转移具有一定假阳性率，穿刺活检可明显提高诊断准确率。

病例三

患者，女，50 岁，发现左侧乳腺肿物 2 个月，触诊肿物质硬，界限不清。

【超声检查】

左侧乳腺见低回声肿块（BI-RADS 4B 类，图 7-3-9）。

【乳腺 X 线摄影检查】

左侧乳腺外上象限见不对称斑片状影（BI-RADS 4A 类，图 7-3-10）。

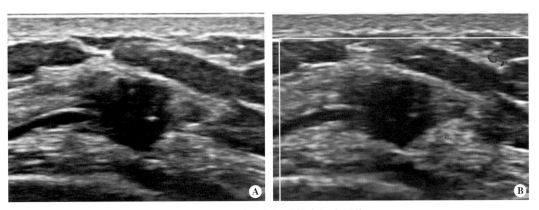

图 7-3-9 乳腺浸润性导管癌超声图像

A.左侧乳腺 2 点方向见一低回声肿块，形态不规则、边缘毛刺、成角改变，病灶内侧缘见导管征；B.肿块内未见血流信号

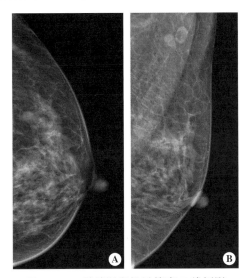

图 7-3-10 乳腺浸润性导管癌 X 线摄影

CC 位（A）、MLO 位（B）显示左侧乳腺外上象限肿块影，边缘欠规则

【MRI 检查】

左侧乳腺肿块影，考虑恶性肿瘤（图 7-3-11）。

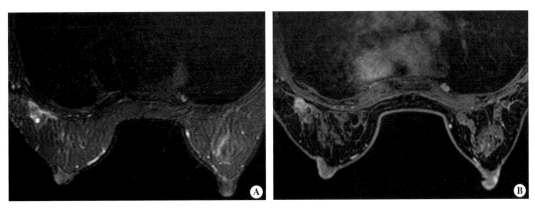

图 7-3-11 乳腺浸润性导管癌 MRI

A.T_2WI 序列，左侧乳腺外上象限肿块状高信号；B.增强序列，可见强化

【病理诊断】

（左侧乳腺）乳腺浸润性癌，Ⅱ级，肿瘤大小 1.5cm×1.5cm×1.0cm。

【解析】

本例乳腺浸润性导管癌的灰阶声像图表现较典型，其形态、生长方位、边缘、内部回声都符合乳腺癌表现，但血供不丰富，可能是因为病灶偏小，而且血流检查受到仪器敏感性及仪器参数调节等多方面影响，超声造影可从微循环灌注层面实时观察分析，具有更高的敏感性。

病例四

患者，女，48 岁，发现右侧乳腺肿物 1 个月，触诊肿物质硬，边界不清，活动度差。

【超声检查】

（1）右侧乳腺 9 点方向见低回声肿块（BI-RADS 4B 类，图 7-3-12A、B）。

（2）右侧腋窝淋巴结肿大（图 7-3-12C）。

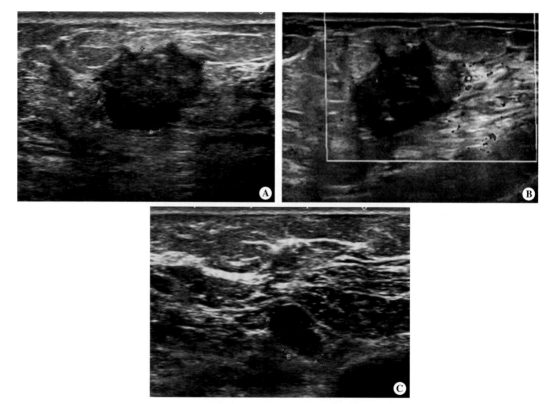

图 7-3-12 右侧乳腺浸润性导管癌伴腋窝淋巴结转移超声图像

A.右侧乳腺 9 点方向见一低回声肿块，大小 2.1cm×1.5cm，形态不规则，边缘成角，内部回声不均匀；B.肿块内见点状血流信号；C.同侧腋窝淋巴结肿大，淋巴门消失

【乳腺 X 线摄影检查】

右侧乳腺外上象限钙化影（BI-RADS 4A 类，图 7-3-13）。

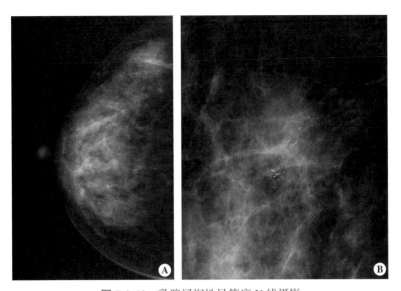

图 7-3-13 乳腺浸润性导管癌 X 线摄影

A. CC 位，右侧乳腺外上象限小片状稍高密度影，内见钙化影；B. MLO 位，局部放大显示钙化呈簇状分布

【MRI 检查】

右侧乳腺外上象限肿块影（BI-RADS 5 类，图 7-3-14）。

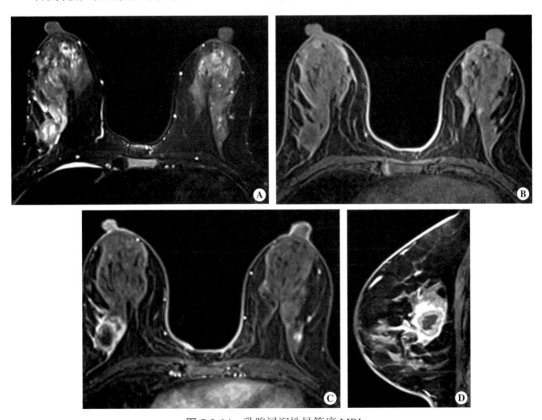

图 7-3-14 乳腺浸润性导管癌 MRI

A. T$_2$WI 序列，右侧乳腺外上象限肿块呈高信号；B. T$_1$WI 序列，肿块呈等信号；C. T$_1$WI 增强序列，肿块呈环形强化；
D. 增强序列矢状位成像，可见环形强化

【诊疗过程】

入院后行右侧乳腺肿物 + 右侧腋窝淋巴结穿刺活检，病理提示右侧乳腺肿物符合浸润性癌，右侧腋窝淋巴结符合转移癌。遂行新辅助化疗（图 7-3-15 ～图 7-3-17），化疗结束后进行右侧乳腺癌改良根治术。

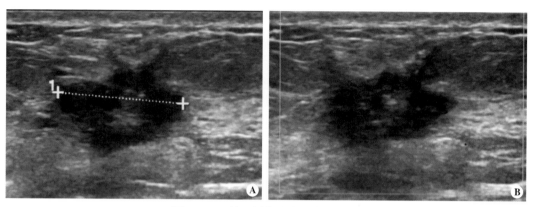

图 7-3-15 第 2 周期化疗结束后复查

A. 右侧乳腺肿块大小 2.1cm×1.5cm；B. 可见少量血流信号

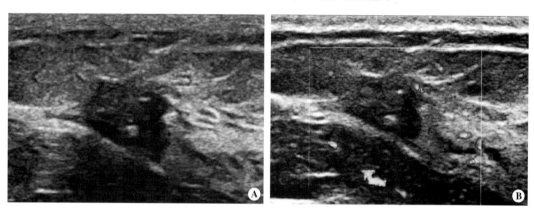

图 7-3-16 第 4 周期化疗结束后复查

A. 肿块大小 1.4cm×1.0cm×1.5cm；B. 未见血流信号

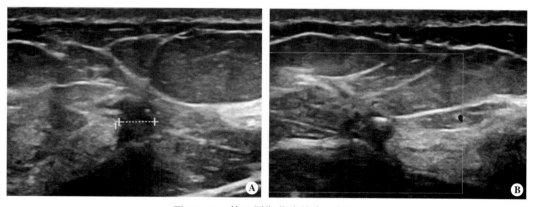

图 7-3-17 第 8 周期化疗结束后复查

A. 肿块大小 0.5cm×0.4cm×0.4cm；B. 无血流信号

【病理诊断】

（右侧乳腺）乳腺癌新辅助治疗后，改良根治标本，原病灶经全部取材，可见散在浸润性导管癌，大小 0.9cm×0.4cm，其中残余癌细胞占瘤床密度约 50%，导管原位癌占癌灶约 95%。乳头及皮肤无侵犯。腋窝淋巴结未见转移。

【解析】

本例乳腺癌声像图表现比较典型，诊断比较容易。乳腺 X 线摄影发现病灶内成簇分布的钙化点，但超声检查并不典型。乳腺 X 线摄影对乳腺微钙化具有很高的敏感性，恶性病变钙化形态多呈细小沙砾样、线样或线样分支状，大小不等，浓淡不一，分布上常密集成簇或呈线样及段性走行。超声检查对乳腺微钙化检测的敏感性低于乳腺 X 线摄影，两者联合检查，优势互补，在乳腺疾病诊断中具有重要价值。

病例五

患者，女，39 岁，扪及右侧乳腺肿物 2 个月，约"花生米"大小，触诊肿物质硬，界限不清。

【超声检查】

（1）右侧乳腺见低回声肿块（BI-RADS 4C 类，图 7-3-18A、B）。

（2）右侧腋窝淋巴结肿大（图 7-3-18C、D）。

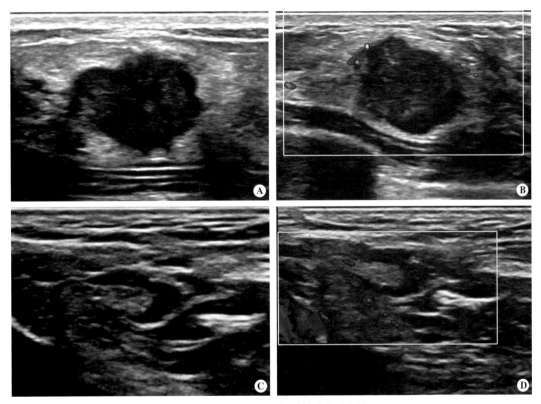

图 7-3-18　乳腺浸润性导管癌超声图像

A. 右侧乳腺 2 点方向（距乳头约 3.3cm）见一低回声肿块，大小 1.8cm×1.5cm×1.9cm，形态欠规则，边缘不光整，局部成角；
B. 肿块周边见点状血流信号；C、D. 右侧腋窝淋巴结，局部实质稍增厚，淋巴门可见，未见血流信号

【MRI 检查】

右侧乳腺内上象限见肿块影（BI-RADS 4C 类，图 7-3-19）。

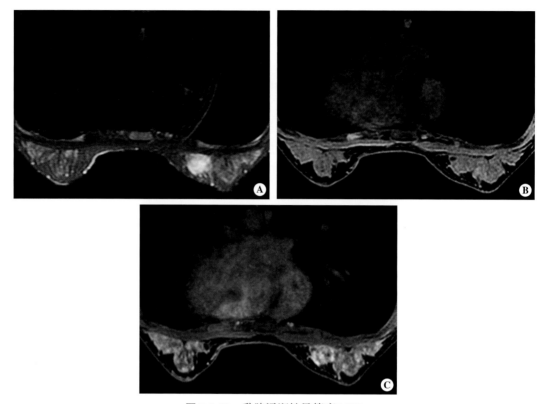

图 7-3-19　乳腺浸润性导管癌 MRI

A. T_2WI 序列，右侧乳腺内上象限肿块呈高信号；B. T_1WI 序列，肿块呈等信号；C. T_1WI 增强序列，肿块明显不均匀强化

【病理诊断】

（右侧乳腺肿物）乳腺浸润性导管癌伴大片坏死，Ⅲ级，肿瘤大小 1.5cm×1.2cm×1.2cm。送检"前哨淋巴结"1 枚，未见转移癌。

【解析】

本例乳腺浸润性导管癌超声表现比较典型，病灶呈低回声，质地较坚实，边缘毛刺成角。腋窝淋巴结肿大，实质不均匀增厚，但淋巴门存在，难以鉴别是否为转移癌，前哨淋巴结术后病理未见转移癌。乳腺癌前哨淋巴结为癌细胞转移的第一站淋巴结，通常位于腋窝。乳腺癌前哨淋巴结活检具有高准确率和低假阴性率。通过乳晕周围皮下注射超声造影剂进行超声造影，可准确定位前哨淋巴结，并可结合超声造影增强模式对淋巴结性质进行判定。

第四节　乳腺浸润性小叶癌

乳腺浸润性小叶癌（invasive lobular carcinoma，ILC）近年来发病率逐渐上升，占全部乳腺癌的 5%～15%，仅次于浸润性导管癌。

一、病理表现

大体病理标本为质硬、灰白色的不规则肿块，有时仅表现为质韧区而无明确肿块，或大体上无任何异常，仅在显微镜下发现癌的存在。组织学上，肿瘤细胞黏附松散，细胞小，常偏心，核分裂少见。镜下表现类型多样，可为单个或单行"列兵样"癌细胞浸润于致密的结缔组织间质，或围绕腺管小叶呈同心圆、簇状、实性大片状、单行排列及小管状结构，或细胞呈明显的多形性（图7-4-1）。

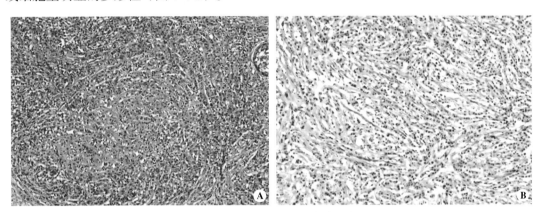

图7-4-1　乳腺浸润性小叶癌病理表现
A、B. 分散增生的小细胞，排列成单列线状，侵犯间质，无促纤维间质反应

二、临床特点

（1）大多发生于年龄较大的女性患者，平均年龄为52.6岁。

（2）具有特殊的生长方式，病灶常无明显肿块形成，临床触诊仅可触及界限不清增厚区或硬块。

（3）具有多灶性的特点，多癌灶发生率是浸润性导管癌的2倍多，且双侧乳腺发病更常见。

（4）总体生存率与浸润性导管癌无明显差异，不同分子亚型预后明显不同，Luminal型预后明显优于非Luminal型。

三、超声表现

乳腺浸润性小叶癌病灶的超声特征与浸润性导管癌存在一定重叠，如形态不规则、内部回声不均及边缘毛刺、成角等。但由于特殊的病理特点，其存在一定的声像图特征，表现为多灶性、病灶周边高回声晕、后方回声衰减、血流不丰富、钙化少。

1. 灰阶超声　通常为同一侧乳房多个病灶，根据有无明显肿块形成可分为肿块型和非肿块型。

（1）肿块型：形态多不规则，部分病灶呈垂直位生长；边缘成角、毛刺，或表现为边缘模糊及高回声晕环；内部回声多为低回声或极低回声，部分可伴有微钙化；后方回声衰减多见（图7-4-2）。

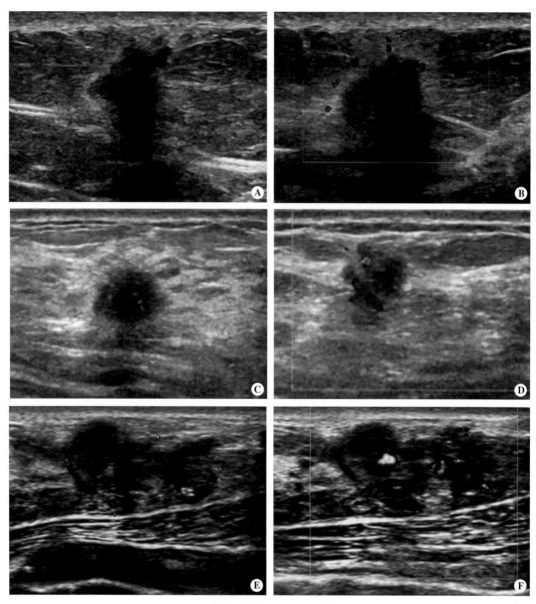

图7-4-2 肿块型乳腺浸润性小叶癌超声表现

A、B.右侧乳腺9点方向见低回声肿块，形态不规则，非平行位生长，边缘成角，可见高回声晕环，肿块后方回声衰减，病灶内部及周边可见少量血流信号；C、D.左侧乳腺外上象限见低回声肿块，类圆形，边缘模糊，内见细点状强回声，病灶内见中等量血流信号；E、F.右侧乳腺3点方向见低回声肿块，形态不规则，边缘模糊、成角，内部回声不均匀，可见点状强回声，病灶内见较丰富血流信号

（2）非肿块型：病灶无明显占位，表现为局部结构紊乱，界限不清，回声高低不均，后方回声可呈混合性改变或无改变（图7-4-3）。

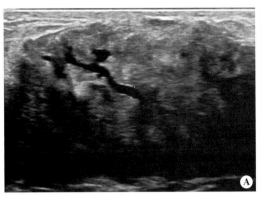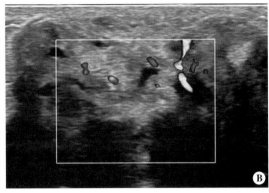

图 7-4-3　非肿块型乳腺浸润性小叶癌超声表现

A.左侧乳腺 3 点方向见回声不均匀区，界限不清，内部结构紊乱，回声高低不均，可见扩张导管；B.病灶内血流信号较丰富

2. 彩色多普勒超声　多数肿块型乳腺浸润性小叶癌病灶内部血流信号不丰富，可能与乳腺浸润性小叶癌肿块内胶原纤维成分比例较高，病灶内回声及彩色多普勒血流信号衰减有关；少数可见丰富血流信号；非肿块型乳腺浸润性小叶癌病灶区域多可见丰富血流信号，走行杂乱。

四、其他影像学检查

1. 乳腺 X 线摄影检查　由于乳腺浸润性小叶癌肿块呈弥漫性模式生长和缺乏微钙化，X 线摄影表现缺乏特异性，诊断敏感度低于浸润性导管癌。乳腺 X 线摄影多表现为结构紊乱扭曲、不对称性致密影，且病变多位于乳腺中央区。

2. MRI 检查　乳腺 MRI 检出乳腺浸润性小叶癌的敏感度高，其不受病灶位置、大小和周围腺体致密程度的影响，是评估乳腺浸润性小叶癌，尤其是非肿块型病灶大小最准确的影像学方法，对多灶性及多中心性病灶的显示也有较高的敏感度。最常表现为形态不规则、毛刺样肿块伴不均质强化；其次为非肿块样强化。

五、鉴 别 诊 断

1. 乳腺浸润性癌　乳腺浸润性小叶癌较常见多发病灶，病灶周边高回声晕及后方回声衰减常见，且通常血流信号不丰富，钙化少。超声检查较容易诊断乳腺浸润性癌，但具体病理类型依赖组织病理学检查。

2. 乳腺腺病　非肿块型乳腺浸润性小叶癌表现为腺体局部结构紊乱，界限不清，回声高低不均，需与乳腺腺病鉴别。非肿块型乳腺浸润性小叶癌血流信号多数较丰富、杂乱，而乳腺腺病多无异常增多的血流信号。此外，非肿块型乳腺浸润性小叶癌常伴有非转移性腋窝淋巴结肿大。

六、病 例 分 析

病例一

患者，女，62岁，发现左侧乳腺肿物3天。

【超声检查】

左侧乳腺2点、10点方向见低回声肿块（BI-RADS 4C类，图7-4-4、图7-4-5）。

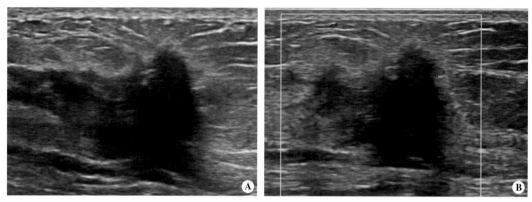

图 7-4-4 左侧乳腺浸润性小叶癌超声图像（1）

A. 左侧乳腺2点方向见低回声肿块，大小1.9cm×2.2cm，形态不规则，边缘模糊、毛刺，周围可见高回声晕；B. 病灶周边可见少量血流信号

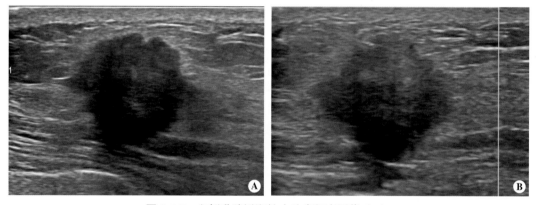

图 7-4-5 左侧乳腺浸润性小叶癌超声图像（2）

A. 左侧乳腺10点方向见低回声肿块，大小1.5cm×1.7cm，形态不规则，非平行位生长，边缘成角；B. 肿块内部及周边未见血流信号

【乳腺X线摄影检查】

左侧乳腺内上象限、外上象限腺体结构紊乱，恶性占位待排除（图7-4-6）。

【MRI平扫+增强检查】

（1）左侧乳腺多发占位，考虑恶性肿瘤（图7-4-7）。

（2）左侧腋窝淋巴结肿大，不能排除转移。

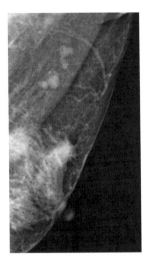

图 7-4-6　左侧乳腺浸润性小叶癌 X 线摄影

左侧乳腺内上象限、外上象限结构紊乱，见不对称团片状高密度影，内见少许点状钙化影

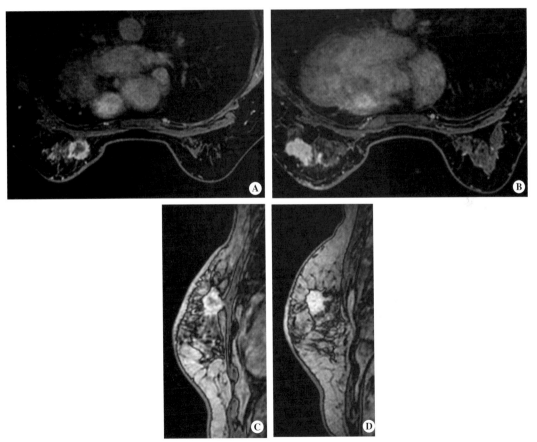

图 7-4-7　左侧乳腺浸润性小叶癌 MRI

左侧乳腺内上象限（A、C）及外上象限（B、D）各见一异常信号灶，边缘见毛刺，增强呈不均匀强化

【病理诊断】

（左侧乳腺＋腋窝淋巴结）乳腺浸润性小叶癌，有 2 处病灶，大小分别为 2.4cm×

1.8cm×1.5cm、2.0cm×1.5cm×1.8cm。送检淋巴结见癌转移，具体为前哨淋巴结 0/4，腋窝淋巴结 4/24（4 枚均为宏转移）。

【解析】

本例患者为老年女性，病灶形态不规则，周围可见高回声晕，边缘成角，符合乳腺浸润性癌的声像图改变。本病例具有多病灶、少钙化、血流信号不丰富的特征，属于较典型的肿块型浸润性小叶癌。

病例二

患者，女，40 岁，发现右侧乳腺肿物 26 天。

【超声检查】

右侧乳腺 10 点方向见低回声肿块（BI-RADS 4C 类，图 7-4-8）。

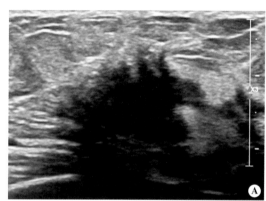
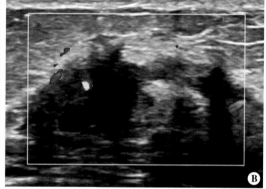

图 7-4-8　右侧乳腺浸润性小叶癌超声图像

A. 右侧乳腺 10 点方向见低回声肿块，大小 1.9cm×1.3cm，形态不规则，边缘成角，呈毛刺样改变，并可见周围结构扭曲，后方回声衰减；B. 肿块内可见少量血流信号

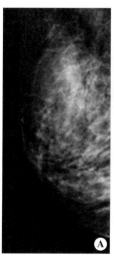
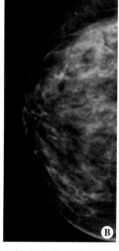

图 7-4-9　右侧乳腺浸润性小叶癌 X 线摄影

MLO 位（A）、CC 位（B）显示右侧乳腺外上象限结构紊乱，见不规则斑片状影，界限部分尚清，右侧腋下见增大淋巴结

【乳腺 X 线摄影检查】

右侧乳腺占位性病变，考虑恶性肿瘤（图 7-4-9）。

【MRI 平扫＋增强检查】

（1）右侧乳腺外上象限肿块（BI-RADS 5 类，图 7-4-10）。

（2）右侧腋窝淋巴结肿大。

【病理诊断】

（右侧乳腺）浸润性小叶癌，大小 2.6cm×2cm×1.8cm。淋巴未见转移。

【解析】

本病例为中青年女性，超声检查发现乳腺回声不均匀，在这基础上出现边缘模糊、形态

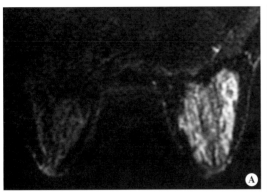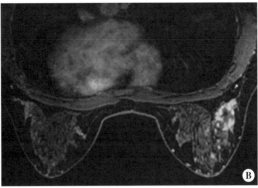

图 7-4-10 右侧乳腺浸润性小叶癌 MRI

DWI 序列（A）、T₁WI 增强序列（B）显示右侧乳腺外上象限可见多发不规则形肿块，最大者边缘不光滑，不均匀强化，周围可见子灶

不规则且血流信号不丰富的低回声肿块，易误诊为腺病。乳腺浸润性小叶癌病灶通常也呈低回声，边缘模糊不清，形态不规则，无钙化，血流信号不丰富，两者鉴别有一定困难。浸润性小叶癌病灶与腺病鉴别点在于前者内部回声更低，有高回声晕，后方回声衰减。

病例三

患者，女，49 岁，发现左侧乳腺肿物 2 年余。

【超声检查】

（1）左侧乳腺见低回声肿块（BI-RADS 5 类，图 7-4-11A、B）。

（2）左侧腋窝淋巴结、锁骨上淋巴结肿大，考虑淋巴结转移（图 7-4-11C～E）。

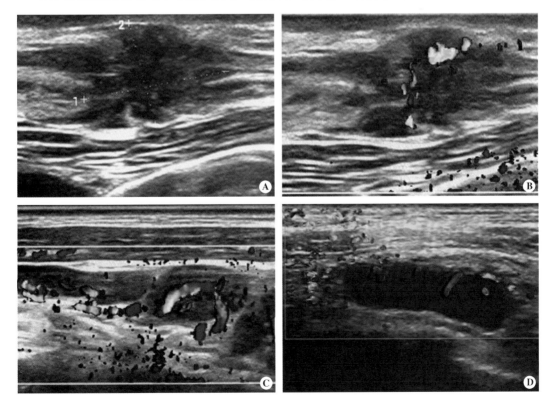

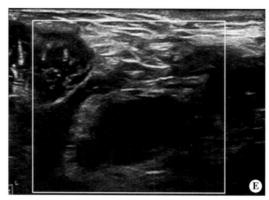

图 7-4-11　左侧乳腺浸润性小叶癌超声图像

A、B. 左侧乳腺 6 点方向见低回声肿块，大小 1.5cm×1.0cm，形态不规则，边缘成角、毛刺，肿块内见较丰富血流信号；
C～E. 左侧锁骨上、锁骨下、腋窝异常形态淋巴结，实质增厚，淋巴门受压或消失

【乳腺 X 线摄影检查】

左侧乳腺肿块（BI-RADS 3 类，图 7-4-12）。

【MRI 平扫 + 增强检查】

（1）左侧乳腺内下象限占位（BI-RADS 5 类，图 7-4-13）。

（2）左侧腋窝多发淋巴结肿大。

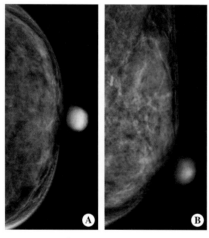

图 7-4-12　左侧乳腺浸润性小叶癌 X 线摄影
CC 位（A）、MLO 位（B）显示左侧乳腺内下
象限见一肿块影，大小 0.8cm×0.6cm，边界尚清

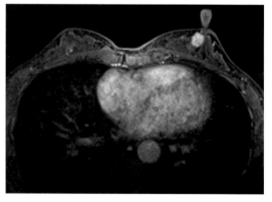

图 7-4-13　左侧乳腺浸润性小叶癌 MRI
左侧乳腺内下象限肿块状异常信号灶

【病理诊断】

（左侧乳腺）浸润性小叶癌，组织分级 Ⅰ 级，病灶大小 1.2cm×1.2cm×1cm，其内可见散在小叶原位癌。（左侧腋窝前哨淋巴结）未见淋巴结转移。

【解析】

较高的淋巴结转移率是浸润性小叶癌的重要特征。浸润性小叶癌癌细胞小，黏附力及凝聚力差，侵袭性强，更容易侵入脉管，穿透基底膜，进入淋巴道形成淋巴结转移。超声

检查对淋巴结转移的诊断具有较高的灵敏度，但存在一定假阳性，本病例存在腋窝及锁骨上多发淋巴结肿大，但术后病理检查未发现转移。

第五节　具有髓样癌特点的乳腺癌

具有髓样癌特点的乳腺癌（carcinoma with medullary feature of the breast）指伴有髓样癌特征的乳腺浸润性癌，2019 年 WHO 乳腺肿瘤分类将具有髓样癌特点的乳腺癌归入非特殊型乳腺浸润性癌。由于具有髓样癌特点的乳腺癌在临床表现、影像学特征及预后方面具有其特殊性，本书仍独立一节对其进行介绍。

一、病 理 表 现

具有髓样癌特点的乳腺癌大体病理上表现为边界清楚的结节状肿块，切面为灰白色、灰黄色甚至红褐色，较大肿瘤中央可出血坏死或囊性变。其病理特征如下：①膨胀性生长，界限较清楚；②组织学级别高，常呈合体细胞样生长；③常见坏死和丰富的淋巴细胞浸润；④部分患者有 *BRCA1* 基因突变。其分子分型多为基底样表型，且多属于三阴性乳腺癌中的免疫调节亚型（图 7-5-1）。

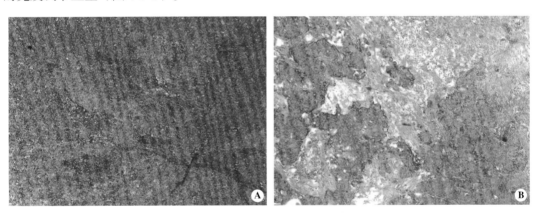

图 7-5-1　具有髓样癌特点的乳腺癌病理表现
A、B. 淋巴细胞、浆细胞浸润的间质内散在异型上皮细胞巢，上皮细胞呈合体细胞样

二、临 床 特 点

本病发病年龄平均为 50 岁，老年患者不多见。临床表现无特异性，多以乳腺触及肿块就诊，腋窝淋巴结转移率低，总体预后较好。

三、超 声 表 现

（1）形态：多呈膨胀性生长，形态趋圆，纵横比接近 1。

（2）边缘：无明显包膜，边缘不光整，可见微分叶状改变，但毛刺征少见。

（3）内部回声：多呈不均匀低回声或极低回声（图7-5-2），病灶较大时可伴出血、坏死或囊性变。

（4）后方回声：癌灶内癌细胞成分多，间质成分较少，多表现为后方回声增强或无改变。

（5）CDFI：内部血供丰富，血管走行杂乱扭曲，RI > 0.7。

（6）腋窝淋巴结：常伴有腋窝淋巴结肿大，但是转移较少见。

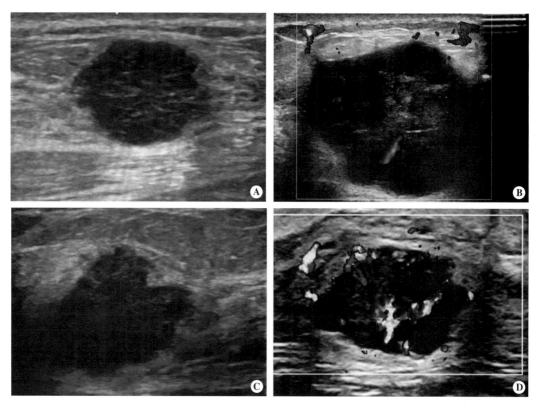

图 7-5-2 具有髓样癌特点的乳腺癌超声图像

A、B. 两个病灶均表现为不均匀低回声，呈类圆形，纵横比接近1，边缘呈微分叶状，后方回声增强；C、D. 两个病灶均表现为极低回声，纵横比接近1，边缘呈分叶状，后方回声增强，病灶内血流信号较丰富

四、其他影像学检查

1. 乳腺 X 线摄影检查 表现类似良性肿瘤，多呈边界清楚的圆形或类圆形肿块，边缘可见浸润或不同程度的分叶，毛刺状边缘少见，少有钙化。

2. MRI 检查 多呈边界清楚的圆形或类圆形肿块，肿块较大时中央可出现囊性变，MRI 平扫 T_1WI 多呈低信号，T_2WI 呈均匀的较高信号，动态增强扫描后早期时相呈较均匀强化，随时间延迟以边缘强化为著，表观弥散系数（ADC）值低，动态强度曲线多呈平台型或流出型。

五、鉴 别 诊 断

1. 乳腺纤维腺瘤 纤维腺瘤形态规则，边缘光整，可见包膜回声，病程较长者可出现钙化，血流信号相对不丰富。具有髓样癌特点的乳腺癌形态多不规则，边缘多不光整，无包膜，回声多低于纤维腺瘤，病灶大者内部可出现坏死、囊性变，血供较丰富，可出现腋窝淋巴结转移。

2. 乳腺浸润性导管癌 浸润性导管癌边缘呈浸润性生长，非平行位生长，内部钙化尤其微钙化多见，多伴有周围结构扭曲，后方回声衰减，内部血供丰富，以中央粗大血管为主。

3. 乳腺黏液癌 对于单纯型黏液癌，如果黏液量较少，声像图表现为实性肿块时，需与具有髓样癌特点的乳腺癌鉴别。但黏液癌的平均发病年龄较具有髓样癌特点的乳腺癌高，多见于绝经后妇女，鉴别困难时可行穿刺活检。

六、病 例 分 析

病例一

患者，女，37岁，发现右侧乳腺肿物2周，约"鸽蛋"大小。

【超声检查】

右侧乳腺低回声肿块，考虑纤维腺瘤（BI-RADS 4A类，图7-5-3）。

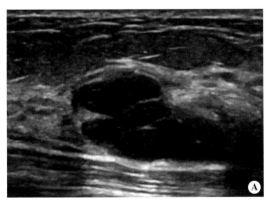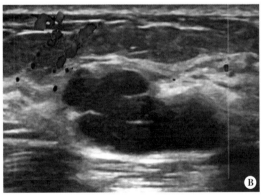

图7-5-3 右侧乳腺具有髓样癌特点的乳腺癌超声图像

A. 右侧乳腺11～12点方向见低回声肿块，大小2.1cm×1.6cm，形态不规则，呈分叶状，局部边缘模糊；B. 肿块内未见血流信号

【乳腺X线摄影检查】

右侧乳腺外上象限不对称斑片状影，考虑乳腺增生症（图7-5-4）。

【MRI平扫＋增强检查】

右侧乳腺异常信号肿块（BI-RADS 4C类，图7-5-5）。

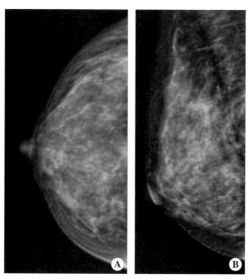

图 7-5-4　右侧乳腺具有髓样癌特点的乳腺癌 X 线摄影

A. CC 位，右侧乳腺腺体致密，呈增生改变；B. MLO 位，右侧乳腺外上象限见斑片状密度增高影

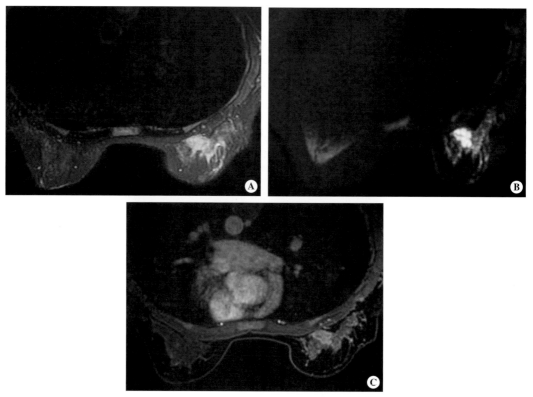

图 7-5-5　右侧乳腺具有髓样癌特点的乳腺癌 MRI

A. T$_2$WI 序列，右侧乳腺肿块呈高信号；B. DWI，肿块呈高信号；C. T$_1$WI 增强序列，肿块明显强化

【病理诊断】

（右侧乳腺＋腋窝淋巴结）具有髓样癌特点的乳腺癌，肿瘤大小 1.5cm×1.4cm×0.8cm。

右侧腋窝前哨淋巴结未见转移癌（0/2）。

【解析】

具有髓样癌特点的乳腺癌声像图表现与浸润性导管癌不同，前者多呈膨胀性生长，毛刺征少见，后方常可见回声增强，淋巴结转移较少见。本例病灶未见明显血流信号，术前超声检查误诊为乳腺纤维腺瘤。纤维腺瘤多见于中青年女性，病灶形态较规则，边缘光整，两者鉴别困难时应进行超声引导下穿刺活检。

病例二

患者，女，54岁，发现左侧乳腺肿物1个月，最大径约3cm。

【超声检查】

左侧乳腺低回声肿块，考虑恶性肿瘤，叶状肿瘤不能排除（BI-RADS 4B类，图7-5-6）。

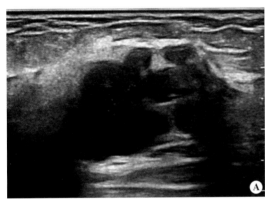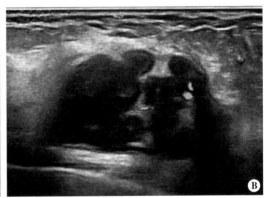

图7-5-6 左侧乳腺具有髓样癌特点的乳腺癌超声图像

A. 左侧乳腺低回声肿块，大小3.0cm×1.7cm×3.1cm，形态不规则，局部边缘模糊，内部回声不均匀；B. 肿块内见点状血流信号

【乳腺X线摄影检查】

左侧乳腺占位性病变（BI-RADS 4A类，图7-5-7）。

【MRI平扫＋增强检查】

左侧乳腺外上象限占位（BI-RADS 4B类，图7-5-8）。

【病理诊断】

（左侧乳腺＋腋窝淋巴结）具有髓样癌特点的乳腺癌，肿瘤大小3.0cm×2.5cm×1.9cm。左侧腋窝前哨淋巴结未见转移癌（0/2）。

【解析】

患者为54岁女性，为具有髓样癌特

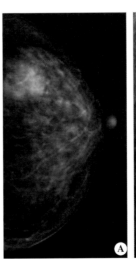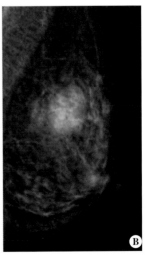

图7-5-7 左侧乳腺具有髓样癌特点的乳腺癌X线摄影

CC位（A）、MLO位（B）显示左侧乳腺外上象限高密度肿块影，形态不规则，边缘模糊

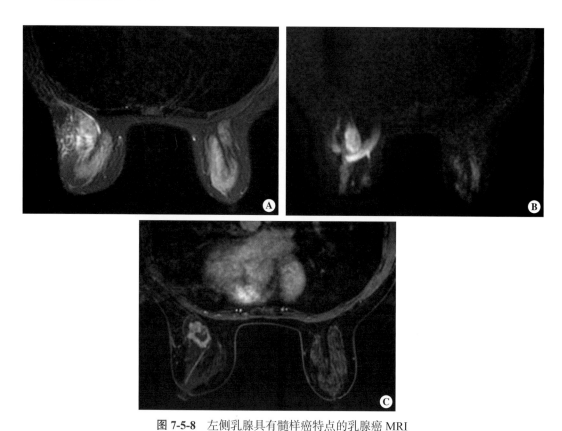

图 7-5-8 左侧乳腺具有髓样癌特点的乳腺癌 MRI

A. T~2~WI，左侧乳腺外上象限肿块呈不均匀稍高信号；B. DWI，肿块呈高信号；C. 增强序列，肿块呈环形强化

点的乳腺癌的高发年龄，其声像学表现存在一定恶性征象，如形态不规则，但又缺乏典型乳腺浸润性癌边缘不光整、成角、毛刺，成簇细钙化，后方回声衰减，血供丰富，淋巴结转移等征象。术前超声检查考虑为恶性肿瘤，不能排除叶状肿瘤。乳腺叶状肿瘤体积多较大，最大径常大于 3cm，可呈类圆形或分叶状，后方回声增强，血流信号丰富程度不一，与本病灶有一定相似之处。

病例三

患者，女，68 岁，发现左侧乳腺肿物 1 个月。

【超声检查】

（1）左侧乳腺外上象限见低回声肿块（BI-RADS 4C 类，图 7-5-9）。

（2）左侧腋窝淋巴结肿大。

【乳腺 X 线摄影检查】

左侧乳腺占位性病变（BI-RADS 4B 类，图 7-5-10）。

【MRI 平扫＋增强检查】

左侧乳腺外上象限肿块影（BI-RADS 4C 类，图 7-5-11）。

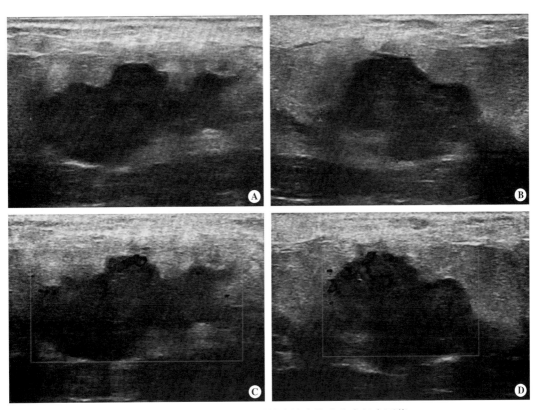

图 7-5-9　左侧乳腺具有髓样癌特点的乳腺癌超声图像

A、B. 左侧乳腺外上象限低回声肿块，大小 4.6cm×2.2cm×3.4cm，长轴及短轴切面均可见肿块形态不规则、边缘模糊、成角；

C、D. 肿块周边见较丰富血流信号

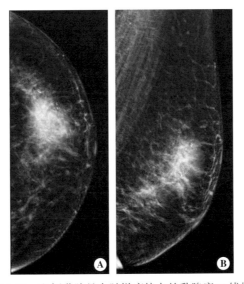

图 7-5-10　左侧乳腺具有髓样癌特点的乳腺癌 X 线摄影

CC 位（A）、MLO 位（B）显示左侧乳腺外上象限高密度肿块影，形态不规则，边缘模糊，内见钙化

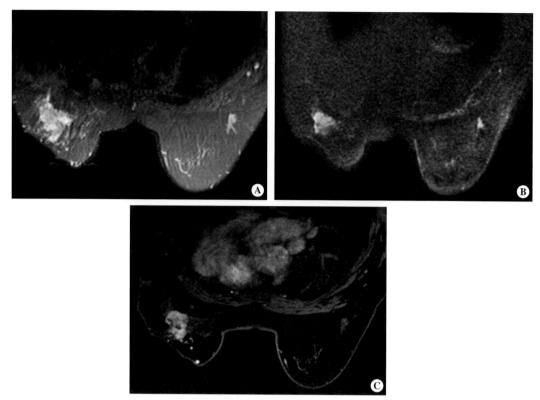

图 7-5-11　左侧乳腺具有髓样癌特点的乳腺癌 MRI

A. T_2WI 序列，左侧乳腺外上象限片状高信号；B. DWI，高信号；C. 增强序列，左侧乳腺肿物明显强化

【病理诊断】

（左侧乳腺＋腋窝淋巴结）具有髓样癌特点的乳腺癌，病灶大小 3.5cm×3.0cm×2.0cm。淋巴结未见转移。

【解析】

本例患者为老年女性，其乳腺声像学表现具有比较典型的乳腺癌特征，包括形态不规则，呈分叶状，边缘不光整，成角，周边见较丰富血流信号等。术前超声检查 BI-RADS 分类为 4C 类，考虑恶性肿瘤，但是超声检查难以区分具有髓样癌特点的乳腺癌与乳腺浸润性导管癌。2019 年 WHO 乳腺肿瘤分类已经将具有髓样癌特点的乳腺癌归入乳腺浸润性癌非特殊型，超声检查的主要目的为初步判断病灶的良恶性，为临床下一步诊疗提供依据，而具体肿瘤的病理性质判读则属于病理科工作范畴。

第六节　乳腺黏液癌

乳腺黏液癌（mucinous carcinoma of the breast）因肿瘤组织内含有多量黏液而得名，为特殊类型的乳腺癌，常见于 60 岁以上绝经女性，是一种较少发生转移且预后较好的乳腺癌。

一、病理表现

乳腺黏液癌可分为单纯型和混合型，其中单纯型为黏液癌成分占 90% 以上，即所有的肿瘤细胞均被细胞外黏液所包围（图 7-6-1）。混合型为黏液癌成分不少于肿瘤的 1/3，其他癌成分包括浸润性导管癌及小叶癌等。单纯型黏液癌预后好于混合型。

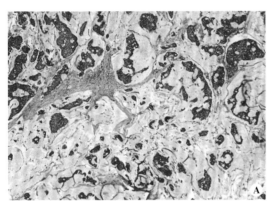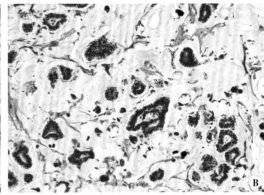

图 7-6-1　乳腺黏液癌病理表现

A. 成簇或成片的肿瘤细胞悬浮于丰富的细胞外黏蛋白中；B. 肿瘤由紧密的桑葚样上皮簇和环状结构组成，肿瘤细胞漂浮在丰富的细胞外黏蛋白中

二、临床特点

乳腺黏液癌为无痛性乳腺肿块，触诊质软，多呈膨胀式缓慢向外生长，体积较大，有报道肿瘤直径可达 20cm，界限较清楚，少见淋巴结转移，常被误认为良性病变。

三、超声表现

1. 单纯型黏液癌

（1）多呈膨胀性生长，形态规则，部分可见浅分叶，平行位生长，多数病灶边缘光整，部分病灶局部边缘模糊。

（2）病灶内黏液含量不同，回声模式也不同，病灶较小时，内部回声可为实性不均质低回声或等回声，随着病灶内黏液增多，逐渐出现裂纹样无回声、蜂窝状或大片状无回声。

（3）超半数病灶伴有后方回声增强。

（4）病灶内部和周边可检测到不同程度的血流信号，无特征性（图 7-6-2）。

2. 混合型黏液癌

（1）本型较单纯型黏液癌更具有浸润性癌声像学特点，部分可伴有微钙化，也可伴有同侧腋窝淋巴结肿大。

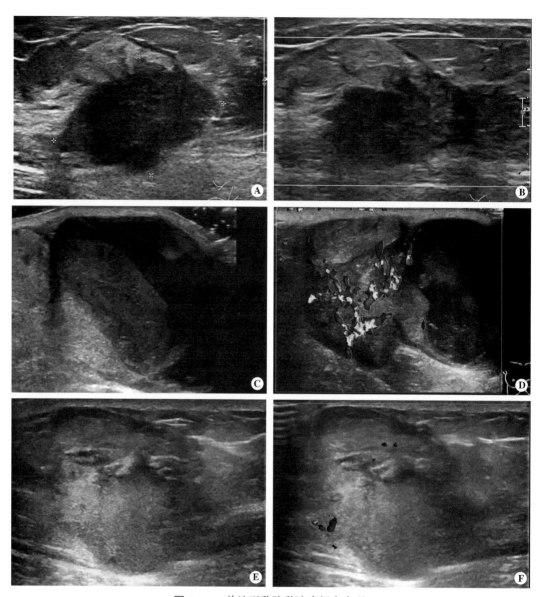

图 7-6-2 单纯型乳腺黏液癌超声表现

A、B. 左侧乳腺内低回声肿块，边缘可见浅分叶，血流信号稀少；C、D. 左侧乳腺内囊实性肿块，形态不规则，边缘尚光整，内见大片黏液湖无回声区，实性部分呈近等回声，血流信号丰富；E、F. 乳腺内高回声肿块，形态不规则，边缘模糊，内见特征性裂隙状无回声区，后方回声增强，可见少量点状血流信号

（2）病灶多表现为形态不规则的低回声区，纵横比接近 1，边缘模糊。

（3）后方回声可衰减、增强或呈混合性改变。

（4）部分病灶内血供丰富，分布杂乱（图 7-6-3）。

四、其他影像学检查

1. 乳腺 X 线摄影检查 肿瘤以黏液成分为主者边缘多光整，而以肿瘤细胞为主者边缘较模糊。单纯型黏液癌表现为圆形、椭圆形或分叶状低到高密度肿块，边缘光整。混合型黏液癌的特征是浸润性生长，肿块周边导管增粗，结构紊乱，也可伴有周围结构扭曲。

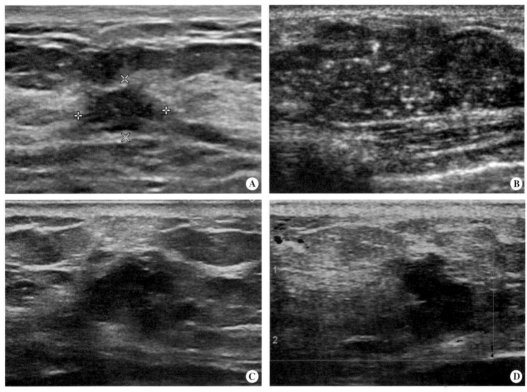

图 7-6-3 混合型乳腺黏液癌 X 线摄影

A. 混合型黏液癌，其中浸润性乳头状癌 40%、黏液癌乳头亚型 40%，乳腺内见低回声肿块，边缘毛刺、成角；B. 中高级别导管原位癌伴黏液癌，伴微乳头结构，乳腺内低回声肿块，边缘模糊，内部回声不均匀，并见大量点状强回声；C、D. 乳腺黏液癌伴中级别导管原位癌，乳腺内低回声肿块，形态不规则，边缘模糊、分叶，局部见无回声区，未见血流信号

2. MRI 检查 多为不规则形或分叶状肿块，部分为类圆形或椭圆形，轮廓清晰，周围浸润少，平扫信号不均，T_1WI 多表现为低信号，T_2WI 表现为明显高信号。动态增强扫描病灶多以不均匀或环形强化为主，肿块呈渐进性向中央填充强化，强化曲线呈平台型或者流出型。

五、鉴 别 诊 断

1. 乳腺纤维腺瘤 单纯型黏液癌多呈椭圆形或分叶状，边缘光整，有时与纤维腺瘤鉴别较困难。两者主要鉴别点如下：①黏液癌多见于绝经后妇女，而纤维腺瘤多见于 30 岁以下的年轻女性；②黏液癌无包膜，局部边缘模糊不清，而纤维腺瘤可见纤细光滑的包膜回声；③黏液癌内部回声不均匀，可见液性区或呈条状高回声与低回声相间、排列紊乱的不均匀区，纤维腺瘤大多内部回声均匀。

2. 乳腺脂肪瘤 黏液癌表现为等回声、边缘光整，触诊质软时，须与脂肪瘤鉴别。脂肪瘤边缘光整，可见包膜，内部回声与周围脂肪相似或高于周围脂肪组织，回声较均匀，与黏液癌内部回声杂乱不同。脂肪瘤内部一般无血流信号或者仅有少量点状、条状血流信号，也与黏液癌不同。

六、病 例 分 析

病例一

患者，女，37岁，发现乳腺肿块3个月。

【超声检查】

右侧乳腺低回声肿块，考虑纤维腺瘤（BI-RADS 3类，图 7-6-4）。

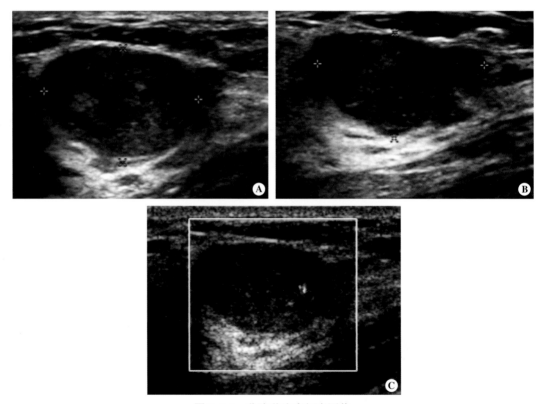

图 7-6-4 乳腺黏液癌超声图像

A. 右侧乳腺内低回声肿块，大小 1.9cm×1.2cm，形态规则、边缘光整；B. 变换扫描角度，病灶局部边缘模糊、成角；C. 肿块内见点状血流信号

【病理诊断】

（右侧）乳腺浸润性癌，结合免疫组化符合黏液癌。

【解析】

肿瘤边缘清晰是单纯型黏液腺癌的超声特征，这可能是由于肿瘤内部含有大量的黏液，推挤周边的纤维结缔组织，形成包膜样回声。黏液癌后方回声增强是其另一声像学特征，与肿瘤内部含有较多的黏液有关。部分黏液癌形态规则、边缘光整、后方回声增强，声像图上不易与纤维腺瘤鉴别。

本病例为年轻女性，为乳腺纤维腺瘤好发年龄，病灶边缘光整，内部回声均匀，后方回声增强，超声检查误诊为纤维腺瘤。超声检查时应多角度扫查，观察全部病灶边缘特征，以减少误诊。

病例二

患者，女，68岁，发现左侧乳腺肿物1个月。

【超声检查】

左侧乳腺见低回声肿块（BI-RADS 4C类，图7-6-5）。

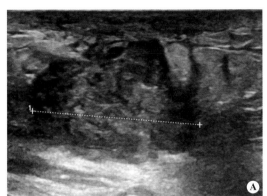
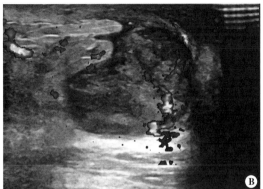
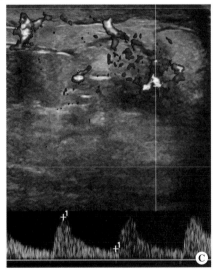

图 7-6-5 左侧乳腺黏液癌超声图像

A.左侧乳晕区8~2点方向见低回声肿块，大小2.8cm×2.2cm×2.8cm，形态不规则，局部边缘成角，内部回声不均匀，后方回声稍增强；B.肿块内见丰富血流信号；C.脉冲多普勒（PW）显示动脉型流速曲线，RI=0.74

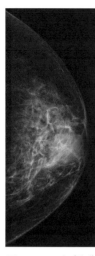

图 7-6-6 左侧乳腺黏液癌 X 线摄影CC 位，中央区见一团状密度增高影，形态尚规则，边缘尚清晰

【乳腺 X 线摄影检查】

左侧乳腺中央区穿刺术后，局部腺体结构紊乱，见不对称团片状密度增高影（图 7-6-6）。

【MRI 平扫＋增强检查】

左侧乳腺乳晕后区富血供肿块，乳晕区皮肤增厚，乳头稍凹陷（BI-RADS 5 类，图 7-6-7）。

【病理诊断】

（左侧乳腺）乳腺伴有黏液分泌的浸润性癌，大小 2.8cm×2.8cm，组织学分级Ⅱ级。送检"前哨淋巴结"1 枚，未见转移。

【解析】

本例患者为老年女性，为乳腺黏液癌的高发年龄，病灶超声表现为不规则低回声肿块，边缘成角，血供丰富，为较典型的乳腺癌声像学表现。术后病理诊断为乳腺伴有黏液分泌的浸润性癌，为混合型黏液癌，其超声表现比单纯型黏液癌更具有浸润性癌的声像学特点。

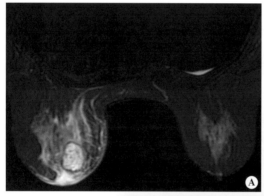
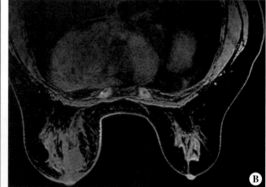
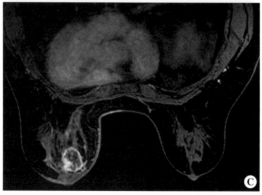

图 7-6-7 左侧乳腺黏液癌 MRI

A. T_2WI 序列，左侧乳腺乳晕区皮肤增厚呈高信号，乳晕区后方见近圆形高信号灶；B. T_1WI 序列，左侧乳腺病灶呈稍低信号；

C. T_1WI 增强序列，病灶呈环形明显强化

病例三

患者，女，63 岁，发现右侧乳腺肿物 3 天，约"花生米"大小。

【超声检查】

右侧乳腺低回声肿块（BI-RADS 4B 类，图 7-6-8）。

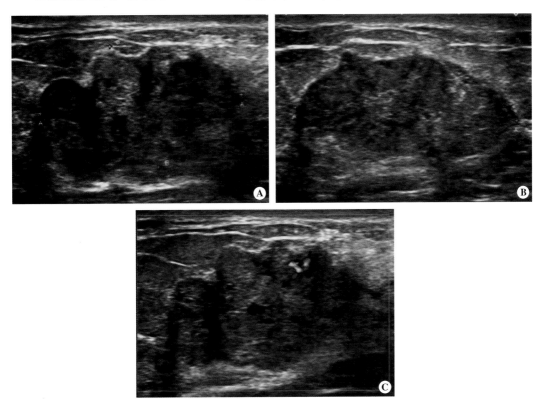

图 7-6-8　右侧乳腺黏液癌超声图像

A、B. 右侧乳腺 3 点方向见一低回声不均肿块，大小 3.9cm×3.4cm×2.2cm，形态不规则，局部边缘模糊，内部回声不均匀；C.病灶内见少量血流信号

【乳腺 X 线摄影检查】

右侧乳腺内下象限占位性病变（BI-RADS 4B 类，图 7-6-9）。

【病理诊断】

（右侧乳腺）乳腺黏液癌（富于细胞型），大小 3.0cm×2.5cm×2.5cm。右侧腋窝前哨淋巴结未见转移（0/5）。

【解析】

本例病灶的声像学表现介于良恶性之间，BI-RADS 分类为 4B 类，但患者为老年女性，病史较短，应高度怀疑恶性的可能。单纯型乳腺黏液癌肿块体积较大，但淋巴结转移少见，预后相对较好。

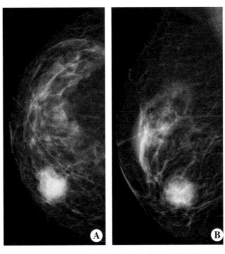

图 7-6-9　右侧乳腺黏液癌 X 线摄影

CC 位（A）、MLO 位（B）显示右侧乳腺内下象限密度增高影，边缘见分叶

第七节　乳腺神经内分泌癌

乳腺神经内分泌癌（neuroendocrine carcinoma，NEC）是一种较罕见的浸润性癌，仅占乳腺癌的 2%～5%，好发于 60～70 岁的绝经后女性，平均发病年龄较浸润性导管癌大 10 岁。

一、病理表现

神经内分泌癌是一种高级别浸润性癌，大体质硬，伴有黏液时质地较软；依据细胞类型、组织学分级、细胞分化程度及产生黏液情况可将其分为不同的亚型。其中，实体型多见，以膨胀性生长为主，呈实性巢状或腺泡状分布，肿块界限清晰，癌巢边缘可见"假包膜"；部分呈浸润性生长，与周围组织分界欠清，以小细胞型多见（图 7-7-1）。

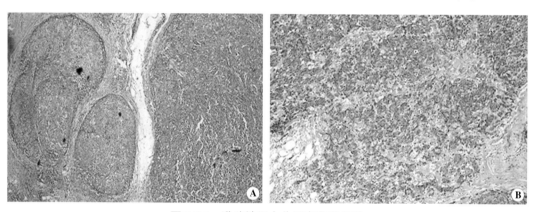

图 7-7-1　乳腺神经内分泌癌病理表现
A.癌组织呈膨胀性生长，肿块大部分界限清晰，癌巢边缘可见纤维组织反应形成的"假包膜"；B.癌组织呈浸润性生长，部分区域边界欠清，肿瘤细胞向周围组织浸润

二、临床特点

临床表现缺乏特异性，多数患者以发现乳腺肿块就诊。触诊多为质硬的孤立性无痛性肿块，可单灶或多灶，伴或不伴腋窝淋巴结肿大，部分可伴皮肤红斑、乳头溢血，偶可伴有促肾上腺皮质激素、去甲肾上腺素、降钙素等激素分泌过多的相关临床表现。预后较差，因为神经内分泌分化本身就是一个独立的不良预后因素。

三、超声表现

乳腺神经内分泌癌声像图缺乏特征性表现，可有以下表现（图 7-7-2、图 7-7-3）。

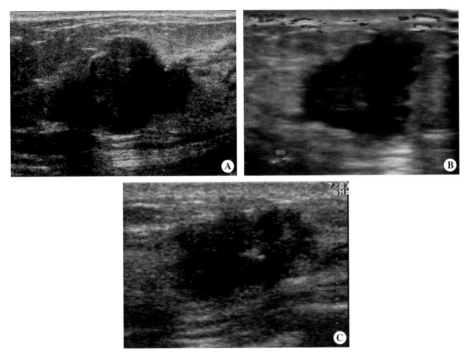

图 7-7-2 乳腺神经内分泌癌超声表现（1）

A.乳腺内低回声肿块，形态不规则，呈分叶状，后方回声增强；B.乳腺内低回声肿块，形态不规则，边缘成角与微分叶，可见少量点状血流信号；C.乳腺内低回声肿块，形态不规则，边缘模糊、成角

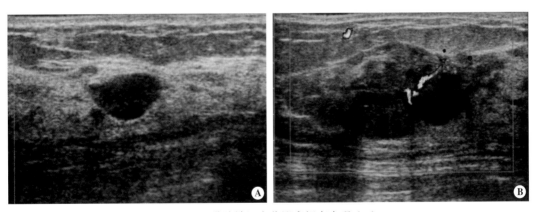

图 7-7-3 乳腺神经内分泌癌超声表现（2）

A.乳腺内低回声肿块，呈类椭圆形，边缘光整；B.乳腺内低回声肿块，局部边缘模糊，肿块内见条形血流信号

（1）多数呈不均质实性低回声肿块，形态不规则，后方回声增强或无变化。

（2）病灶多以膨胀性生长为主，大部分边缘光整，但缺乏包膜回声，部分可见不典型的成角、毛刺或微分叶；呈浸润性生长时，边缘可见明显的成角、毛刺征；病灶较小、边界清晰、边缘成角或毛刺征不明显时易误诊为良性。

（3）部分病灶内可见钙化灶；伴有黏液时，可出现无回声区。

（4）彩色多普勒超声显示肿块内血流信号丰富，多为Ⅱ～Ⅲ级。

四、其他影像学检查

1. 乳腺 X 线摄影检查 不伴钙化的类圆形肿块影及不规则致密影是乳腺神经内分泌癌最常见的 X 线表现。部分病灶边缘模糊或者不规则，少数病灶内可伴有钙化。

2. MRI 检查 多表现为单发的等信号卵圆形肿块，边缘多清晰，增强扫描呈明显均匀或不均匀肿块样强化，时间 - 信号强度曲线以流出型为主，部分为平台型。

五、鉴 别 诊 断

1. 乳腺良性病变 乳腺神经内分泌癌呈膨胀性生长时，需与纤维腺瘤或导管内乳头状瘤鉴别。纤维腺瘤多发生于青春期和育龄期女性，肿块边缘光整，形态规则或呈大分叶状，有完整的包膜回声，血流信号多为 0 ～ Ⅰ 级。导管内乳头状瘤多见于中年女性，可出现乳头溢液或溢血，声像图表现为导管增粗呈低回声或扩张的导管内见实性回声，多为 Ⅰ ～ Ⅱ 级血流信号。

2. 乳腺浸润性导管癌 乳腺神经内分泌癌呈膨胀性生长时超声多表现为边缘光整的实性肿块，后方回声增强或无变化，边缘无典型的毛刺、成角或仅出现短毛刺或微分叶。浸润性导管癌声像图则表现为病灶边缘出现典型的毛刺、成角及厚薄不均的高回声晕，后方回声衰减。乳腺神经内分泌癌呈浸润性生长时，两者不易鉴别。

六、病 例 分 析

病例一

患者，女，68 岁，发现右侧乳腺肿物 1 年，约"黄豆"大小，4 个月前肿物明显增大，达 8cm×6cm。

【超声检查】

（1）右侧乳腺低回声肿块，考虑交界性叶状肿瘤（BI-RADS 4B 类，图 7-7-4A ～ C）。

（2）右侧锁骨下淋巴结肿大（图 7-7-4D）。

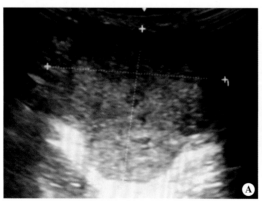
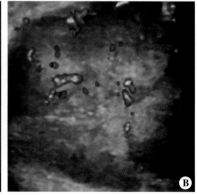

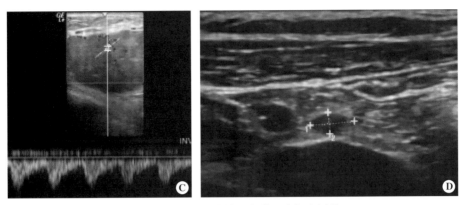

图 7-7-4 右侧乳腺神经内分泌癌超声图像

A. 右侧乳腺巨大中等回声肿块，大小 5.6cm×4.7cm×5.5cm，形态欠规则，边缘光整；B. 肿块内及周边见较丰富血流
信号；C. 动脉型流速曲线，RI=0.62；D. 右侧锁骨下见一淋巴结，大小 0.5cm×0.3cm，淋巴门消失

【 MRI 平扫 + 增强检查 】

右侧乳腺癌穿刺活检术后，请结合临床（图 7-7-5）。

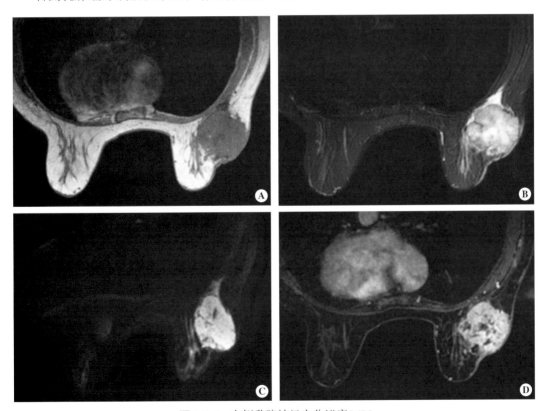

图 7-7-5 右侧乳腺神经内分泌癌 MRI

A. T_1WI 序列，右侧乳腺肿块呈低信号；B. T_2WI 序列，肿块呈不均匀高信号；C. DWI 序列，肿块呈稍高信号；D. T_1WI 增强序列，
明显不均匀强化

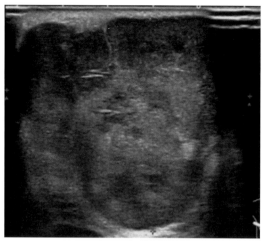

图 7-7-6　右侧乳腺神经内分泌癌第 1 周期化疗后复查

肿块大小 5.4cm×4.6cm，无明显变化

【诊疗经过】

由于肿瘤较大，为局部晚期，临床上采用新辅助化疗，期间多次复查超声（图 7-7-6 ～图 7-7-8）。化疗 8 周期后，行右侧腋窝前哨淋巴结探查活检＋根治性右侧乳腺全切术。

【病理诊断】

穿刺病理：（右侧乳腺肿物）乳腺癌伴神经内分泌分化的浸润性癌，组织学分级Ⅲ级。

术后病理：（右侧乳腺）镜下见少量癌残留，结合临床病史，呈化疗后反应（MP-4级），送检前哨淋巴结（0/6）未见转移。

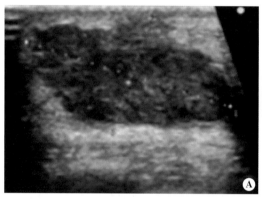
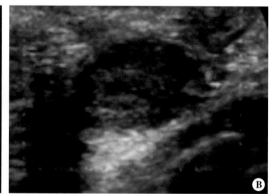

图 7-7-7　右侧乳腺神经内分泌癌第 2 ～ 5 周期化疗后复查

A. 更改方案行第 2 ～ 5 个周期化疗后复查，肿块大小 3.1cm×1.8cm，较前明显减小；B. 病灶未见血流信号

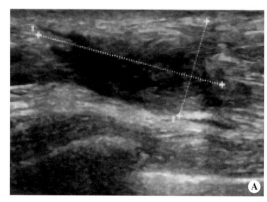
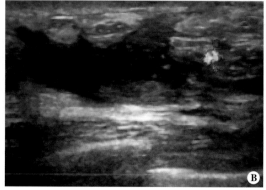

图 7-7-8　右侧乳腺神经内分泌癌第 8 周期化疗后复查

A. 第 8 个周期化疗结束后术前复查，肿块大小 2.9cm×1.4cm，呈片状低回声；B. 病灶可见点状血流信号

【解析】

本病例为老年女性，超声检查显示右侧乳腺肿块，大小 5.6cm×4.7cm×5.5cm，呈分叶状，边缘未见毛刺、成角，肿块内可见较丰富血流信号，符合神经内分泌癌膨胀性生长的声像学特征。本病需与叶状肿瘤鉴别。叶状肿瘤好发于中青年女性，交界性、恶性者也可表现为形态不规则、呈分叶状，血流信号丰富，术前鉴别较困难。

病例二

患者，女，62 岁，发现右侧乳腺肿物 3 个月。

【超声检查】

右侧乳腺见低回声肿块（BI-RADS 5 类，图 7-7-9）。

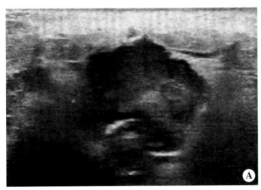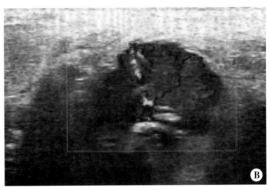

图 7-7-9 右侧乳腺神经内分泌癌超声图像

A. 右侧乳腺外上象限见低回声肿块，大小 2.9cm×3.1cm，形态不规则，非平行位生长，边缘不光整，内部回声不均匀，可见强回声；B. 肿块内部见丰富血流信号

【乳腺 X 线摄影检查】

右侧乳腺占位（BI-RADS 4C 类，图 7-7-10）。

【MRI 平扫＋增强检查】

右侧乳腺外上象限占位，考虑恶性肿瘤（图 7-7-11）。

【病理诊断】

（右侧乳腺）伴神经内分泌特征的乳腺癌，肿瘤大小 2.2cm×1.7cm×1.5cm，肿瘤周围纤维组织增生伴玻璃样变性及局灶钙化。前哨淋巴结未见转移。

【解析】

本例患者为老年女性，乳腺病灶声像学表现为形态不规则的实性低回声肿块，非平行位生长，边缘不光整，伴钙化，血供丰富，具有典型恶性乳腺病变的声像学表现，超声 BI-RADS 分类为 5 类，

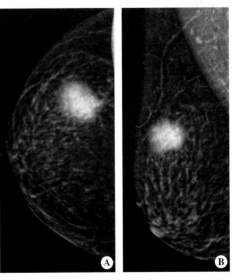

图 7-7-10 右侧乳腺神经内分泌癌 X 线摄影

CC 位（A）、MLO 位（B）显示右侧乳腺外上象限高密度肿块影，边缘毛糙、呈分叶状，局部见成簇颗粒状钙化影，邻近血管影增粗

但超声难以区分乳腺神经内分泌癌与非特殊型浸润性癌。

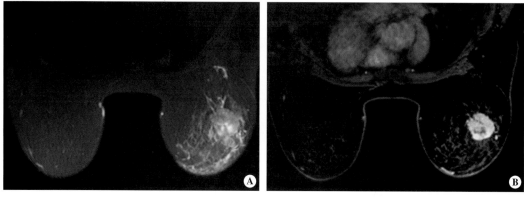

图 7-7-11　乳腺神经内分泌癌 MRI

A. T_2WI 序列，右侧乳腺不均匀高信号灶，边缘不规则，周边见毛刺及斑片状高信号；B. T_1WI 增强，病灶明显强化

病例三

患者，女，38 岁，发现右侧乳腺肿物 10 天。

【超声检查】

右侧乳腺见低回声肿块（BI-RADS 4C 类，图 7-7-12）。

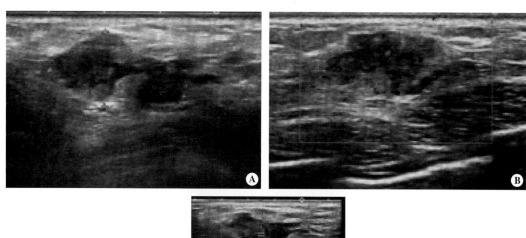

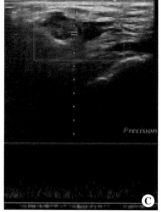

图 7-7-12　右侧乳腺神经内分泌癌超声图像

A. 右侧乳腺见低回声肿块，大小 2.5cm×1.3cm，形态不规则，边缘模糊，内部回声不均匀；B. 肿块内见较丰富的血流信号；
C. 动脉型流速曲线

【乳腺 X 线摄影检查】

右侧乳腺肿物穿刺术后改变,请结合临床(图 7-7-13)。

【病理诊断】

(右侧乳腺)乳腺神经内分泌癌,肿瘤大小 2.2cm×2.1cm×1.3cm。乳头及皮肤未见肿瘤。右侧前哨淋巴结 6 枚,其中 1 枚经常规深切片 HE 染色见转移癌(微转移)。

【解析】

本例病灶形态不规则,边缘模糊,内部回声不均匀,血流信号较丰富,首先应考虑为乳腺癌。乳腺神经内分泌癌的预后较差,术前超声检查未发现明显腋窝淋巴结转移,但术后病理检查发现淋巴结微转移。皮下注射微泡造影剂进行前哨淋巴结超声造影有助于提高超声诊断的阳性率与准确性。

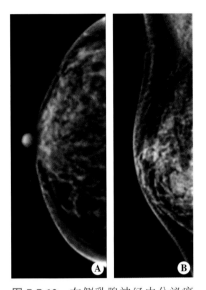

图 7-7-13　右侧乳腺神经内分泌癌 X 线摄影

CC 位(A)、MLO 位(B)显示右侧乳腺局部腺体结构紊乱,皮下层欠清,呈穿刺术后改变

第八节　乳腺化生性癌

乳腺化生性癌(metaplastic carcinoma,MC)是一种罕见的低分化乳腺癌,占所有乳腺浸润性癌的 0.06% ~ 1%,常发生于绝经后女性。肿瘤体积较大,组织学分级较高,且具有异质性,易转移、易复发,通常就诊时已处于肿瘤晚期,预后差。

一、病　理　表　现

肿瘤上皮细胞具有向鳞状上皮细胞、梭形细胞及其他间质细胞分化的能力。最常见的类型是鳞状细胞癌,其次是梭形细胞癌。除纤维瘤样化生性癌和低级别腺鳞癌外,其他化生性癌均具有侵袭性和化疗耐药性,并且具有较高的转移倾向(图 7-8-1)。

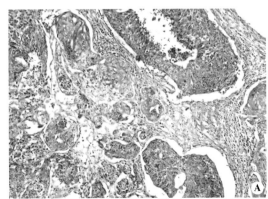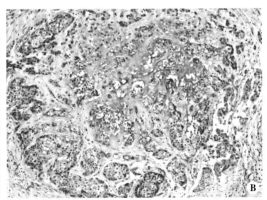

图 7-8-1　乳腺化生性癌病理表现

A. 化生性癌(鳞状细胞癌),上皮细胞呈鳞状细胞形态,见鳞状角化珠;B. 化生性癌伴软骨分化,软骨样间质与癌混合组成

二、临床特点

本病多发生于 50～60 岁女性，通常表现为可触及的乳房大肿块，生长迅速，以血行转移为主，常发生肺转移和骨转移，较少累及腋窝淋巴结。除低级别腺鳞癌、纤维瘤样化生性癌外，其他类型化生性癌一般具有高侵袭性，复发风险较高，预后较差。分子分型通常为三阴性乳腺癌。

三、超声表现

不同分化程度化生性癌的声像图表现呈多样化。多数病灶体积大（＞3cm）；病灶呈片状不规则低回声，或呈圆形或椭圆形、分叶状；周边缺乏高回声晕，边缘表现为短小毛刺或局部成角；内部回声不均匀，部分有囊性成分；后方回声增强，伴骨化生的癌，病灶内可出现钙化影，后方伴声影；大部分病灶可显示Ⅱ～Ⅲ级血流信号（图 7-8-2～图 7-8-5）。

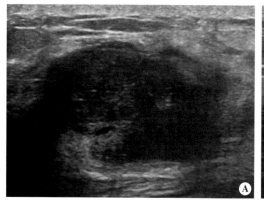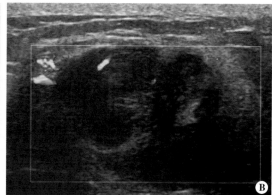

图 7-8-2　以梭形细胞为主的乳腺化生性癌超声表现
A. 左侧乳腺见低回声肿块，呈分叶状，局部边缘模糊；B. 病灶内见少量点状血流信号

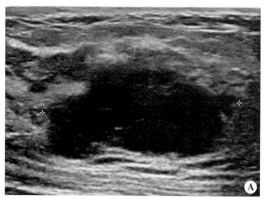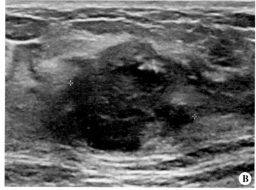

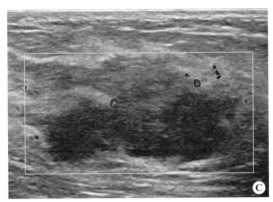

图 7-8-3 伴软骨分化的乳腺化生性癌超声表现

A、B.左侧乳腺外上象限见低回声肿块，近椭圆形，边缘成角；C.病灶内见少量点状血流信号

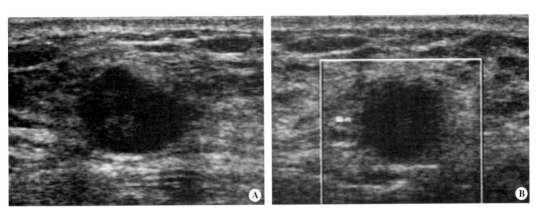

图 7-8-4 乳腺纤维瘤样化生性癌超声表现

A.右侧乳腺 9 点方向见低回声肿块，类圆形，边缘模糊；B.肿块内未见血流信号

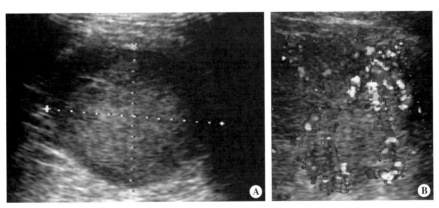

图 7-8-5 乳腺化生性癌（中分化鳞状细胞癌）超声表现

A.右侧乳腺外上象限见中等回声肿块，类圆形，边缘尚光整；B.肿块内血流信号丰富

边缘毛刺、病灶内部微钙化及后方回声衰减等恶性乳腺肿瘤的常见特征在化生性癌中并不常见，多数病例如梭形细胞癌等低度恶性化生性癌表现为良性肿瘤的特征，而低分化鳞状细胞化生性癌声像图表现与乳腺浸润性导管癌类似。

四、其他影像学检查

1. 乳腺 X 线摄影检查　乳腺化生性癌 X 线摄影主要表现为形状不规则，呈分叶状或呈椭圆形，边界清晰的高密度肿块，部分病灶可见边缘毛刺，少部分病灶伴有微钙化。

2. MRI 检查　T_1WI 序列病灶信号强度通常为等信号或低信号，T_2WI 可见高信号、低信号或等信号，其信号强度与病灶内部是否坏死及坏死程度有关，坏死程度越高，T_2WI 信号越高。增强扫描多呈边缘环形强化或不均匀强化，坏死部分不强化，少数呈均匀强化，强化曲线多为 II 型或者 III 型曲线。

五、鉴 别 诊 断

由于化生性癌病理表现的复杂性，部分病灶呈现良性肿瘤的影像学改变，因此化生性癌不仅需与乳腺恶性肿瘤鉴别，还需与一些良性肿瘤鉴别。

1. 乳腺浸润性导管癌　恶性程度高的化生性癌与一般类型乳腺浸润性癌很难区分，但是化生性癌较少累及腋窝淋巴结，主要表现为肿块短期内迅速增大。

2. 乳腺黏液癌　临床上以绝经后妇女多见，较一般乳腺癌病程长，瘤体生长缓慢且体积大，多呈膨胀性生长，边缘多光整。而化生性癌病灶内部钙化少，病程短。

3. 乳腺纤维腺瘤　低度恶性的梭形细胞化生性癌有时与纤维腺瘤在影像学上较难鉴别，前者病灶周边未见包膜回声，且内部无钙化，无纤维分隔，有助于与纤维腺瘤鉴别。

六、病 例 分 析

病例一

患者，女，51 岁，发现左侧乳腺肿物 2 个月。

【超声检查】

左侧乳腺见低回声肿块（BI-RADS 4A 类，图 7-8-6）。

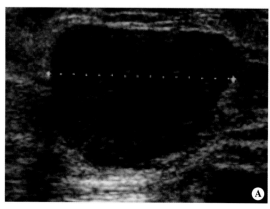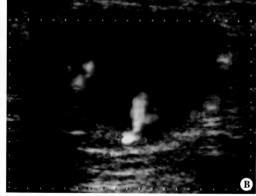

图 7-8-6　乳腺化生性癌（梭形细胞癌）超声图像

A. 左侧乳腺 9 点方向见低回声肿块，大小 2.1cm×1.6cm×2.3cm，边缘光整；B. 肿块见较丰富血流信号

【乳腺 X 线摄影检查】

左侧乳腺占位（BI-RADS 4C 类，图 7-8-7）。

【病理诊断】

（左侧）乳腺化生性癌伴小灶坏死（梭形细胞癌，病灶大小 3.5cm×2.5cm×1.8cm）。"左侧腋窝淋巴结" 0/21 未见转移癌。

【随访】

患者左侧乳腺化生性癌术后定期复查乳腺超声未见明显异常，术后第 3 年复查肺部 CT 提示左肺下叶新增结节灶（图 7-8-8），遂就诊笔者所在医院胸外科，予以全身麻醉下行 "左下肺楔形切除术"，术后病理提示 "（左下肺结节）肿瘤细胞呈梭形束状排列，结合临床病史与免疫组化结果，考虑乳腺化生性癌（梭形细胞癌）肺转移"。

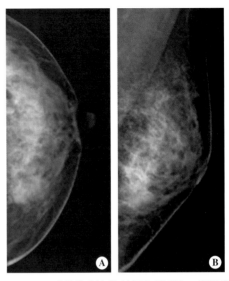

图 7-8-7 乳腺化生性癌（梭形细胞癌）X 线摄影
CC 位（A）、MLO 位（B）显示左侧乳腺散在斑点状钙化影，内下象限见不规则肿块影，边缘欠光整

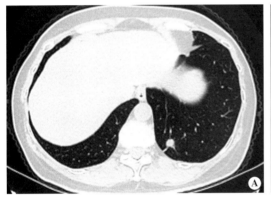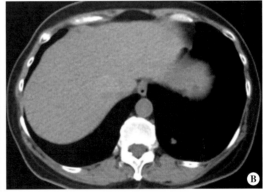

图 7-8-8 乳腺化生性癌肺转移
A. 肺窗显示左肺下叶后基底段条索灶旁见一结节影，大小 1.1cm×0.9cm，边缘分叶，见毛刺；B. 纵隔窗显示左下肺结节

【解析】

本例患者乳腺病灶表现为形态尚规则的低回声结节，边缘光整，无钙化，偏向良性病变，BI-RADS 分类为 4A 类，术后病理检查证实为乳腺化生性癌（梭形细胞癌）。梭形细胞癌为低度恶性的化生性癌，声像图表现具有良性肿瘤特征，但其仍具有高侵袭性，复发风险高，患者乳腺术后第 3 年发现肺部转移。

病例二

患者，女，49 岁，发现右侧乳腺巨大肿物 3 个月。

【超声检查】

（1）右侧乳腺见低回声肿块，考虑叶状肿瘤或恶性肿瘤可能（BI-RADS 4C 类，图 7-8-9A ～ D）。

（2）右侧腋窝淋巴结肿大（图 7-8-9E）。

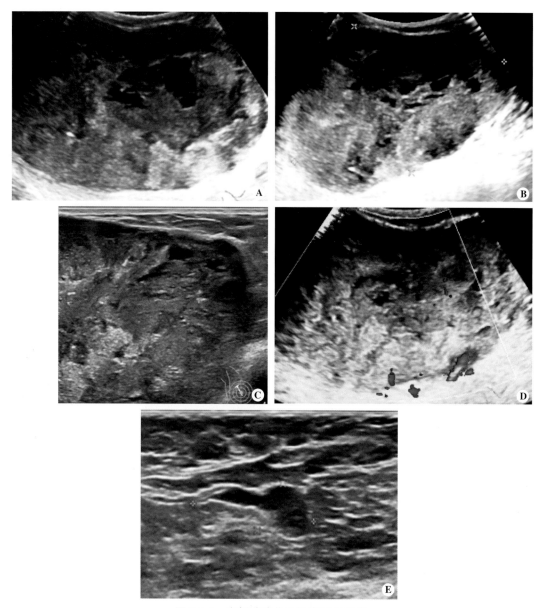

图 7-8-9　右侧乳腺化生性癌超声图像

A、B. 右侧乳腺巨大低回声肿块，大小 11.1cm×6.9cm，内部回声不均匀，可见不规则无回声区；C. 肿块边缘尚光整；D. 肿块周边及内部可见少量血流信号；E. 右侧腋窝淋巴结肿大，局部实质增厚，淋巴门可见

【乳腺 X 线摄影检查】

右侧乳腺穿刺术后（图 7-8-10）。

【MRI 平扫＋增强检查】

右侧乳腺明显增大，乳头后方巨大占位，累及右侧胸大肌可能，考虑恶性肿瘤（BI-RADS 5 类，图 7-8-11）。

【诊疗经过】

入院后行右侧乳腺肿物穿刺活检术，考虑为肉瘤，化疗 3 个周期复查超声提示肿物未见明显缩小。更改方案再化疗 3 个周期后行右侧乳房根治性切除并同侧腋窝前哨淋巴结探查活检术。

【病理诊断】

（右侧乳腺）肉眼见一肿物，大小 8.5cm×5cm×5cm，结合临床提供的病史，符合化生性癌，其中上皮成分大部分坏死，化生性成分为软骨肉瘤伴坏死。右侧前哨淋巴结 6 枚未见转移。

【解析】

乳腺化生性癌体积多较大，本例病灶超声测量最大径达 11cm，但边缘尚光整，血供少，缺乏典型乳腺癌的声像图表现，符合低度恶性化生性癌的超声表现。患者入院后行乳腺穿刺活检病理检查，考虑为肉瘤，但化疗效果不明显，经外科手术切除病理检查确诊为乳腺化生性癌，化生部分为软骨肉瘤。乳腺化生性癌常发生血行转移，但较少累及腋窝淋巴结，本病例腋窝淋巴结实质不均匀增厚，但淋巴门存在，术后病理未见转移癌。

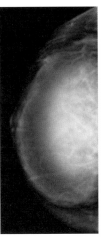

图 7-8-10 右侧乳腺化生性癌 X 线摄影
CC 位显示右侧乳腺巨大肿块影

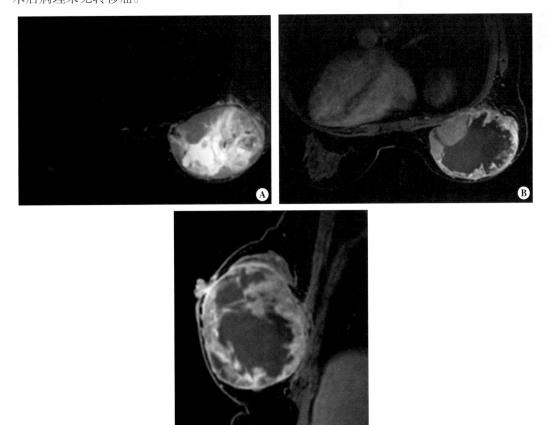

图 7-8-11 右侧乳腺化生性癌 MRI

A. T₂WI 序列，右侧乳腺团状高信号，内见更长 T₂ 信号；B. T₁WI 增强序列，病灶周边实性部分明显强化；C. 矢状位成像显示病灶周边明显强化

病例三

患者，女，57 岁，发现左侧乳腺肿物 1 天。

【超声检查】

左侧乳腺见低回声肿块（BI-RADS 4B 类，图 7-8-12）。

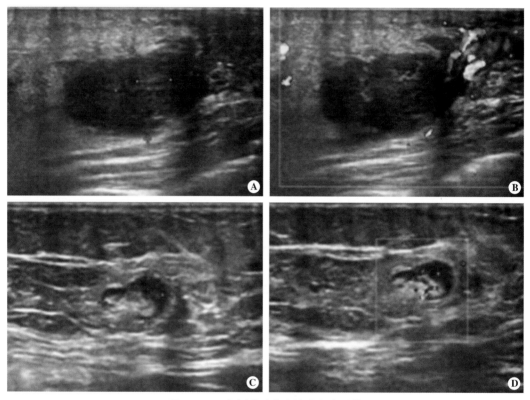

图 7-8-12　左侧乳腺化生性癌超声图像

A. 左侧乳腺 9 点方向见低回声肿块，大小 2.7cm×1.5cm，呈椭圆形，边缘欠光整；B. 肿块周边见丰富血流信号；C、D. 左侧
　　腋窝淋巴结，大小 1.2cm×0.7cm，局部实质增厚，淋巴门可见，淋巴门及实质内可见血流信号

【病理诊断】

（左侧乳腺）化生性癌（大小 2.3cm×1.8cm×1.5cm），大部分为鳞状细胞癌，少量为
浸润性导管癌，Ⅱ级。淋巴结未见转移。

【解析】

本例患者为中老年女性，乳腺病灶声像图表现缺乏典型恶性征象，术后病理诊断为化
生性癌，大部分为最常见的鳞状细胞癌，腋窝淋巴结肿大，为反应性增生，符合乳腺化生
性癌的超声特征。但乳腺化生性癌较为罕见，且易转移，预后差，应提高对本病的认识，
以免延误诊治。

第九节　其他乳腺癌

一、炎性乳腺癌

炎性乳腺癌（inflammatory breast cancer，IBC）是一种罕见的侵袭性乳腺癌，起病急，恶性程度高，是乳腺癌中预后最差的一类。

（一）病理表现

由于癌细胞浸润真皮淋巴管导致淋巴管阻塞，从而组织水肿，继发感染，使皮肤肿胀发红，形成丹毒样表现。皮肤淋巴管内癌栓是 IBC 的特征性表现。IBC 多为低分化腺癌，不具有特定的组织学类型，但通常为高组织学分级和核分级，以及较非 IBC 更显著的血管、淋巴管侵犯。

（二）临床特点

平均发病年龄为 52 岁。典型临床表现为乳腺弥漫性增大，皮肤红、肿、热、痛及橘皮样改变，皮肤红肿超过整个乳腺的 1/3，无发冷、发热等全身炎症反应。肿块多呈弥漫性浸润，甚至占据整个乳腺，边界不清。IBC 极易发生转移，同侧腋窝多能触及质地较硬的淋巴结，远处转移以骨、肺和胸膜、肝、脑等组织器官多见。

（三）超声表现

（1）皮肤改变：皮肤不同程度增厚，尤以丹毒样红肿处明显。
（2）皮下脂肪层：红肿处可见脂肪层增厚（图 7-9-1、图 7-9-2），回声增强，其内淋巴管扩张，形成"铺路石样"改变；另可见 Cooper 韧带增粗，其为具有诊断意义的超声特征。
（3）腺体改变：腺体结构消失，回声紊乱，部分可伴有不规则低回声肿块，边缘多模糊不清，内部回声不均匀，后方回声有不同程度的衰减，血流信号丰富。
（4）乳房后间隙：紊乱的腺体层与乳房后间隙及胸肌分界不清。
（5）淋巴结：同侧腋窝淋巴结或锁骨上淋巴结肿大，可相互融合，淋巴门消失，血流信号丰富。

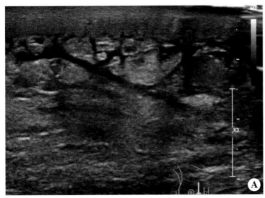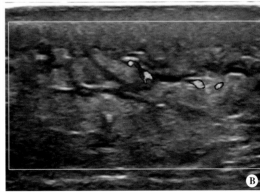

图 7-9-1　炎性乳腺癌超声表现（1）

A. 乳房皮下脂肪层增厚，回声增强不均匀；B. 可见血流信号

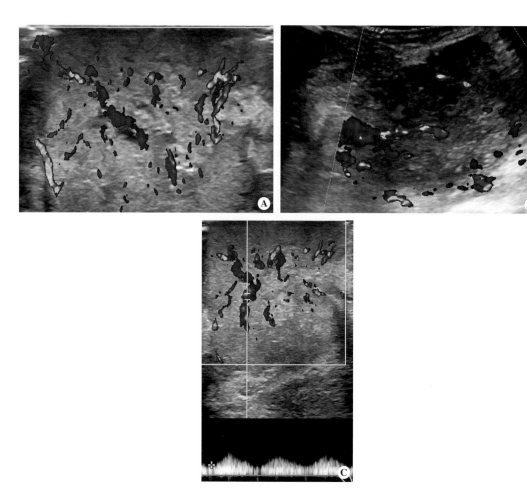

图 7-9-2 炎性乳腺癌超声表现（2）

A、B.乳房红肿处腺体显著增厚，正常结构消失，内见数个高回声与低回声肿块，形态不规则，边缘模糊，与皮下脂肪层及
乳房后脂肪层界限模糊，累及皮肤层，内见丰富血流信号；C.PW 显示动脉流速曲线

（四）其他影像学检查

1. 乳腺 X 线摄影检查　主要表现为皮肤弥漫性增厚、密度增高，腺体结构紊乱，皮
下组织及乳腺实质呈梁状、网状增粗，腺体内见毛刺或分叶状肿块，可伴有恶性钙化，同
侧腋窝淋巴结肿大等。

2. MRI 检查　T_2WI 序列显示乳房体积增大，皮肤增厚、信号增高，乳腺组织呈弥漫
性高信号；动态增强显示乳腺弥漫性显著强化，周边散在强化结节，血管影增多、增粗；
时间 - 信号强度曲线为Ⅲ型。

（五）鉴别诊断

1. 急性化脓性乳腺炎　以哺乳期女性为主，临床上除有乳房红、肿、热、痛等局部症
状外，常有发热、白细胞增多等全身炎性表现。超声显示病变区域腺体回声增强、不均匀，
部分可见脓肿形成。经抗感染或脓肿切开引流治疗后，病情好转。

2. 浆细胞性乳腺炎 病灶内常可见囊性区域，一般后方无明显衰减或表现为后方回声增强，与胸大肌无明显浸润粘连，同侧腋窝淋巴结呈反应性增生。

（六）病例分析

病例一

患者，女，34岁，非哺乳期，发现左侧乳腺肿物 6 个月，左侧乳腺胀痛伴红肿 1 个月，查体见左侧乳腺全乳明显肿胀，质地硬，活动度差，压痛明显，局部皮温明显增高。

【超声检查】

（1）左侧乳腺见低回声不均肿块（BI-RADS 4C 类，图 7-9-3A ～ C）。

（2）左侧腋窝多发淋巴结肿大，考虑淋巴结转移（图 7-9-3D）。

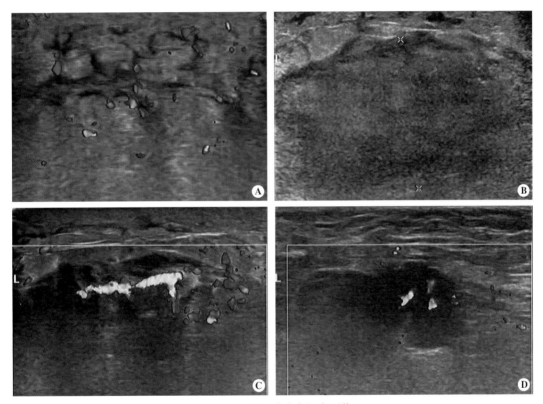

图 7-9-3 炎性乳腺癌超声图像

A. 左侧乳腺皮下软组织增厚，回声增强不均匀，血流信号增多；B. 腺体内见一低回声不均匀肿块，大小 5.2cm×3.6cm，边缘模糊，肿块后缘显示不清；C. 肿块周边见丰富血流信号；D. 同侧腋窝转移性淋巴结肿大，实质增厚，内见短棒状血流信号

【PET/CT 检查】

（1）左侧乳腺肿块影，代谢增高，考虑乳腺癌（累及左前胸壁及心包前壁）。

（2）右颈部、双侧锁骨上窝、双侧腋窝多发肿块影，代谢增高，考虑淋巴结转移。

（3）全身骨骼弥漫性放射性异常浓聚，伴骨质破坏，考虑骨转移瘤（图 7-9-4）。

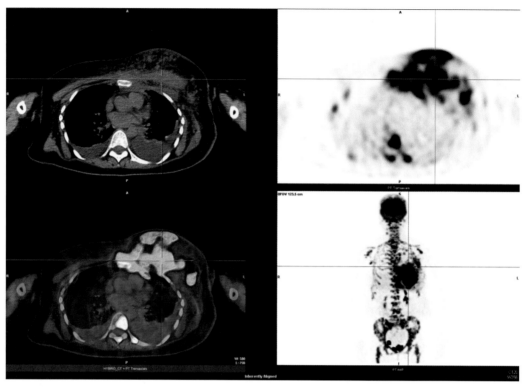

图 7-9-4 炎性乳腺癌 PET/CT

左侧乳腺见一肿块影，平面最大 5.1cm×7.9cm，边界欠清（侵犯左前胸壁），相应部位见放射性异常浓聚；左侧乳腺皮肤、胸大肌增厚，相应部位见放射性异常浓聚；右颈部Ⅱ区、双侧锁骨上窝、双侧腋窝见多发结节影，相应部位见放射性异常浓聚；全身骨骼见弥漫性放射性异常浓聚，相应部位见多发片状骨质破坏，边界欠清

【病理诊断】

（左侧乳腺肿物）送检乳腺穿刺小组织，其中见大片异型细胞浸润，结合免疫组化结果，符合乳腺浸润性导管癌Ⅲ级，伴坏死。

【解析】

本病例为年轻女性，乳腺浸润性导管癌Ⅲ级，就诊时已存在全身骨转移、全身多发淋巴结转移。患侧乳腺胀痛、红肿，呈紫红色，局部皮温明显增高，无波动感，类似炎症性改变，但患者为非哺乳期女性，无发热，实验室检查白细胞计数及中性粒细胞百分比无升高，与急性化脓性乳腺炎表现不符。超声检查于患侧乳房探及回声不均匀肿块，略呈分叶状，CDFI 见丰富血流信号，皮肤层增厚，皮下组织呈水肿改变，符合乳腺癌侵犯皮肤、淋巴管导致的炎性乳腺癌表现。

病例二

患者，女，59 岁，发现右侧乳腺肿物 7 个月，查体右侧乳腺红肿伴橘皮样改变，触诊肿物质硬、固定，表面凹凸不平，界限欠清，侵犯表面皮肤。

【超声检查】

（1）右侧乳腺见低回声肿块伴周围组织增厚、回声增强（BI-RADS 5 类，图 7-9-5A～C）。

（2）右侧腋窝淋巴结、右侧锁骨上淋巴结肿大（图 7-9-5D）。

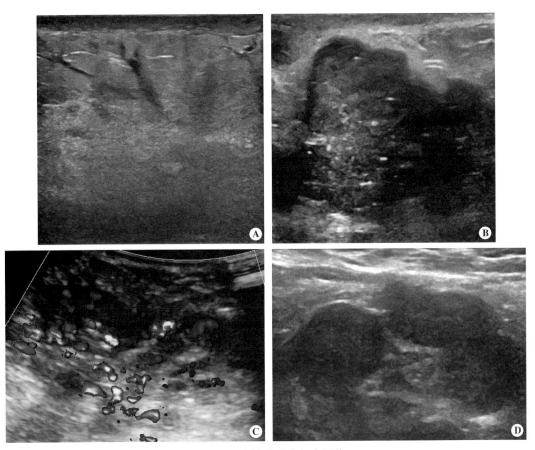

图 7-9-5 炎性乳腺癌超声图像

A. 右侧乳腺皮下软组织增厚，回声增强不均匀；B. 右侧乳腺 3～7 点方向见一低回声肿块，大小 5.5cm×3.7cm×5.5cm，形态不规则，周边见高回声晕，其内见强回声点；C. 肿块内见丰富血流信号；D. 右侧腋窝多发转移性淋巴结肿大，部分融合成团

【乳腺 X 线摄影检查 】

右侧乳腺占位伴右侧腋窝淋巴结肿大（BI-RADS 5 类，图 7-9-6）。

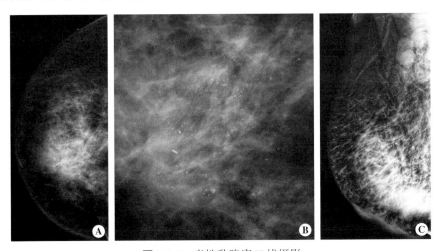

图 7-9-6 炎性乳腺癌 X 线摄影

A. CC 位，右侧乳腺高密度肿块，形态不规则，边缘模糊，见毛刺；B. 肿块局部放大，其内见团簇状分布的细小多形性钙化；
C. MLO 位，显示右侧腋窝多发淋巴结肿大

【MRI 检查】

右侧乳腺内下象限后部肿块，右侧腋窝多发肿大淋巴结（BI-RADS 5 类，图 7-9-7）。

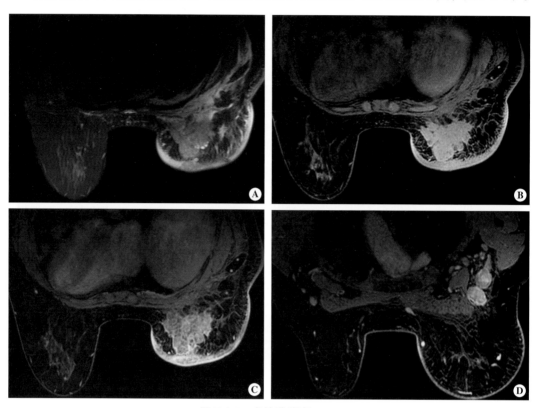

图 7-9-7 炎性乳腺癌 MRI

A. T$_2$WI 序列，右侧乳腺肿物呈稍高信号，形态不规则，与右侧乳腺增厚皮肤分界不清；B. T$_1$WI 序列，右侧乳腺肿物呈等信号；C. T$_1$WI 增强序列，右侧乳腺肿物及增厚皮肤明显强化；D. T$_1$WI 增强序列，右侧腋窝多发肿大淋巴结明显强化

【病理诊断】

（右侧乳腺肿物）送检穿刺组织见浸润性癌，Ⅱ级。

（右侧腋窝淋巴结穿刺活检组织）镜下见癌浸润，结合免疫组化结果及临床提供的病史符合乳腺来源。

（右侧锁骨上淋巴结及右侧锁骨下淋巴结）涂片见异型上皮，符合转移癌。

【解析】

本例炎性乳腺癌的临床表现典型，患侧乳房增大，肿物突出表面，并见广泛的皮肤红肿，伴橘皮样改变，触诊癌肿质硬、固定，表面凹凸不平，界限欠清，侵犯表面皮肤。超声见癌肿与皮肤层界限不清，肿瘤侵犯淋巴管造成淋巴回流障碍，导致皮下软组织回声增强不均匀及皮肤层增厚。

二、三阴性乳腺癌

三阴性乳腺癌（triple-negative breast cancer，TNBC）是乳腺癌的特殊类型，其复发早、进展快、生存时间短。

（一）病理表现

乳腺癌分型包括病理分型和分子分型，分子分型根据癌细胞是否表达雌激素受体（ER）、孕激素受体（PR）、人表皮生长因子受体2（HER-2）三种蛋白分型，TNBC即三种蛋白均为阴性的乳腺癌，其病理类型以浸润性导管癌最多见，占91.6%。

（二）临床特点

TNBC患者不能在内分泌治疗或抗HER-2靶向治疗中获益。化疗是目前TNBC主要的治疗方式，相比激素受体阳性或HER-2阳性的乳腺癌，TNBC对化疗的反应更好，但患者耐受较差。

（三）超声表现

（1）多表现为肿块较大（>2cm），边缘有高回声晕。

（2）内部多为低回声，部分病灶形态较规则，纵横比可>0.7，非平行位生长的肿块预后差、淋巴结转移率高。血流多为Ⅱ～Ⅲ级（图7-9-8）。

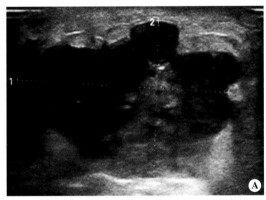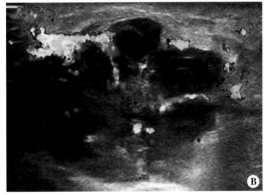

图 7-9-8　三阴性乳腺癌超声表现

A.乳腺内低回声肿块，形态不规则，呈分叶状，后方回声增强；B.肿块内血流信号丰富

（四）其他影像学检查

1. 乳腺X线摄影检查　主要表现为一侧乳腺单发肿块，多呈圆形、卵圆形、分叶状，也可呈不规则形，边缘多较光整，毛刺与钙化较为少见。

2. MRI检查　TNBC肿块呈圆形、椭圆形，形态规则、边缘光整或可见毛刺。T_1WI呈等信号、低信号，T_2WI呈稍高信号，若病灶伴有坏死、囊变，则T_2WI的信号增高。动态增强扫描，多数病灶呈边缘明显强化、局部坏死区不强化，少数病灶呈非肿块样强化，动态增强曲线多为流出型，少数为平台型。环形强化、T_2WI中央区强化和边缘区强化等较非三阴性乳腺癌多见。

（五）鉴别诊断

1. 乳腺纤维腺瘤 TNBC病灶常呈膨胀性生长，纵横比较大，虽然形态多较规则，但无包膜，而纤维腺瘤常有包膜；TNBC血流信号丰富，而纤维腺瘤血流信号较少，多为边缘性；纤维腺瘤病史常较长，短期内变化不明显。

2. 非三阴性乳腺癌 TNBC形态多较规则，而非三阴性乳腺癌形态多不规则，呈分叶状，边缘成角，或有毛刺征。

（六）病例分析

病例一

患者，女，50岁，发现右侧乳腺肿物3个月，约"鹌鹑蛋"大小，1周前自觉肿物逐渐增大。

【超声检查】

（1）右侧乳腺见低回声肿块（BI-RADS 4B类，图7-9-9A、B）。

（2）右侧腋窝淋巴结肿大，不能排除转移（图7-9-9C、D）。

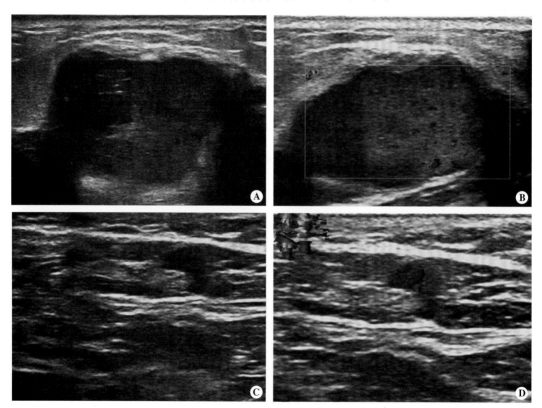

图 7-9-9 三阴性乳腺癌超声图像

A. 右侧乳腺12～1点方向见低回声肿块，大小3.2cm×1.4cm，形态尚规则，边缘可见高回声晕；B. 病灶中央可见少量血流信号；
C、D. 同侧腋窝淋巴结肿大，大者0.8cm×0.6cm，实质不均匀增厚，淋巴门可见，实质内见少许血流信号

【MRI 平扫＋增强检查】

（1）右侧乳腺内上象限肿块影（BI-RADS 4B 类，图 7-9-10）。

（2）右侧腋窝多发小至稍肿大淋巴结，考虑淋巴结转移。

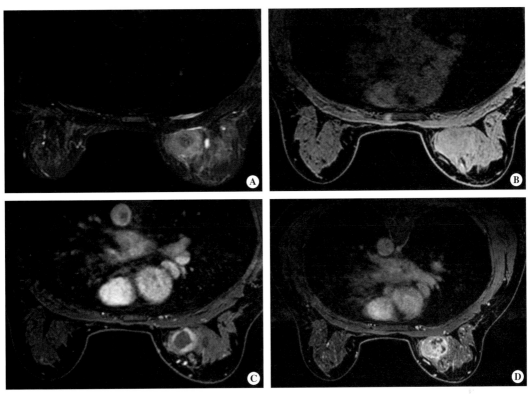

图 7-9-10 三阴性乳腺癌 MRI

A. T$_2$WI 序列，右侧乳腺肿物呈不均匀稍高信号；B. T$_1$WI 序列，肿物呈等信号；C. 增强序列，肿物动脉期明显环形强化；D. 增强序列，肿物明显不均匀强化

【诊疗经过】

入院后行穿刺活检，病理提示浸润性癌，ER（－）、PR（－）、CerbB2（－），予以新辅助治疗。化疗 8 个周期结束后，行根治性右侧乳腺全切术＋低位淋巴结清扫术。

【病理诊断】

（右侧乳腺）镜下见残余浸润性导管癌，Ⅲ级，大小 1cm×1cm，腋窝淋巴结 21 枚，未见转移。

【解析】

本例患者为中老年女性，病灶体积较大，形态相对规则，边缘有高回声晕，毛刺、成角不明显，符合 TNBC 的声像图改变。TNBC 病理分型多为浸润性导管癌，由于肿瘤组织不表达 ER、PR 及 HER-2，不能从内分泌治疗和靶向治疗中获益，但其对化疗反应好，患者行 8 个周期化疗后，肿瘤由原来的 3.2cm 缩小为 1cm。

病例二

患者，女，27 岁，2 个月前无意中扪及左侧乳腺肿物，约"鸽蛋"大小。

【超声检查】

（1）左侧乳腺多发导管扩张伴透声差（BI-RADS 4A 类，图 7-9-11A ～ C）。

（2）左侧腋窝淋巴结肿大（图 7-9-11D）。

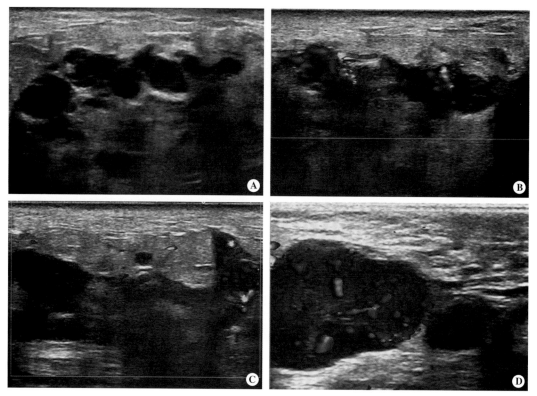

图 7-9-11 三阴性乳腺癌超声图像

A. 左侧乳腺腺体内见多发导管扩张，内透声差；B、C. 扩张导管内及周边可见较丰富血流信号，走行不规则；D. 同侧腋窝淋巴结肿大，大者 3.4cm×1.4cm，实质增厚，淋巴门消失，血流信号丰富

【MRI 平扫＋增强检查】

（1）左侧乳腺异常信号，考虑恶性肿瘤（图 7-9-12A ～ D）。

（2）左侧腋窝多发淋巴结肿大（图 7-9-12E）。

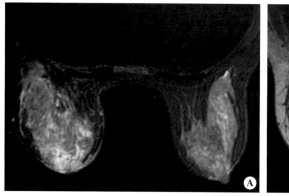
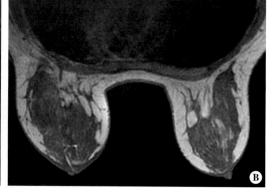

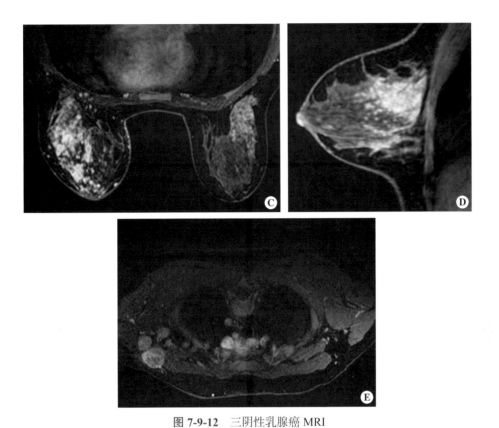

图 7-9-12　三阴性乳腺癌 MRI

A. T$_2$WI 序列，左侧乳腺大片不均匀高信号；B. T$_1$WI 序列，病灶呈大片状、结节状明显强化；C. 增强序列，病灶呈大片状、结节状明显强化；D. 矢状位成像；E. 增强序列，左侧腋窝多发强化淋巴结

【病理诊断】

（左侧乳腺癌灶及周围组织）瘤床残留浸润性导管癌，大小 1.2cm×1cm，肿瘤细胞肿胀变性，结合病史呈新辅助化疗后改变，MP-3 级。腋窝淋巴结 22 枚，其中 4 枚见残留转移癌，且伴化疗后反应，2 枚未见残留转移癌，且伴化疗后反应（4/22）。免疫组化：ER（-）、PR（-）、CerbB2（-）。

【复查随访】

术后 2 个月，发现左侧乳腺"葡萄"大小肿物，超声检查提示恶性肿瘤，行左侧乳腺肿物穿刺活检，病理提示浸润性癌，考虑肿瘤复发，行左侧全乳腺切除术。

术后 7 个月复查肺部 CT 提示左肺上叶及右肺多发结节影、右侧胸膜多发结节影，转移瘤可能。行左侧胸壁结节活检，病理提示癌浸润，符合乳腺来源。更换不同化疗方案治疗，效果不佳，动态复查 CT 均提示病情不断进展，伴双肺、心包、胸膜、淋巴结、骨骼等多发性转移。

【解析】

患者为年轻女性，首诊超声发现左侧乳腺多发导管扩张，内透声差，可见较丰富血流信号，左侧腋窝多发淋巴结肿大，提示三阴性乳腺癌，不仅可表现为常见的肿块样低回声，亦可表现为沿着乳腺导管生长的片状低回声，此时应与乳腺炎及乳腺导管内乳头状瘤鉴别。

三、双侧乳腺癌

双侧乳腺癌一般指双侧原发性乳腺癌，即两侧乳腺同时或先后发生的独立的原发癌灶，是多源癌的一种类型，发病率较低，但近年来有逐渐增加的趋势。

（一）病理表现

双侧乳腺癌的病理组织类型以浸润性导管癌为主，其他常见类型有导管内原位癌、浸润性小叶癌和具有髓样癌特点的乳腺癌。两侧癌的病理类型多不相同，病理类型相同者临床分级不同，且第一原发癌没有局部复发及远处转移的证据。

（二）临床特点

临床表现与单侧乳腺癌类似，症状、体征与患者就诊时间有关。第一原发癌灶通常为乳腺触及肿物就诊，第二原发癌灶多为乳腺超声或者乳腺 X 线摄影定期复查时发现，因此第二原发灶发现得较及时，通常小于首发癌灶。原发的乳腺癌灶多位于外上象限。

（三）超声表现

双侧原发性乳腺癌具有类似单侧乳腺癌的声像图表现。典型表现为形态不规则的肿块，边缘模糊，呈毛刺或成角，非平行位生长，内部回声不均匀，砂粒样钙化，后方回声衰减，内部及周边血流信号丰富等（图 7-9-13、图 7-9-14）。

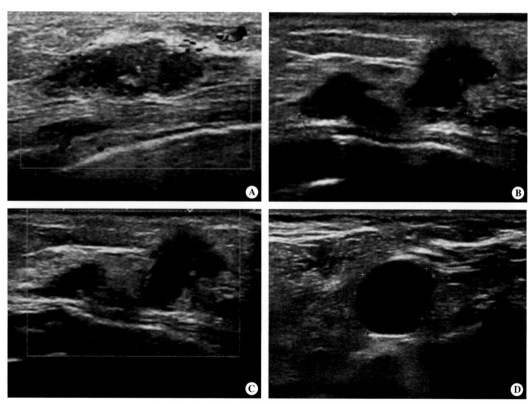

图 7-9-13　双侧乳腺浸润性导管癌超声表现

A. 右侧乳腺外上象限见低回声肿块，内部回声不均匀，可见点状强回声，肿块内可见少量血流信号；B、C. 左侧乳腺 12 点方向见低回声肿块，呈不规则形，边缘模糊、毛刺，肿块周边可见少量血流信号；D. 左侧腋窝淋巴结实质增厚呈圆形，淋巴门消失

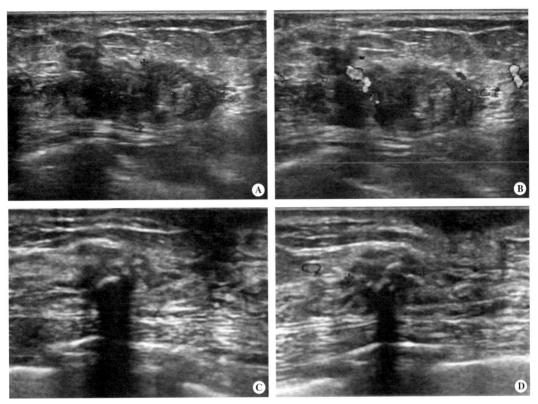

图 7-9-14 双侧乳腺癌超声表现

A、B.左侧乳腺 3 点方向浸润性癌；C、D.右侧乳腺 8 点方向原位癌，小灶可疑浸润

（四）其他影像学检查

1. 乳腺 X 线摄影检查 同时性双侧乳腺癌可表现为双侧乳腺微小的簇状钙化，或双侧乳腺小结节，或双侧乳腺密度不对称伴局部结构扭曲，也可表现出双侧不同的影像学特点，应仔细对比双侧乳腺的 X 线表现。异时性双侧乳腺癌的第二原发癌灶多较小，乳腺 X 线摄影存在一定的假阴性。

2. MRI 检查 乳腺原发癌 T_2WI 多表现为等信号、低信号，动态增强曲线多呈 Ⅲ 型强化，乳腺血管成像可见瘤体周围血管增多。对于病灶较小的第二原发癌灶，乳腺 MRI 的检出率较 X 线摄影高。

（五）鉴别诊断

1. 与乳腺癌对侧转移鉴别 原发性乳腺癌病灶多位于外上象限，若发生对侧乳腺转移，转移灶多位于乳头后方、乳房内侧或近胸正中线处，常多发。超声无法鉴别第二肿瘤是原发癌还是转移灶，需要病理活检才能明确。

2. 与继发于乳腺外恶性肿瘤双侧乳腺转移癌鉴别 乳腺外恶性肿瘤发生乳腺转移者，多有明确的原发肿瘤病史，且大多已存在其他部位广泛转移。血行转移性乳腺癌超声多表现为低回声肿块，呈圆形或椭圆形，偶可见分叶状，血供较丰富，而原发性乳腺癌较常见的边缘毛刺、钙化、导管扭曲、后方声影及继发性皮肤或乳头改变等征象在乳腺转移瘤中较少见。

（六）病例分析

病例一

患者，女，50岁，发现双侧乳腺肿物1周。

【超声检查】

（1）左侧乳腺见低回声肿块（BI-RADS 4A类，图7-9-15A、B）。

（2）右侧乳腺见囊实性肿块（BI-RADS 4C类，图7-9-15C、D）。

（3）双侧腋窝淋巴结肿大。

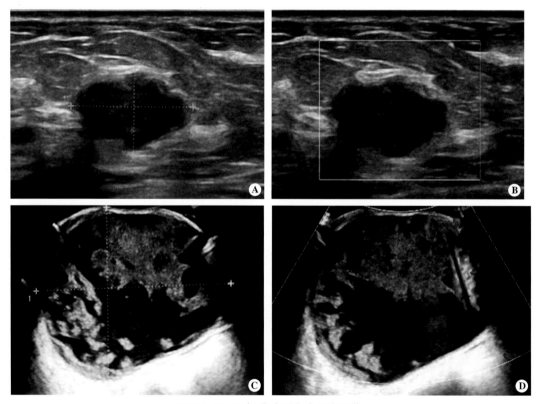

图7-9-15 双侧乳腺原发癌超声图像

A.左侧乳腺1～2点方向见实性低回声肿块，大小2.0cm×1.2cm×1.5cm，近椭圆形，边缘呈微分叶状，周边见高回声晕环；
B.左侧乳腺肿块内未见明显血流信号；C.右侧乳腺见囊实性肿块，大小9.4cm×7.9cm×11.1cm，类圆形，实性部分呈不规则
乳头状突起，并见大片状液性区，内透声差；D.右侧乳腺肿块内实性部分边缘可见血流信号

【乳腺X线摄影检查】

（1）左侧乳腺外上象限占位（BI-RADS 4A类，图7-9-16A）。

（2）右侧乳腺巨大占位（BI-RADS 4A类，图7-9-16B）。

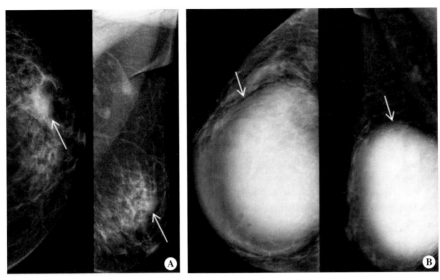

图 7-9-16 双侧乳腺癌 X 线摄影

A. 左侧乳腺（箭示）；B. 右侧乳腺（箭示）

【病理诊断】

（左侧乳腺 + 腋窝淋巴结）左侧乳腺浸润性导管癌，大小 1.5cm×1.3cm×1.2cm，组织学分级 Ⅲ 级。左侧前哨淋巴结未见转移癌。

（右侧乳腺 + 腋窝淋巴结）右侧乳腺浸润性微乳头状癌，大小 9.6cm×8.8cm×6.3cm，伴有囊性变、出血。右侧前哨淋巴结未见转移癌。

【解析】

同时性双侧乳腺癌较为少见，患者左侧乳腺病灶具有一定恶性超声征象，边缘微分叶、周边高回声晕，术后病理证实为浸润性导管癌。右侧乳腺病灶巨大，呈囊实性，缺乏典型乳腺恶性肿瘤的声像学改变，术后病理证实为浸润性微乳头状癌。乳腺浸润性微乳头状癌是一种特殊类型的浸润性癌，其与浸润性导管癌在性别、年龄、发生部位、肿瘤大小等方面无明显区别。一般认为乳腺浸润性微乳头状癌恶性程度明显高于不伴有浸润性微乳头状成分的病例，具有淋巴管侵袭性强、淋巴结转移率高的特点，复发率高，是一种预后较差的类型。

病例二

患者，女，76 岁，发现右侧乳腺肿物 1 年，大小 2cm×1cm。

【超声检查】

（1）右侧乳腺见低回声肿块（BI-RADS 5 类，图 7-9-17A、B）。

（2）左侧乳腺见低回声肿块（BI-RADS 4A 类，图 7-9-17C、D）。

【乳腺 X 线摄影检查】

（1）左侧乳腺增生（BI-RADS 2 类）。

（2）右侧乳腺外上象限占位（BI-RADS 5 类）。

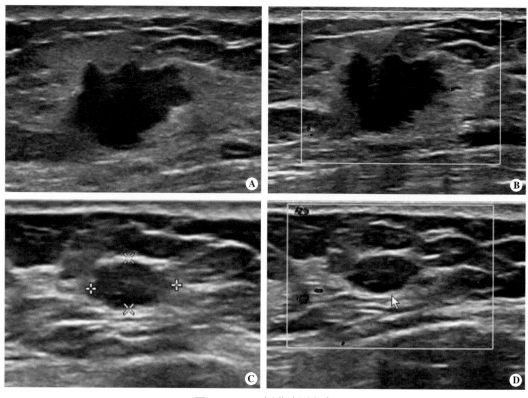

图 7-9-17 双侧乳腺原发癌

A、B. 右侧乳腺 9 点方向见低回声肿块，大小 1.7cm×1.2cm，形态不规则，边缘成角，未见血流信号；C、D. 左侧乳腺 4 点
方向见低回声肿块（箭示），形态尚规则，局部边缘模糊，未见血流信号

（3）双侧腋窝淋巴结肿大（图 7-9-18）。

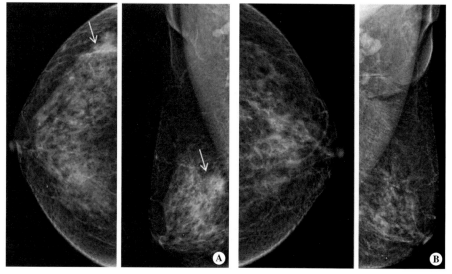

图 7-9-18 双侧乳腺原发癌 X 线摄影

A. 右侧乳腺外上象限肿块（箭示），大小 2.7cm×2.0cm，形态不规则，边缘模糊，可见毛刺，腋窝多发淋巴结肿大；B. 左侧
乳腺增生，未见恶性钙化及肿块，腋窝见肿大淋巴结

【病理诊断】

（右侧乳腺＋腋窝淋巴结）右侧乳腺浸润性导管癌，大小 1.8cm×1.5cm×1.4cm，Ⅰ级。

（左侧乳腺＋腋窝淋巴结）左侧乳腺乳头状导管原位癌，大小 0.9cm×0.8cm×0.6cm，伴有囊性变、出血。

【解析】

本病例右侧乳腺浸润性导管癌，其声像学表现较为典型，术前超声 BI-RADS 分类为 5 类，诊断较为容易。左侧乳腺病灶形态尚规则，未见导管扩张，血流不丰富，声像图表现更倾向纤维腺瘤或增生结节，但术后病理证实为乳头状导管原位癌，并且伴有囊性变，而术前常规超声表现为类实性结节，可能与病灶内出血、透声差有关。双侧乳腺癌较为罕见，本例患者左侧乳腺病灶较小，最大径不足 1cm，乳腺 X 线摄影检查漏诊，而超声表现缺乏典型恶性征象，BI-RADS 分类为 4A 类，术前诊断有一定难度。

四、多灶性／多中心性乳腺癌

多灶性乳腺癌是指一侧乳腺同一象限出现两个或者两个以上各自独立、相互分离的恶性肿瘤，一般认为两个癌灶之间的距离应在 5mm 以上。多中心性乳腺癌是指一侧乳腺出现两个或两个以上恶性肿瘤，位于不同象限内，或位于相邻象限的边缘，但癌灶间距离大于 5cm，癌灶间有正常腺体和组织相隔，组织学上相互间不存在沿乳腺导管、淋巴管、血管扩散或直接侵犯的证据。近年来研究结果显示，多灶性与多中心性乳腺癌均有可能是多中心起源或单一癌灶的乳腺内扩散，统称为多灶性／多中心性乳腺癌（multifocal/multicentric breast cancer，MMBC）。

（一）病因与病理表现

目前主要有两种理论：一是不同部位的病灶同时或不同时形成，进而发展为多个独立的原发癌灶，其组织学类型和分子分型可相同或不相同；二是主癌灶通过腺体内播散形成多个癌灶，其组织学类型一般相同。

病理类型以非特殊型浸润性癌最为多见，其他常见的病理类型有小叶癌、具有髓样癌特点的癌、黏液癌等。不同癌灶可以是相同的组织学类型，也可以是不同的组织学类型，有研究显示，73.3% 的病灶具有相同组织学亚型，26.7% 的病灶具有不同组织学亚型。

（二）临床特点

MMBC 可发生于任何年龄，但与单一病灶性乳腺癌患者的年龄分布相比，其发病年龄提前。有研究显示，50 岁以下患者发生 MMBC 的危险性是 50 岁以上患者的 3.1 倍。绝经前的家族性乳腺癌患者中，MMBC 的发病率较高。

MMBC 各癌灶大小可相似，也可表现为一个主癌灶伴若干副癌灶。临床上多触及主癌灶，表现为无痛性肿块，而较小的副癌灶临床触诊不易发现，多在术前超声、MRI 等检查中发现，后经病理检查证实。MMBC 的预后较差，不论是根治术，还是保乳术，复发及远处转移的风险较单一病灶性乳腺癌增高。

（三）超声表现

（1）MMBC的超声表现与相同病理类型的乳腺癌相同。典型表现为单侧乳腺见两个或者两个以上癌灶，多为不规则极低回声肿块，边缘模糊，非平行位生长，内见微钙化，伴后方回声衰减。CDFI可见癌灶内血供丰富，走行杂乱。

（2）腋窝淋巴结转移时，淋巴结呈典型的偏心性肿大或弥漫性肿大，淋巴门受压偏心甚至消失。

（四）其他影像学检查

1. 乳腺 X 线摄影检查 显示一侧乳腺内多发肿块影，部分病灶较小，或仅表现为局部结构扭曲，多伴弥漫性或多发区域性细小钙化，粗细不均，浓淡不一。部分副癌灶呈低密度或等密度且不伴有钙化时，常被周围腺体掩盖，乳腺 X 线摄影检出率较低，对 MMBC 癌灶数量及分布特征的评估价值有限。

2. MRI 检查 MMBC 各癌灶的 MRI 表现与同类型的乳腺癌相同。磁共振动态增强及弥散加权成像（DWI）对发现乳腺癌灶具有很高的敏感度和特异度。据统计，术前约30%的患者通过 MRI 增强扫描可发现更多的小癌灶。

（五）鉴别诊断

MMBC 需与多发性增生结节相鉴别。增生结节多发生于乳腺增生症的背景下，表现为多发低回声肿块，呈良性声像学表现，平行位生长，肿块内多无钙化，同侧腋窝淋巴结无异常肿大。

（六）病例分析

病例一

患者，女，54岁，发现左侧乳腺肿物1天，质硬，界限不清。

【超声检查】

（1）左侧乳腺9点方向见低回声肿块（BI-RADS 4A 类，图7-9-19A、B）。

（2）左侧乳腺4点方向见低回声肿块（BI-RADS 5 类，图7-9-19C、D）。

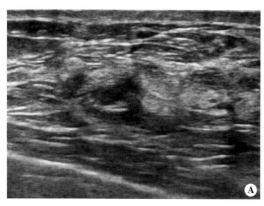
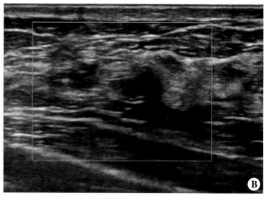

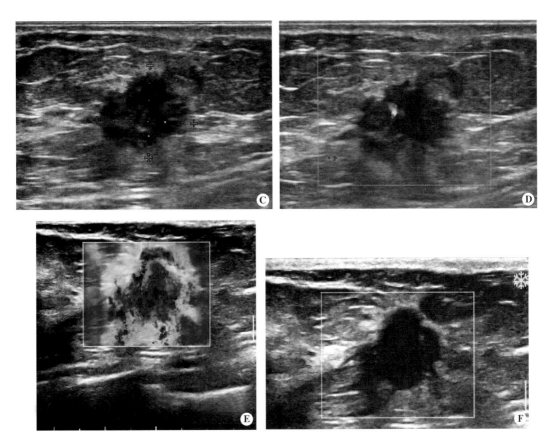

图 7-9-19 多灶性 / 多中心性乳腺癌超声图像

A、B. 左侧乳腺 9 点方向见一低回声肿块，大小 0.6cm×0.3cm，形态不规则，边缘模糊，未见血流信号；C、D. 左侧乳腺 4 点方向另见一低回声肿块，大小 1.4cm×1.3cm×1.6cm，形态不规则，边缘毛刺成角，周围组织回声增高，可见血流信号；E、F. 左侧乳腺 4 点方向肿块弹性成像显示硬环征

【乳腺 X 线摄影检查】

左侧乳腺占位（BI-RADS 4C 类，图 7-9-20）。

【病理诊断】

（左侧乳腺标本）肉眼见 2 处病灶，其一位于 4 点方向，乳腺浸润性导管癌，大小 1.6cm×1.5cm×1.3cm，Ⅲ 级；其二位于 9 点方向，中级别导管原位癌，大小 0.7cm×0.5cm×0.4cm。

【解析】

本例患者为中老年女性，首诊只发现 4 点方向主病灶，乳腺 X 线摄影、

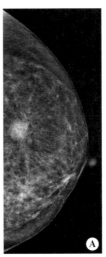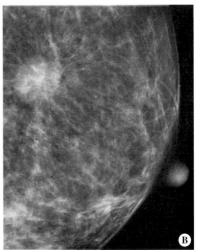

图 7-9-20 多灶性 / 多中心性乳腺癌 X 线摄影

CC 位（A）、局部放大（B）显示左侧乳腺腺体内高密度肿块影，边缘不规则，可见毛刺

胸部 CT 均未发现 9 点方向副癌灶，而在术前复查乳腺超声才发现同侧乳腺 9 点方向结节可疑恶性，术后病理证实为原位癌。4 点方向主癌灶表现为典型的浸润性癌声像，而 9 点方向导管原位癌恶性征象并不典型。事实上，MMBC 的发病率并不低，超声医师应提高警惕，避免漏诊。

病例二

患者，女，57 岁，发现左侧乳腺肿物 1 周，约"蚕豆"大小，质硬，表面尚光滑，界限不清。

【超声检查】

（1）左侧乳腺 1 点、10 点方向见低回声肿块（BI-RADS 4C 类，图 7-9-21A～C）。

（2）左侧乳腺 12 点方向见低回声肿块，考虑纤维腺瘤（BI-RADS 3 类，图 7-9-21D）。

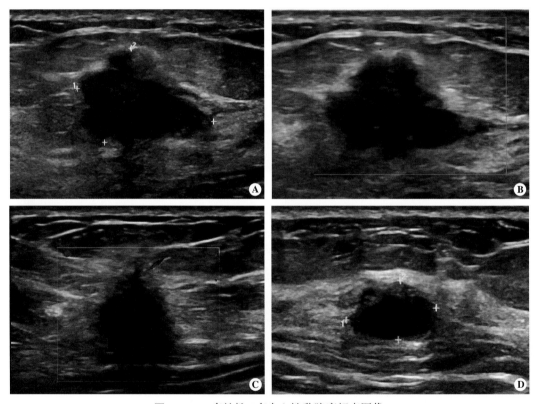

图 7-9-21 多灶性 / 多中心性乳腺癌超声图像

A、B. 左侧乳腺 1 点方向见一低回声肿块，大小 2.2cm×1.5cm，形态不规则，边缘成角，呈小分叶状，周边可见高回声晕，未见血流信号；C. 左侧乳腺 10 点方向见一低回声肿块，大小 1.5cm×1.3cm，形态不规则，非平行位生长，边缘不光整，可见毛刺，后方回声衰减，未见血流信号；D. 左侧乳腺 12 点方向见一低回声肿块，大小 1.2cm×0.8cm，形态规则，呈类椭圆形，边缘尚光整

【乳腺 X 线摄影检查】

左侧乳腺多发肿块（BI-RADS 4B 类，图 7-9-22）。

【病理诊断】

左侧乳腺标本大体见 3 处病灶。其一为浸润性导管癌，Ⅱ级，肿瘤大小 1.7cm×1.5cm×1.3cm；其二为浸润性导管癌，Ⅰ级，肿瘤大小 1.3cm×1cm×0.8cm；其三为包裹性乳头状癌，肿瘤大小 1.2cm×1.2cm×0.8cm。左侧腋窝前哨淋巴结未见转移（0/5）。

【解析】

本例患者术后共 3 处癌灶，其中 2 处为浸润性导管癌，超声表现较为典型，BI-RADS 分类为 4C 类，与术后病理结果相符。另有一病灶为包裹性乳头状癌，术前超声误诊为纤维腺瘤。分析可能的原因：①包裹性乳头状癌周围存在纤维包膜，与纤维腺瘤周边高回声包膜

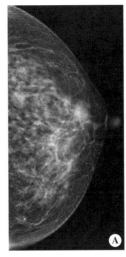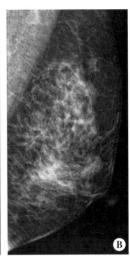

图 7-9-22 多灶性 / 多中心性乳腺癌 X 线摄影
CC 位（A）、MLO 位（B）显示左侧乳晕后方高密度结节影及左侧乳腺内上象限及外上象限小片状腺体结构紊乱区

相仿，内部乳头状实体充填腔隙导致整个病灶呈实性低回声，声像图表现与纤维腺瘤难以区别；②临床上超过 2 个病灶的 MMBC 比较罕见，超声容易误诊。

病例三

患者，女，32 岁，发现左侧乳腺肿物 1 年，质硬，边界欠清，活动度较差。

【超声检查】

（1）左侧乳腺 2 点方向距乳头约 4.3cm 处见低回声肿块（BI-RADS 4C 类，图 7-9-23）。

（2）左侧乳腺 2 点方向距乳头约 7cm 处见低回声肿块（BI-RADS 4B 类，图 7-9-23）。

【乳腺 X 线摄影检查】

（1）左侧乳腺外上象限不对称性致密影（BI-RADS 4B 类，图 7-9-24）。

（2）左侧乳腺外上象限小肿块（BI-RADS 3 类，图 7-9-24）。

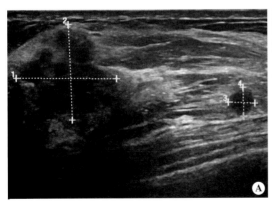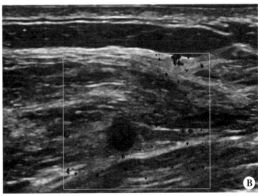

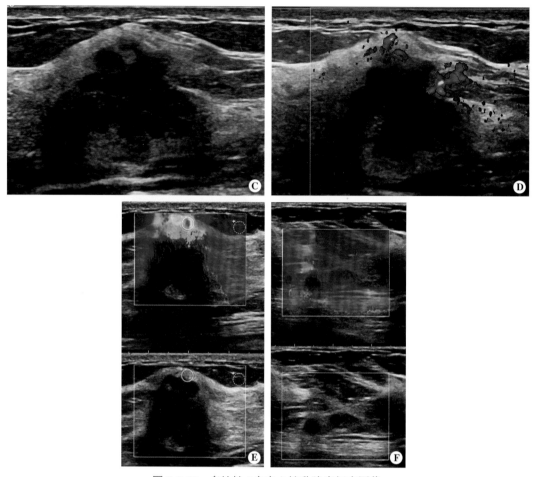

图 7-9-23 多灶性 / 多中心性乳腺癌超声图像

A. 左侧乳腺 2 点方向距乳头 4.3cm、7cm 处见 2 处病灶，大小分别为 1.6cm×1.9cm×1.8cm、0.4cm×0.4cm×0.5cm；B. 距乳头 7cm 处小肿块形态规则，非平行位生长，边缘模糊，未见血流信号；C、D. 距乳头 4.3cm 处大肿块形态不规则，边缘模糊，不光整，呈微分叶状，周边可见较丰富血流信号；E、F. SWE 显示两个肿块质地硬，均见空洞征

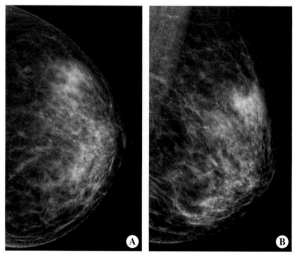

图 7-9-24 多灶性 / 多中心性乳腺癌 X 线摄影

CC 位（A）、MLO 位（B）显示左侧乳腺外上象限致密影，边界模糊；外上象限另见一小结节影，边界清

【病理诊断】

（左侧乳腺癌局部扩大切除术后标本）肿物两枚，其一为伴有微乳头状结构的黏液癌，肿瘤大小 1.9cm×1.8cm×1.8cm；其二为浸润性导管癌，Ⅲ级，肿瘤长径 0.5cm。前哨淋巴结 0/1 未见癌转移。

【解析】

本病例为 32 岁年轻女性，主癌灶的超声表现较典型，其外缘另见一长径约 0.5cm 副癌灶，呈非平行位生长，边缘不光整，超声提示可疑恶性肿块。超声检查在 MMBC 患者中的应用价值除了术前诊断还可协助进行穿刺活检以明确病理，此外术前利用超声定位主癌灶、副癌灶的位置关系，还有助于局部扩大切除时手术范围的确认。

五、隐匿性乳腺癌

隐匿性乳腺癌（occult breast cancer，OBC）一般是指以腋窝淋巴结转移或其他部位远处转移为首发表现，体格检查未发现乳腺肿块，影像学检查不能确定乳腺癌灶的一种特殊类型的乳腺癌。其发病率很低，占所有乳腺癌的 0.3% ～ 1.0%。

（一）病理表现

乳腺隐匿性病灶病理检出率多在 50% 以上。原发灶在组织病理学上与非特殊型浸润性导管癌相似，常伴有淋巴细胞浸润，癌细胞分化一般较差。腋窝及锁骨上淋巴结见肿瘤细胞呈实性巢团状或腺管状排列，细胞异型性明显，免疫表型为 ER（＋）、PR（＋）且分化差的腺癌，形态学结合免疫组化结果符合来源于乳腺。

（二）临床特点

隐匿性乳腺癌原发灶较小，通常位于乳腺外上方或腋尾部，临床触诊及影像学检查均未发现，绝大多数以腋窝无痛性淋巴结肿大为首发症状，少数隐匿性乳腺癌可转移至腹腔器官。一般认为，隐匿性乳腺癌预后相对好于肿块型乳腺癌。

（三）超声表现

隐匿性乳腺癌超声检查未能发现乳腺异常肿块声像，或仅见腺体结构紊乱，或局部导管扩张。腋窝或锁骨上淋巴结肿大常为隐匿性乳腺癌唯一的超声表现，淋巴结大小以 3cm 左右居多，大者可＞5cm，呈单发或多发，形态不规则，多呈类圆形，实质增厚，淋巴门显示不清或偏移，血流分布以混合型和周围型为主，符合乳腺癌腋窝淋巴结转移的超声特点。

（四）鉴别诊断

1. 淋巴瘤 淋巴瘤累及腋窝淋巴结时，超声表现为淋巴结肿大，呈极低回声，淋巴门结构消失，CDFI 可见中央型血流信号。除腋窝淋巴结外，淋巴瘤通常还存在其他浅表部位或胸腔的异常淋巴结，患者常有肝脾大表现，淋巴结活检及免疫组化可鉴别。

2. 乳腺腋尾部癌 腋尾部癌病灶位于腋尾部腺体内，而隐匿性乳腺癌转移的淋巴结多位于腋窝皮下软组织内，与腺体存在一定距离。腋尾部癌病灶自腺体突向腺体外生长时，与腋窝肿大淋巴结鉴别有一定难度。病理检查是两者鉴别的主要方法，当病灶内发现乳腺结构及管内癌成分，或有囊性增生病时，可明确病灶原发于乳腺的诊断。

（五）病例分析

病例一

患者，女，57岁，发现左侧腋下肿物4周。

【超声检查】

左侧腋窝低回声肿块，考虑淋巴结转移，淋巴瘤待排除（图7-9-25）。

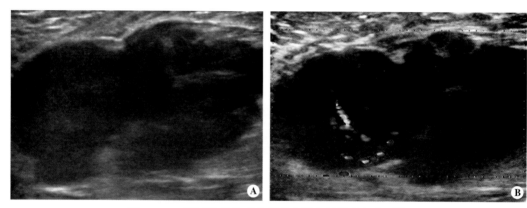

图 7-9-25　隐匿性乳腺癌左侧腋窝淋巴结转移超声图像

A. 左侧腋窝见一低回声肿块，形态欠规则，呈大分叶状，内部回声不均匀；B. 肿块内见点状、条状血流信号

【乳腺 X 线摄影检查】

（1）双侧乳腺增生（图7-9-26A）。

（2）左侧腋下见肿大淋巴结（图7-9-26B）。

【MRI 检查】

左侧腋窝肿大淋巴结，考虑为恶性肿瘤（图7-9-27）。

【病理诊断】

（1）穿刺病理：（左侧腋窝肿物）符合乳腺转移性癌。

（2）手术病理：（左侧乳腺）镜下未见肿瘤；（左侧腋窝）淋巴结见转移癌。

【解析】

本病例以发现左侧腋窝肿物就诊，超声检查考虑为恶性肿瘤淋巴结转移。腋窝淋巴结转移以乳腺来源最为多见，但本病例各种影像学检查均未发现乳腺新生物。患者行腋窝淋巴结穿刺活检术，病理提示为乳腺转移性癌，而后行左侧乳腺根治术及腋窝淋巴结清扫术，术后病理提示乳腺未见肿瘤，隐匿性乳腺癌诊断成立。

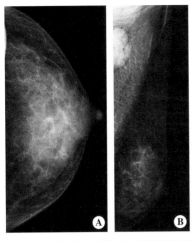

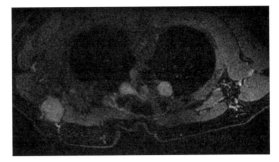

图 7-9-26 隐匿性乳腺癌左侧腋窝淋巴
结转移 X 线摄影

A. CC 位，左侧乳腺呈增生改变，未见明显肿块
及钙化；B. MLO 位，左侧腋下见高密度结节

图 7-9-27 隐匿性乳腺癌左侧腋窝淋巴结转移 MRI
增强序列显示左侧腋窝病灶明显强化

病例二

患者，女，62 岁，发现右侧腋窝肿物 3 个月。

【超声检查】

右侧腋窝淋巴结肿大（图 7-9-28）。

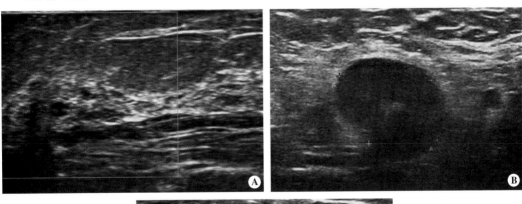

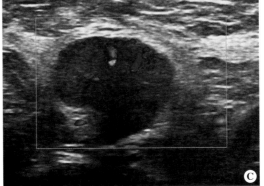

图 7-9-28 隐匿性乳腺癌右侧腋窝淋巴结转移超声图像

A. 右侧乳腺未见异常；B. 右侧腋窝淋巴结肿大，实质明显增厚，淋巴门受压；C. 淋巴结内见较丰富血流信号

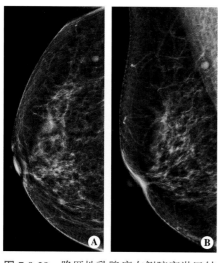

图 7-9-29 隐匿性乳腺癌右侧腋窝淋巴结转移 X 线摄影

CC 位（A）、MLO 位（B）显示右侧乳腺外上象限良性小肿块，所示右侧腋窝未见明显肿大淋巴结

【乳腺 X 线摄影检查】

右侧乳腺外上象限肿块影，考虑纤维腺瘤（BI-RADS 3 类，图 7-9-29）。

【MRI 检查】

（1）双侧乳腺增生。

（2）右侧腋窝淋巴结肿大，需警惕转移（图 7-9-30）。

【病理诊断】

（1）穿刺病理：（右侧腋窝淋巴结）镜下于纤维及淋巴结组织中见浸润性癌，结合形态学及免疫组化表型，符合乳腺来源。

（2）手术病理：（右侧乳腺＋右侧腋窝淋巴结）乳腺组织经充分取材，未见肿瘤残留。右侧腋窝淋巴结见转移癌。

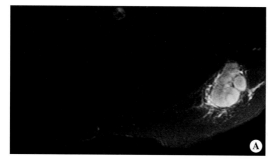 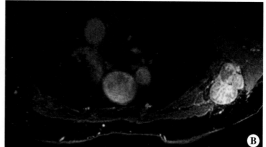

图 7-9-30 隐匿性乳腺癌右侧腋窝淋巴结转移

A. T₂WI，右侧腋窝多发淋巴结肿大，呈高信号；B. 增强序列，淋巴结明显强化

【解析】

本病例右侧腋窝淋巴结经病理证实为乳腺转移癌，但各种影像学检查均未发现乳腺癌病灶。患者化疗后行乳腺根治术，术后乳腺标本未发现原发灶，可能原发灶十分微小，病理检查难以准确取材，或者原发灶化疗后已完全缓解。

六、非肿块型乳腺癌

非肿块型乳腺癌结构比较松散，无明显占位效应，且大多无明显临床症状，经乳腺 X 线摄影、超声或 MRI 平扫检出的阳性率较低。

（一）病理表现

非肿块型乳腺癌细胞主要沿导管走行方向增殖生长，癌细胞团阻塞导管，导管分泌物淤积。病理学分型以导管原位癌多见，其次为浸润性导管癌。

（二）临床特点

非肿块型乳腺癌病灶隐匿，常难以通过触诊发现，甚至超声检查亦出现漏诊。患者可以无明显临床症状和体征，部分患者表现为单侧乳腺腺体局限性增厚，容易误诊为乳腺增生。部分患者出现一支到数支导管溢液，呈血性或浆液性。还有部分患者因触及腋窝肿大淋巴结，行影像学检查后才发现乳腺内病灶。

（三）超声表现

超声常表现为乳腺低回声病灶、微钙化及结构扭曲。腋窝淋巴结受累时，出现转移的超声征象，如淋巴门结构偏心或消失、实质异常增厚等表现（图 7-9-31）。

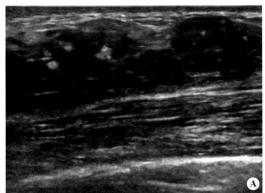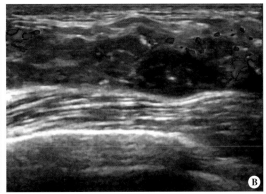

图 7-9-31　非肿块型乳腺癌超声表现

A. 左侧乳腺外上象限见一低回声不均匀区，形态不规则，边缘不光整，内见散在分布的强回声；B. 病灶周边可见较丰富血流信号

（1）低回声病灶可沿导管分布，表现为导管走行僵硬、管腔扩张，导管内填充实性低回声；也可表现为非导管样的片状或条索状低回声，形态多样，与周围腺体组织无明显界限。

（2）仅以微钙化形式表现的非肿块型乳腺癌少见，可能与灰阶超声对乳腺内单纯微钙化的敏感度较低有关，多数情况下表现为低回声背景下的点状强回声，呈散在或簇状分布。

（3）结构扭曲表现为单侧乳腺局部区域腺体紊乱，周边结构纠集、受牵拉，而对侧乳腺对应位置腺体结构正常。

CDFI 检出穿支血管，血流信号丰富、紊乱，血流阻力指数增高时，支持恶性病灶的诊断。

（四）其他影像学检查

1. 乳腺 X 线摄影检查　优势在于能清晰显示非致密型乳腺内的钙化，对伴有微钙化的非肿块型乳腺癌具有很高的诊断敏感度。此外，非肿块型乳腺癌的 X 线征象还包括结构扭曲、局灶性不对称致密影及弥漫性腺体密度增高。

2. MRI 检查 乳腺非肿块型病变 MRI 增强扫描后可以呈现非肿块样强化表现，再根据病灶的形态学特征及多种成像序列做出诊断。

（五）鉴别诊断

1. 乳腺增生症 病理改变复杂多样，其超声表现也具有多种形式，当超声表现为局部腺体组织增厚、结构紊乱，呈片状低回声时，应仔细观察病灶有无微钙化及血流信号情况，并结合临床表现进行鉴别诊断，必要时行超声引导下穿刺活检。

2. 乳腺导管扩张症 早期乳晕区多发导管扩张，导管内分泌物淤积，声像图表现为导管扩张，管腔内透声差，可见点状回声，导管周边组织回声减低，血流信号增多。非肿块型乳腺癌导管走行僵硬，内填充实性低回声，并可见微钙化，血流信号紊乱。

（六）病例分析

病例一

患者，女，41 岁，体检超声发现左侧乳腺点状强回声 4 个月。

【超声检查】

左侧乳腺多支导管增粗伴强回声点（BI-RADS 4C 类，图 7-9-32）。

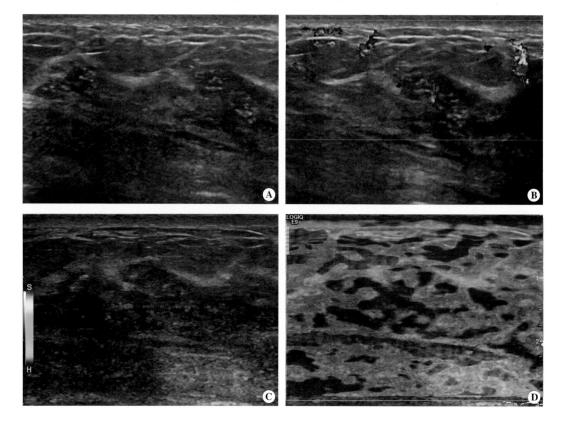

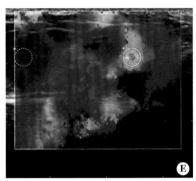
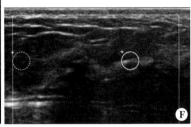

图 7-9-32 非肿块型乳腺癌超声图像

A. 左侧乳腺 11～2 点方向见多支导管增粗，走行迂曲、僵硬，范围 6.5cm×1.7cm，导管较宽者内径 0.48cm，内见多发强回声点；B. 病灶内部及边缘可见点状血流信号；C、D. 应力式弹性评分为 3 分；E、F. 剪切波弹性成像显示 Ratio 为 17.3

【乳腺 X 线摄影检查】

左侧乳腺外上象限占位性病变（BI-RADS 4B 类，图 7-9-33）。

【病理诊断】

（左侧乳腺）病灶大小 5.8cm×4.5cm×2.3cm，可见多灶浸润性导管癌，其余为高级别导管原位癌，间质脉管见瘤栓。

【解析】

本病例灰阶超声特点为左侧乳腺多发导管扩张，走行僵硬，管腔内多发点状强回声，符合非肿块型乳腺癌表现，需要与陈旧性乳汁淤积鉴别。陈旧性乳汁淤积患者哺乳期乳汁排泄不畅，随着水分吸收，淤积在导管内的乳汁成分析出，伴钙盐沉积，声像图也可表现为导管扩张伴散在强回声点，但多无血流信号，结合病史有助于鉴别。

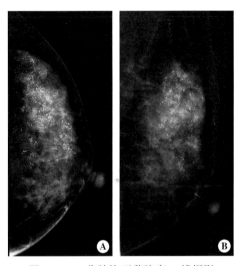

图 7-9-33 非肿块型乳腺癌 X 线摄影

CC 位（A）、MLO 位（B）显示左侧乳腺外上象限不规则斑片状密度增高影，无明显边界，内见弥漫分布细小点状钙化影

病例二

患者，女，37 岁，发现左侧乳腺肿物 2 个月。

【超声检查】

（1）左侧乳腺低回声不均区伴多发点状强回声（BI-RADS 4B 类，图 7-9-34A）。

（2）左侧乳腺 5 点方向见低回声肿块（BI-RADS 4B 类，图 7-9-34）。

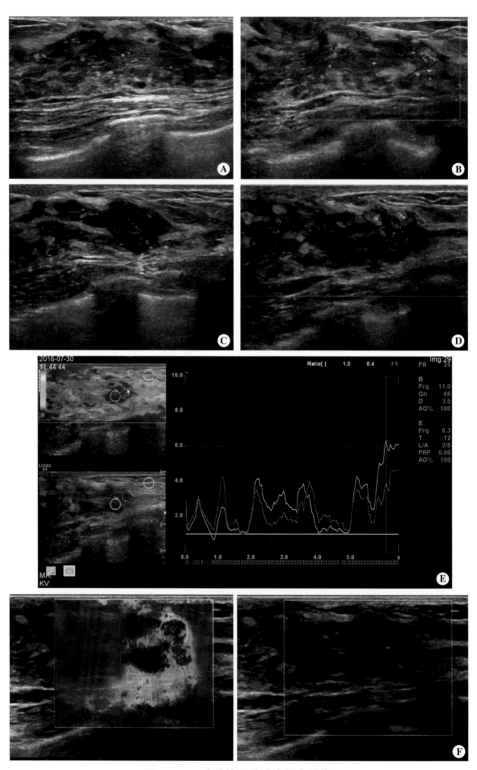

图 7-9-34　非肿块型乳腺癌超声图像

A.左侧乳腺乳晕至周围腺体见一低回声不均匀区，大小6.8cm×1.5cm×4.5cm，形态不规则，边缘模糊，内见众多强回声点；B.病灶边缘可见较丰富、紊乱的血流信号；C.左侧乳腺5点方向低回声不均匀区内见一低回声肿块，形态不规则，边缘不光整，内见强回声点；D.肿块内部可见较丰富、紊乱的血流信号；E.应力式弹性成像显示低回声不均匀区弹性评分为2分，低回声肿块弹性评分为4分，且硬度较周边正常组织大；F.剪切波弹性成像显示低回声不均匀区内硬度小，低回声肿块边缘硬度大，内部呈黑洞征

【乳腺 X 线摄影检查】

双侧乳腺增生症伴多发细小钙化影（BI-RADS 3 类，图 7-9-35）。

【病理诊断】

（左侧乳腺）病灶大小 1.2cm×1cm×1cm，乳腺浸润性导管癌，Ⅲ级。

【解析】

本病例术后病理提示左侧乳腺浸润性导管癌，病灶大小只有 1.2cm×1cm×1cm，与术前超声检查发现的低回声肿块相对应，即低回声肿块为浸润性导管癌，而周边低回声区并非恶性占位。应力式弹性评分及剪切波弹性模式图均显示低回声区硬度小，而低回声肿块硬度大，弹性成像表现与病理结果相符，具有辅助诊断价值。

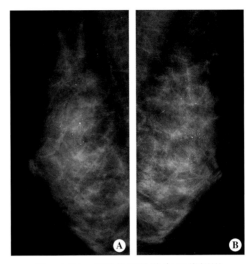

图 7-9-35　非肿块型乳腺癌 X 线摄影
右侧乳腺 MLO 位（A）、左侧乳腺 MLO 位（B）显示双侧乳腺呈增生性改变，内见多发细小钙化影，以左侧乳腺为著

七、年轻乳腺癌

年轻乳腺癌指发病年龄≤ 35 岁的乳腺癌，东亚、中东、北非和南美年轻女性的乳腺癌发病率较高，甚至存在部分首诊年龄小于 25 岁的超年轻乳腺癌。

（一）病理表现

年轻乳腺癌具有临床分期晚、淋巴结转移阳性率高、远处转移率高、易合并脉管瘤栓、肿瘤细胞增殖指数高、HER-2 过表达、雌激素受体阳性、孕激素受体阳性及基底样乳腺癌比例高等临床病理特征。通常年轻乳腺癌都具有较高的组织学等级。

（二）临床特点

年轻乳腺癌常以触及明显乳腺肿块就诊，多数已进入进展期，恶性程度高。发病年龄是影响乳腺癌患者预后的独立危险因素，即使是相同的临床分期，年轻乳腺癌的预后通常比年长乳腺癌更差。年轻乳腺癌具有"四高一大"的临床特点：高淋巴结转移率、高组织学级别、高临床分期、高三阴性比例、大肿块。

（三）超声表现

年轻乳腺癌由于发病年龄轻、激素水平高、腺体致密，病变具有以下一些相对特异的超声表现。

（1）肿块型多见，其他还有导管型、弥漫型等（图 7-9-36）。

（2）病灶横径较大，平均为 3.85cm±3.07cm，纵横比较小，平均为 0.49±0.25。

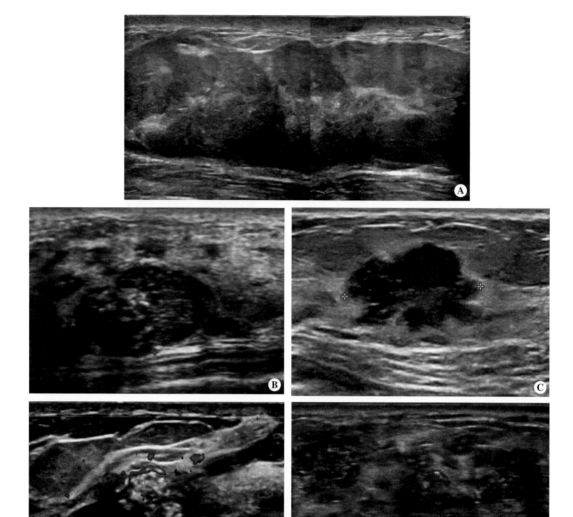

图 7-9-36 年轻乳腺癌超声分型

A ～ C. 肿块型；D. 导管型；E. 弥漫型

（3）后方回声衰减比较少见。

（4）具有乳腺癌常见的形态不规则、边缘模糊、周边高回声晕、边缘毛刺或成角、钙化灶等特征（图 7-9-37）。

（5）彩色多普勒血流成像无明显特征性表现（图 7-9-38）。

（四）其他影像学检查

1. 乳腺 X 线摄影检查 ≤ 35 岁的女性乳腺较致密，X 线摄影常不易发现病灶。乳腺 X 线摄影表现为肿块形态不规则，边缘毛刺，密度较周围腺体高，微小钙化一般为成簇或沿导管区段分布。

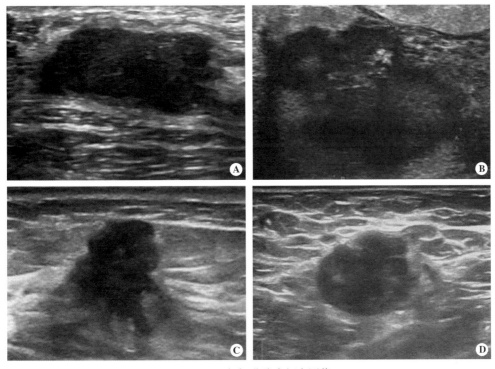

图 7-9-37　年轻乳腺癌超声图像

A.右侧乳腺外上象限见低回声肿块，形态欠规则，边缘成角；B.左侧乳腺外上象限见低回声肿块，形态不规则，边缘模糊，病灶内簇状钙化；C.右侧乳腺外上象限见低回声肿块，形态不规则，非水平位生长，边缘成角，伴结构扭曲；D.同侧腋窝淋巴结转移

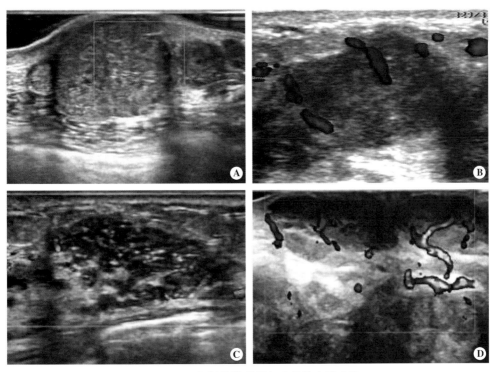

图 7-9-38　年轻乳腺癌彩色多普勒血流成像

A.肿块无血流；B.肿块内部血流；C.肿块周边少量血流；D.肿块内部及周边血流

2. MRI 检查 乳腺癌肿块形态不规则，边缘不光整，可有毛刺，增强扫描可呈不规则环形强化。

（五）鉴别诊断

1. 乳腺纤维腺瘤 亦多见于年轻女性，单发或多发，表现为光滑、活动度好的无痛性肿物，超声可见肿物形态规则，呈圆形或椭圆形，少数呈分叶状，水平位生长，多有包膜。

2. 乳腺炎 多见于哺乳期女性，局部有红肿热痛等炎症表现，超声可见局部皮肤水肿，肿块边界不清，彩色多普勒超声显示较丰富血流信号，如形成脓肿，可见漂浮物，探头加压可移动。

3. 乳腺腺病 多见于育龄期女性，超声可见腺体层内体积较小的低回声或无回声肿块，后方回声不同程度增强或无改变，平行位生长，多乏血供。

（六）病例分析

病例一

患者，女，28 岁，发现左侧乳腺肿物半年余，1 周前行穿刺活检，病理提示浸润性导管癌。

【超声检查】

（1）左侧乳腺 12 ～ 7 点方向见低回声肿块（BI-RADS 6 类，图 7-9-39）。

（2）左侧乳腺 3 点方向见低回声肿块（BI-RADS 5 类，图 7-9-40）。

（3）左侧腋窝淋巴结肿大，考虑淋巴结转移（图 7-9-41）。

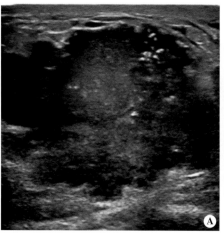
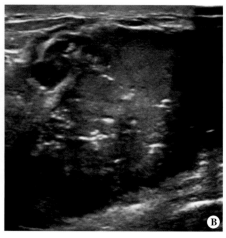

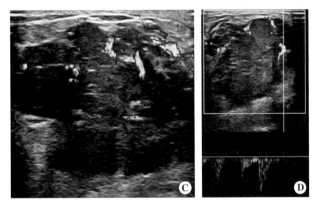

图 7-9-39　年轻乳腺浸润性癌超声表现（1）

A、B.左侧乳腺12～7点方向见低回声肿块，大小8.5cm×4.4cm×6.6cm，形态不规则，边缘微分叶，内部回声不均匀，
可见点状强回声成簇分布；C.肿块内血流信号丰富；D.高阻型动脉流速曲线

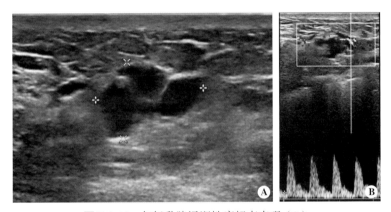

图 7-9-40　年轻乳腺浸润性癌超声表现（2）

A.左侧乳腺3点方向见低回声肿块，大小2.1cm×1.5cm，形态不规则，局部边缘模糊；B.高阻型动脉流速曲线，
RI 为 0.86

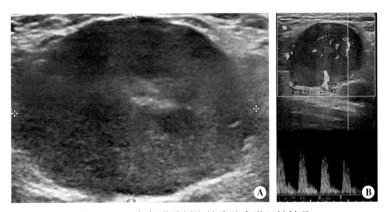

图 7-9-41　年轻乳腺浸润性癌腋窝淋巴结转移

A.左侧腋窝多发淋巴结肿大，大者4.6cm×3.4cm，呈圆形，实质明显增厚，淋巴门消失；B.实质内丰富杂乱血
流信号，RI 为 0.91

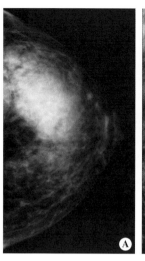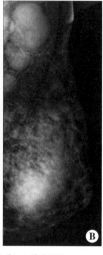

图 7-9-42 左侧乳腺癌 X 线摄影

A. CC 位，左侧乳腺巨大肿块影，形态欠规则，边缘模糊，
内见成簇分布泥沙样钙化；B. MLO 位，左侧乳腺肿物，
左侧腋窝多发肿大淋巴结影

【乳腺 X 线摄影检查】

左侧乳腺占位、左侧腋下淋巴结肿大（BI-RADS 5 类，图 7-9-42）。

【病理诊断】

（左侧乳腺+腋窝组织）乳腺改良根治标本，瘤床大小 7.5cm×5cm×4cm，其中浸润性癌约占瘤床 1%，Ⅱ级，新辅助治疗反应呈 MP-4 级。腋窝组织中找到 18 枚淋巴结，均未见转移，其中伴有治疗反应的 6 枚。

注：患者先采取新辅助化疗后行乳腺改良根治术。

【解析】

本病例左侧乳腺病灶巨大，声像图表现典型，入院前已行穿刺活检病理检查确诊为乳腺浸润性导管癌。患者为 28 岁女性，属于年轻乳腺癌。入院后超声检查见左侧腋窝淋巴结明显肿大，淋巴门消失，符合转移性淋巴结表现。患者乳腺病灶巨大，临床分期较晚，先行新辅助化疗后再行乳腺改良根治术。

病例二

患者，女，25 岁，发现左侧乳腺肿物 2 个月。

【超声检查】

左侧乳腺液性肿块伴附壁实体回声（BI-RADS 3 类，图 7-9-43）。

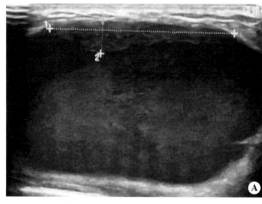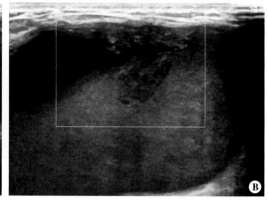

图 7-9-43 年轻乳腺囊内乳头状癌

A. 左侧乳腺内下象限和外下象限囊实性肿块，大小 5.8cm×3.5cm×5.0cm，以囊性为主，内透声差，前壁可见实体回声，大
小 3.6cm×2.2cm×0.7cm，表面呈分叶状，内部回声不均匀；B. 实性部分未见血流信号

【病理诊断】

（左侧乳腺肿物）送检标本经全部取材，镜下结合组织形态及免疫组化结果，符合囊内乳头状癌伴浸润。

【解析】

对于乳腺囊性病变，超声诊断思路如下：第一步，判断病灶为单纯性囊肿，还是复杂性囊肿，同时具有以下 5 个征象为单纯性囊肿，即无回声、边缘光整、整个囊壁呈薄的高回声、后方回声增强、伴有薄的侧方声影，否则为复杂性囊肿；第二步，对于复杂性囊肿，判断有无下列可疑肿瘤性病变的征象，囊内厚分隔、附壁实性肿块、纤维血管蒂、微囊、微小分叶，符合上述一种或一种以上则可归类为 4A 类及以上，需要进一步活检；第三步，若无上述征象，排除了肿瘤性病变，需进一步根据病史、年龄、声像学表现划分 2 类或 3 类。

本病例病灶前壁有实性成分，一般纤维囊性变的实性成分多为均匀的低回声，表面较光滑，与本病例不符。由于缺乏其他恶性征象，超声 BI-RADS 分类为 4A 类，需依靠活检进一步判断良恶性。

病例三

患者，女，24 岁，发现右侧乳腺肿物 1 个月。

【超声检查】

右侧乳腺见低回声肿块（BI-RADS 4C 类，图 7-9-44）。

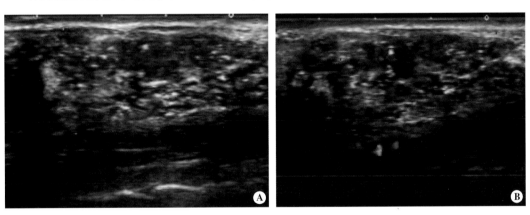

图 7-9-44 年轻乳腺导管原位癌超声图像

A. 右侧乳腺外上象限和外下象限见低回声肿块，范围 5.5cm×1.6cm，边缘模糊，内见许多细点状强回声；B. 病灶内可见点状血流信号

【乳腺 X 线摄影检查】

右侧乳腺钙化（BI-RADS 5 类，图 7-9-45）。

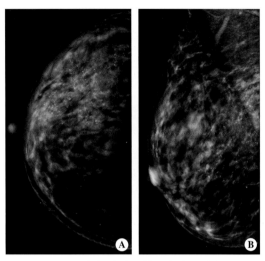

图 7-9-45　年轻乳腺导管原位癌 X 线摄影
CC 位（A）、MLO 位（B）显示右侧乳腺外上象限成簇分
布的泥沙样钙化

【**病理诊断**】

（右侧乳腺）高级别导管原位癌，伴多灶浸润（均为浸润性微乳头状癌，最大灶直径 0.7cm）。

【**解析**】

本病例为乳腺导管原位癌伴多灶性浸润，声像图符合原位癌改变，表现为无明显边界的肿块，伴散在分布的细点状钙化，X 线摄影亦显示为乳腺内成簇分布的泥沙样钙化，诊断较为容易。

八、复发转移性乳腺癌

乳腺癌复发是指乳腺癌手术治疗后，肿瘤再次出现，包括局部复发、区域复发和远处转移复发。局部区域复发致死率约为 15%，而远处转移复发的五年生存率极低。

（一）局部区域复发

局部区域复发是指在采用乳房切除术或保乳术等乳腺癌局部治疗后，肿瘤局部或区域淋巴结复发。局部复发，是指在患侧的乳房和胸壁，包括术后胸壁表面的皮肤再次出现乳腺癌。不伴有远处转移的局部复发通常称为孤立性复发，约占全部复发的70%。区域复发是指患侧的淋巴引流区，包括腋窝、锁骨上窝、胸骨旁淋巴结区出现乳腺癌。

1. 临床特点　保乳术后局部区域复发最常见的部位是同侧乳房，同侧乳房内复发大体上可分为真复发和新原发两类。与新原发相比，真复发发生较早，转移较早，预后较差。乳房切除术后局部区域复发常表现为淋巴引流区域触及肿大淋巴结，或者局部瘢痕内、瘢痕旁、胸壁皮肤或皮下肿物。胸壁是乳房切除术后最常见的复发部位，其次为锁骨上淋巴结及胸骨旁淋巴结和腋窝淋巴结。绝大部分复发发生在首次治疗后5 年内。

2. 超声表现

（1）局部复发：胸壁复发性乳腺癌超声表现为胸壁单发或多发低回声肿块，形态不规则，边缘不光整，可见毛刺或成角，内部回声不均匀，肿块内多可见较丰富血流信号（图 7-9-46、图 7-9-47）。

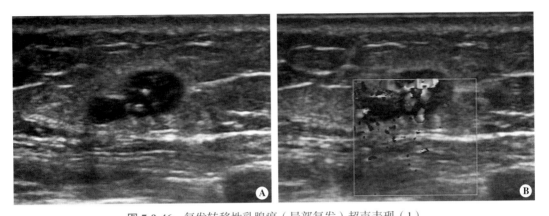

图 7-9-46 复发转移性乳腺癌（局部复发）超声表现（1）

A. 右侧乳腺癌改良根治术后，右侧胸壁脂肪层内见一低回声肿块，形态不规则，呈分叶状，边缘尚光整，内见强回声点；B. 肿块内见丰富血流信号

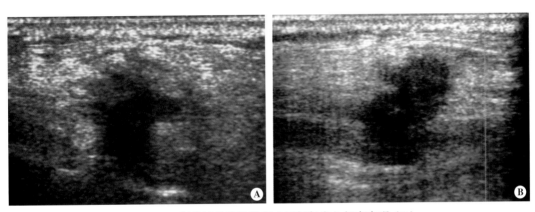

图 7-9-47 复发转移性乳腺癌（局部复发）超声表现（2）

A. 右侧乳腺改良根治术后9年，右侧胸壁瘢痕处深面见一低回声肿块，形态不规则，边缘模糊，可见毛刺及成角改变，累及肌层，后方回声衰减；B. 肿块内未见血流信号

（2）区域淋巴结复发：超声表现为患侧腋窝、锁骨上、胸骨旁淋巴结区一个或多个肿大淋巴结，可单独或多处同时发生。淋巴结形态规则或不规则，实质明显增厚，回声减低，淋巴门多消失，多可见较丰富血流信号（图 7-9-48、图 7-9-49）。

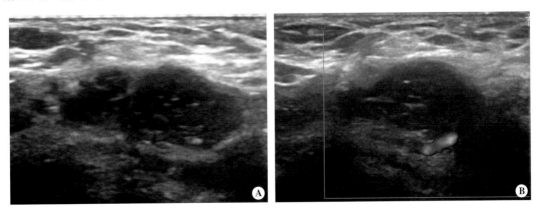

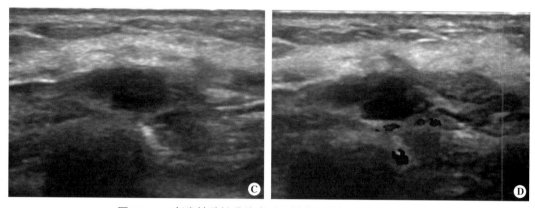

图 7-9-48　复发转移性乳腺癌（区域淋巴结复发）超声表现

A、B.左侧乳腺癌改良根治术后 7 个月，左侧腋窝淋巴结肿大，形态不规则，边缘不光整，淋巴门消失，未见血流信号；C、D.左锁骨上淋巴结肿大，实质增厚，淋巴门明显缩小，未见血流信号

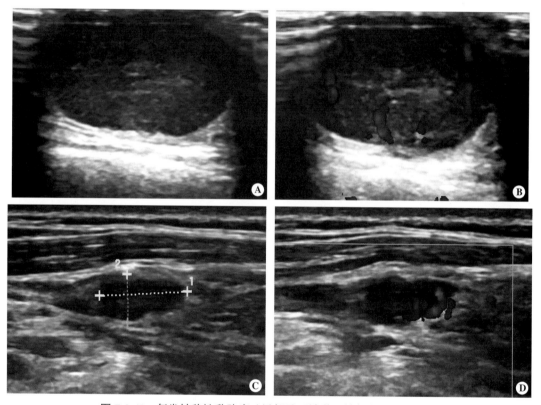

图 7-9-49　复发转移性乳腺癌（局部及区域淋巴结复发）超声表现

A、B.右侧乳腺癌改良根治术后 8 周，右侧胸壁见一低回声肿块，呈椭圆形，内回声欠均匀，可见较丰富血流信号；C、D.右侧锁骨上淋巴结肿大，淋巴门消失，血流信号较丰富

3. 其他影像学检查

（1）乳腺 X 线摄影检查：发现微小钙化型复发灶的敏感度高于超声，但乳腺根治术后患者应用受限。

（2）MRI 检查：复发灶在 T_2WI 为高信号，与周围正常组织的信号明显不同，可较清晰显示病灶范围，增强扫描可明确有活性的病灶范围。

4. 鉴别诊断

（1）术后瘢痕组织：位于原术区，呈局部低回声，形态不规则，内部回声不均匀。早期新鲜瘢痕及临界期瘢痕内可见不同程度的彩色血流信号，而陈旧性瘢痕常无血流信号，短期复查病灶无明显变化。

（2）乳腺增生性病变：对于保乳术后患侧乳腺内新发病灶，应警惕局部复发可能，复发病灶恶性征象典型时与良性病变鉴别容易，但复发病灶表现为片状回声不均匀区，占位立体感不强烈时，与增生性病变鉴别困难。

5. 病例分析

病例一

患者，女，57岁，左侧乳腺癌改良根治术后8年，发现左侧胸壁肿物1周。

【超声检查】

（1）左侧胸壁低回声，考虑乳腺癌复发（BI-RADS 4C类，图7-9-50A～C）。

（2）左侧腋窝淋巴结肿大，考虑淋巴结转移（图7-9-50D）。

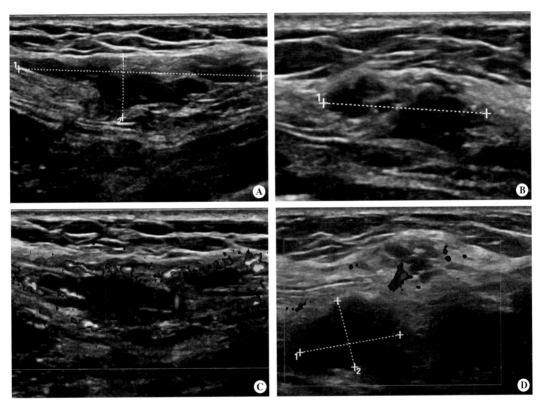

图7-9-50 乳腺癌术后胸壁及腋窝淋巴结复发

A、B.左侧胸壁肌层内见一低回声肿块，大小3.6cm×0.9cm×1.8cm，形态不规则，边缘不光整；C.病灶周边见丰富血流信号；D.左侧腋窝多发转移性淋巴结

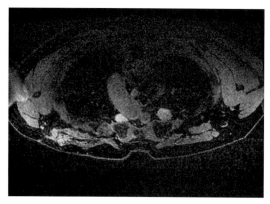

图 7-9-51　乳腺癌胸壁复发灶 MRI

T₁WI 增强序列，左侧胸壁结节状强化病灶

【MRI 检查】

左前胸壁锁骨下区层面异常信号灶，需警惕乳腺癌复发（图 7-9-51）。

【诊疗过程】

入院后行超声引导下穿刺活检术，术后病理提示腺癌浸润，考虑乳腺来源。予以新辅助化疗 8 个周期后，复查病灶明显缩小（图 7-9-52）。化疗结束后行"左侧胸壁复发癌灶扩大切除 + 部分胸大肌、胸小肌切除 + 左侧腋窝淋巴结切除术"，术后行放疗。

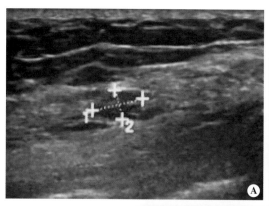
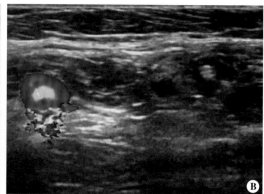
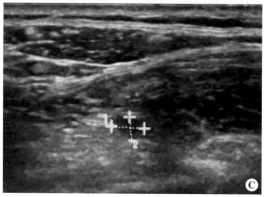

图 7-9-52　复发转移性乳腺癌化疗后复查

A. 左侧胸壁复发灶较前缩小，大小 0.6cm×0.4cm，形态规则，边缘光整；B. 左侧腋窝转移性淋巴结较前缩小，大小 0.4cm×0.3cm，未见血流信号；C. 左侧锁骨上转移性淋巴结较前缩小，大小 0.4cm×0.3cm，未见淋巴门结构

【病理诊断】

（左侧胸壁复发癌灶扩大切除组织）镜下于纤维、脂肪及肌组织中见癌浸润，结合临床病史及免疫组化，符合转移性乳腺癌。

（左侧腋窝淋巴结）找到 9 枚淋巴结，见转移癌（9/9，其中 7 枚伴有治疗后反应）；另于周围纤维、脂肪组织中见癌浸润。

【解析】

本例患者为左侧乳腺癌术后 8 年，发现左侧胸壁近腋窝处肿物 1 周，结合病史，临床考虑为乳腺癌术后局部区域复发，但病灶邻近腋窝处，无法明确为胸壁复发还是区域淋巴结复发。超声检查于左侧胸壁外上象限近腋前线第 3、4 肋间皮下肌层见一低回声，形态不规则，边缘不光整，见毛刺，内见强回声点，周围组织回声增高，周边可见丰富血流信号，考虑临床触及肿物为乳腺癌区域复发，并同时合并同侧腋窝淋巴结、锁骨上淋巴结转移。

病例二

患者，女，43 岁，右侧乳腺癌改良根治术后 1 年余，发现右侧胸壁肿块 1 个月。

【超声检查】

（1）右侧胸壁低回声肿块，考虑转移癌（图 7-9-53A、B）。

（2）右侧腋窝淋巴结及锁骨上淋巴结肿大，考虑淋巴结转移（图 7-9-53C、D）。

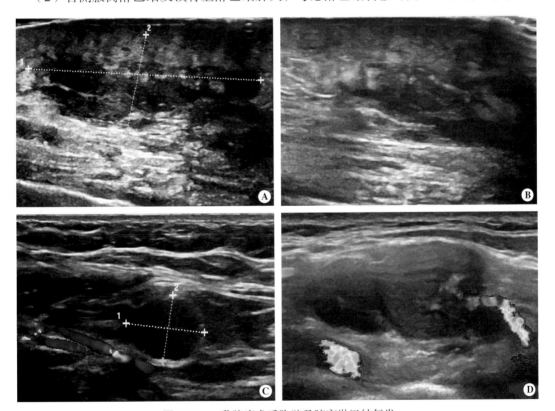

图 7-9-53　乳腺癌术后胸壁及腋窝淋巴结复发

A、B.右侧胸壁瘢痕上方深面见一低回声肿块，形态不规则，边缘不光整，周围组织回声增高，皮肤层增厚；C.右侧腋窝淋巴结转移，淋巴门消失，未见血流信号；D.右侧锁骨上淋巴结肿大，实质增厚，淋巴门偏心缩小

【病理诊断】

（右侧胸壁肿物）镜下于皮下真皮内可见癌浸润，结合形态、病史及免疫组化染色结果符合乳腺来源。

【解析】

乳腺癌术后局部区域复发多发生于首次治疗的 5 年内，对于术后新发现的胸壁、腋窝、锁骨上下肿物应警惕区域复发可能。本病例超声检查符合乳腺癌区域胸壁复发和淋巴结复发的声像图改变，并经病理检查证实。

对于临床怀疑乳腺癌术后复发的患者，超声检查不仅可以判断肿物性质、是否为淋巴结肿大、肿物所处位置及侵犯范围，还可以行超声引导下穿刺活检获取病理诊断。

（二）远处转移复发

远处转移复发主要通过血行转移，可转移至骨、肺、肝、脑、胃肠道、肾、肾上腺等远处器官，最常见的转移部位为骨、肺、肝，其中肝转移的发生率为 61%，下面主要阐述乳腺癌肝转移。

1. 病理表现　癌结节外观多呈灰白色，质地较软，边缘隆起，中间凹陷，与四周肝组织有明显分界，包膜多完整。肝转移癌的组织学特征与原发性乳腺癌相类似，但通常因细胞分化差，难以根据形态特点确定其来源。

2. 超声表现　乳腺癌肝转移灶可单个或多个同时存在，病变一般较小，多呈圆形、类圆形或稍不规则形，界限较清楚，内部回声低于周围肝组织回声，乏血供。超声造影表现为动脉期环状高增强，门脉期和延迟期无增强，呈黑洞征（图 7-9-54）。

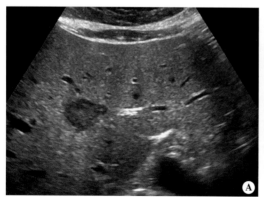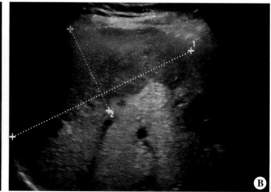

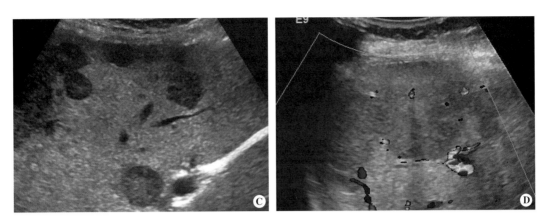

图 7-9-54 乳腺癌肝内多发转移灶

A～C.乳腺癌术后 1 年，肝脏见大小不等的低回声肿块，部分融合成团，形态不规则；D.大者可见少量血流信号

3. 其他影像学检查

（1）CT 检查：增强后 CT 表现有以下几种：①病灶边缘强化，大部分仍低于正常肝实质；②整个病灶均匀或不均匀强化，通常低于正常肝实质；③囊样改变，大的病灶中心坏死，中心密度低于边缘密度；④牛眼征，病灶中心密度低，边缘强化，最外层密度又低于肝实质；⑤晕圈征，病灶边缘强化，形似包膜。

（2）MRI 检查：能够确定病灶的大小、部位及与重要解剖结构的毗邻关系。T_1WI 转移灶显示为低信号，T_2WI 在病变定位和定性中具有优势。

4. 实验室检查 血清肿瘤标志物糖类抗原（CA）153、癌胚抗原（CEA）和 CA125 等在部分乳腺癌肝转移患者中升高，甲胎蛋白（AFP）的检测有助于肝转移和原发性肝癌的鉴别。

5. 病例分析

病例一

患者，女，52 岁，左侧乳腺浸润性导管癌根治术后 3 年，发现左侧腋窝淋巴结及肝肿物 2 周。

【超声检查】

（1）左侧腋窝低回声肿块，考虑淋巴结转移（图 7-9-55）。

（2）右肝等回声肿块，考虑恶性肿瘤（图 7-9-56）。

【MRI 检查】

肝多发转移癌（图 7-9-57）。

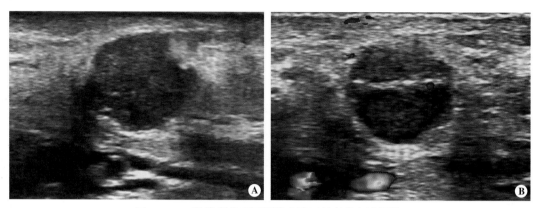

图 7-9-55　乳腺癌术后同侧腋窝淋巴结复发超声图像

A.左侧乳腺癌术后，同侧腋窝淋巴结转移，淋巴门消失，周围组织回声增高；B.淋巴结内少许点状血流信号

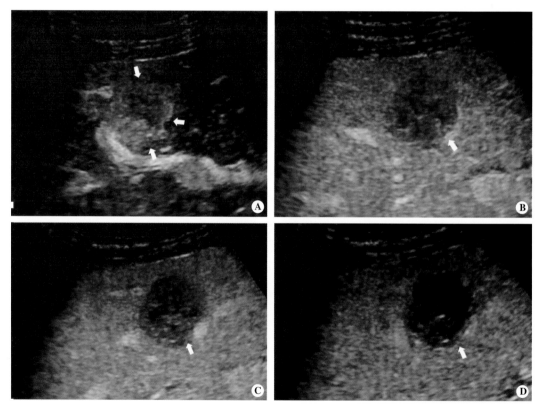

图 7-9-56　左侧乳腺癌术后肝转移超声造影（箭示）

A.动脉早期高增强；B.动脉晚期开始消退；C、D.门脉期及延迟期消退呈空洞征

【病理诊断】

（左侧腋窝淋巴结）穿刺组织见转移癌，结合临床病史及免疫组化染色结果符合乳腺来源。

（右肝前叶结节）穿刺标本镜下见转移性乳腺癌。

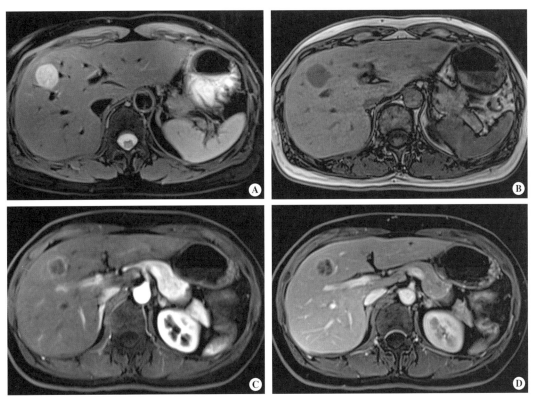

图 7-9-57 乳腺癌术后肝转移 MRI

A. T$_2$WI 序列，肝内圆形高信号；B. T$_1$WI 序列，呈低信号；C、D. 增强扫描见结节呈环形强化

【解析】

本例患者左侧乳腺癌术后 3 年，发现左侧腋窝肿物，超声检查于右肝前叶见一等回声结节，超声造影呈"快进快出"，符合恶性肿瘤的造影表现。综合病史、腋窝肿物超声表现及肝脏占位超声造影，高度怀疑患者为乳腺癌术后伴同侧腋窝淋巴结复发、肝转移，后得到穿刺病理明确诊断。

病例二

患者，女，52 岁，右侧乳腺癌根治术后 3 年余，发现肝占位 1 个月。

【超声检查】

左肝低回声肿块，考虑为恶性肿瘤（图 7-9-58、图 7-9-59）。

【MRI 检查】

左肝外叶占位，考虑转移瘤（图 7-9-60）。

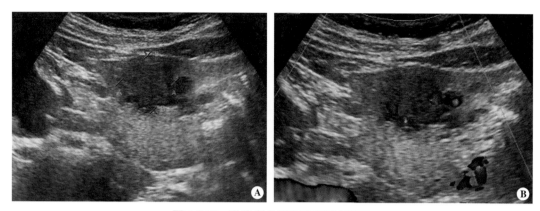

图 7-9-58 乳腺癌术后肝转移超声图像

A. 左肝外叶见一低回声肿块，形态不规则，边界不清，边缘向周围组织呈伪足样伸展；B. 肿块内见点状血流信号

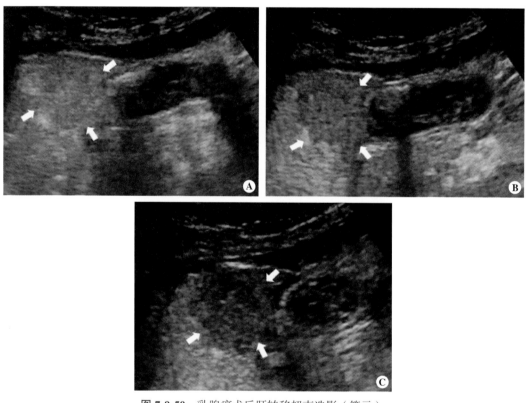

图 7-9-59 乳腺癌术后肝转移超声造影（箭示）

A. 动脉期高增强；B. 门脉期逐渐消退；C. 延迟期明显消退

【病理诊断】

（左肝肿物活检）镜下见癌浸润，结合病史及免疫组化染色结果，符合乳腺来源。

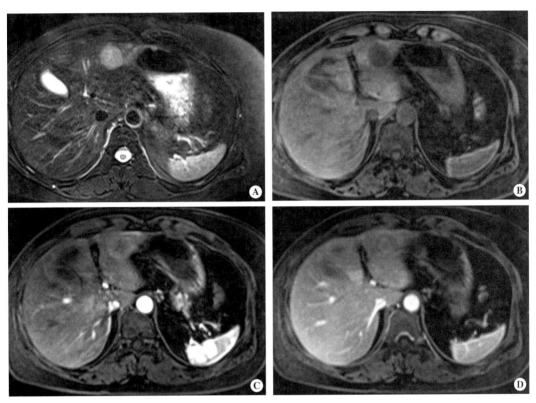

图 7-9-60　乳腺癌术后肝转移 MRI

A. T_2WI 序列，左肝外叶圆形高信号；B. T_1WI 序列，呈低信号；C、D. 增强扫描结节呈环形强化

【解析】

本例患者右侧乳腺癌术后 3 年余，腹部超声检查见肝内新增数个低回声肿块，超声造影见肿块整体高增强，动态观察呈"快进快出"造影表现，考虑为恶性肿瘤，后经穿刺活检病理证实为乳腺来源的转移癌。

乳腺癌术后出现肝转移者预后差，除已发现的肝转移灶外，也可能出现骨、肺等其他器官转移，应行全身骨显像、肺部 CT 或全身 PET/CT 综合评估患者乳腺癌全身转移情况。

（魏洪芬　张　玲　王　宇　黄　静　侯　莹　黄丽燕　陈小霜　柯丽明　郑梅娟
卓家伟　卓敏玲　张美恋　钱清富　张秀娟　吴丽足　郑巧灵　杨映红）

参 考 文 献

陈谦谦，薛恩生，2012. 超声、钼靶 X 线联合 MRI 在乳腺癌术前评价中的应用. 中国医学影像学杂志，20（2）：148-152.

陈琬萍，何以牧，林礼务，等，2013. 超声在乳腺浸润性微乳头状癌诊断及术前 TNM 分期中的应用. 中华超声影像学杂志，22（12）：1049-1052.

陈小霜，林礼务，薛恩生，等，2015. 超声在乳腺神经内分泌癌诊断与术前 TNM 分期中的应用. 中华超声影像学杂志，24（10）：894-897.

陈小霜，魏巍丽，陈志奎，等，2015. 乳腺微浸润癌与导管原位癌及浸润性导管癌声像图特征对比研究. 中华超声影像学杂志，

24（8）：688-691.

陈小霜，张秀娟，林礼务，等，2016. 彩色多普勒超声对乳腺化生性癌的应用价值研究. 中华超声影像学杂志，3（25）：223-227.

程玉书，周正荣，杨文涛，等，2012. 乳腺神经内分泌癌的影像学表现和临床病理特征. 中华肿瘤杂志，34（12）：917-922.

高晓艳，张秉宜，张郁林，等，2016. 高频彩超对炎性乳腺诊断价值的分析. 中国临床医学影像杂志，27（11）：781-783.

何以枚，林礼务，高上达，等，2007. 乳腺癌超声分型与病理分型关系的研究. 中华医学超声杂志（电子版），4（1）：44-47.

黄丹凤，唐丽娜，沈友洪，等，2017. 乳腺神经内分泌癌的超声表现及病理对照分析. 中国超声医学杂志，33（8）：740-742.

黄静，何以枚，林礼务，等，2010. 乳腺黏液腺癌的超声特征分析. 中华超声影像学杂志，19（11）：1011-1012.

黄静，何以枚，林礼务，等，2013. 导管型乳腺癌与乳腺导管内乳头状瘤的超声鉴别诊断. 临床超声医学杂志，15（3）：169-171.

霍雷军，郜红艺，郭玉娟，等，2013. 乳腺导管原位癌及其微浸润的临床病理研究. 中华乳腺病杂志（电子版），7（6）：427-432.

柯丽明，何以枚，林礼务，等，2012. 乳腺浸润性小叶癌的超声诊断及其在 TNM 分期中的应用. 中国超声医学杂志，28（6）：505-508.

柯丽明，何以枚，林礼务，等，2012. 三阴性乳腺癌的超声诊断价值. 中国超声医学杂志，28（10）：903-906.

林盈，薛恩生，林礼务，等，2009. 高频彩色多普勒超声诊断乳腺癌腋窝淋巴结转移的价值. 中华医学超声杂志（电子版），6（1）：59-65.

绍志敏，沈镇宙，徐兵河，2018. 乳腺肿瘤学. 上海：复旦大学出版社，823-825.

孙强，徐兵河，邵志敏，2016. 乳腺原位癌诊疗专家共识. 中华肿瘤杂志，38（12）：942-947.

吴丽足，林礼务，何以枚，等，2009. 高频彩色多普勒超声在乳腺髓样癌与腺纤维瘤鉴别诊断中的价值. 中国超声医学杂志，25（8）：738-741.

吴丽足，林礼务，薛恩生，等，2012. 高频彩色多普勒超声对乳腺髓样癌的诊断及误诊原因分析. 中国超声医学杂志，28（8）：761-763.

严松莉，2009. 乳腺超声与病理. 北京：人民卫生出版社，150.

杨德荣，吕道玲，张定萍，2014. 超声对炎性乳腺癌的诊断价值. 临床超声医学杂志，16（2）：75-76.

杨嘉嘉，薛恩生，林礼务，等，2017. 乳腺腺样囊性癌的超声诊断. 中国超声医学杂志，33（6）：565-567.

张建兴，2012. 乳腺超声诊断学. 北京：人民卫生出版社，173-174.

张玲，何以枚，林礼务，等，2010. 彩色多普勒超声对早发性乳腺癌的诊断价值. 中国超声医学杂志，26（5）：410-412.

张玲，何以枚，林礼务，等，2013. 乳腺癌彩色多普勒血流成像及淋巴结转移与 HIF-1α 表达的相关性研究. 中国超声医学杂志，29（1）：41-44.

张玲，何以枚，林礼务，等，2013. 乳腺癌术后腋窝淋巴结新鲜标本的超声影像研究. 中国超声医学杂志，29（5）：405-408.

张美恋，林礼务，薛恩生，等，2016. 乳腺单纯性浸润性微乳头状癌超声表现及其与病理的关系. 中华医学超声杂志（电子版），13（12）：936-941.

张秀娟，林礼务，陈志奎，等，2012. 对比分析高频超声与 X 线诊断乳腺髓样癌. 中国医学影像技术，28（2）：301-303.

张秀娟，林礼务，陈志奎，等，2012. 乳腺典型髓样癌与非典型髓样癌的超声诊断分析. 生物医学工程与临床，16（1）：50-53.

张彦，董磊，李培峰，等，2020. 隐匿性乳腺癌的超声图像特征分析. 实用医药杂志，37（11）：981-983，1057.

中国年轻乳腺癌诊疗与生育管理专家共识专家委员会，2019. 年轻乳腺癌诊疗与生育管理专家共识. 中华肿瘤杂志，41（7）：486-495.

钟颖，孙强，黄汉源，等，2010. 隐匿性乳腺癌的诊断和治疗. 中华肿瘤杂志，32（9）：716-718.

卓家伟，何以枚，张美恋，等，2018. 乳腺癌常规超声及剪切波弹性成像表现与淋巴结转移关系的研究. 中华超声影像学杂志，27（8）：709-713.

Corso G，Magnoni F，Provenzano E，et al，2020. Multicentric breast cancer with heterogeneous histopathology：a multidisciplinary review. Future Oncology，16（8）：395-412.

Izumori A，Takebe K，Sato A，2010. Ultrasound findings and histological features of ductal carcinoma in situ detected by ultrasound examination alone. Breast Cancer，17：136-141.

Kadalayil L，Khan S，Nevanlinna H，et al，2017. Germline variation in ADAMTSL1 is associated with prognosis following breast cancer treatment in young women. Nat Commun，8（1）：1632.

Kollias J，Ellis I O，Elston C W，et al，2001. Prognostic significance of synchronous and metachronous bilateral breast cancer. World Journal of Surgery，25（9）：1117-1124.

Lee C H，Dershaw D D，Kopans D，et al，2010. Breast cancer screening with imaging：recommendations from the Society of Breast Imaging and the ACR on the use of mammography，breast MRI，breast ultrasound，and other technologies for the detection of clinically occult breast cancer. Journal of the American College of Radiology，7（1）：18-27.

Liao H Y，Zhang W W，Sun J Y，et al，2018. The clinicopathological features and survival outcomes of different histological subtypes in triple-nigative breast cancer. Journal of Cancer，9（2）：296-303.

McCrorie A D，Ashfield S，Begley A，et al，2020. Multifocal breast cancers are more prevalent in BRCA2 versus BRCA1 mutation carriers. Journal of Pathology，6（2）：146-153.

Mori M，Tsugawa K，Yamauchi H，et al，2013. Pathological assessment of microinvasive carcinoma of the breast. Breast Cancer，20（4）：331-335.

Nagashima T，Hashimoto H，Oshida K，et al，2005. Ultra sound demonstration of mammographically detected microcalcifications in patients with ductal carcinoma in situ of the breast. Breast Cancer，12（3）：216-220.

Orzalesi L，Casella D，Criscenti V，et al，2016. Microinvasive breast cancer：pathological parameters，cancer subtypes distribution，and correlation with axillary lymph nodes invasion. Results of a large single- institution series. Breast Cancer，23（4）：640-648.

Puay H T，Ellis I，Allison K，et al，2020. The 2019 World Health Organization classification of tumours of the breast. Histopathology，77（2）：181-185.

Siddig A，Tengku Din T A D A，Mohd Nafi S N，et al，2021. The unique biology behind the early onset of breast cancer. Genes(Basel)，12（3）：372.

Tian L，Wang L，Qin Y，et al，2020. Systematic review and meta-analysis of the malignant ultrasound features of triple-negative breast cancer. Journal of Ultrasound in Medicine，39（10）：2013-2025.

Toi M，Ohashi Y，Seow A，et al，2010. The breast cancer working group presentation was divided into three sections：the epidemiology，pathology and treatment of breast cancer. Japanese Journal of Clinical Oncology，40（suppl 1）：i13-i18.

Vieira C C，Mercado C L，Cangiarella J F，et al，2010. Microinva-sive ductal carcinoma in situ：clinical presentation，imaging features，pathologic findings，and outcome. European Journal of Radiology，73（1）：102-107.

Vranic S，Stafford P，Palazzo J，et al，2020. Molecular profiling of the metaplastic spindle cell carcinoma of the breast reveals potentially targetable biomarkers. Clin Breast Cancer，20（4）：326-331.

Wang H，Zhan W，Chen W，et al，2020. Sonography with vertical orientation feature predicts worse disease outcome in triple negative breast cancer. Breast，49：33-40.

Wang L，Zhang W，Lyu S，et al，2015. Clinicopathologic characteristics and molecular subtypes of microinvasive carcinoma of the breast. Tumour Biology，36（4）：2241-2248.

Yang M，Moriya T，Oguma M，et al，2003. Microinvasive ductal carcinoma（T1mic）of the breast. The clinicopathological profile and immunohistochemical features of 28 Cases. Pathology International，53（7）：422-428.

Zhu K，Wang D，Li Z，et al，2020. Heterogeneity of triple-negative breast cancer：differences in clinicopathologic and ultrasound features between premenopausal and postmenopausal patients. Journal of Ultrasound in Medicine，39（5）：919-927.

第八章　乳腺少见恶性肿瘤

第一节　原发性乳腺淋巴瘤

乳腺淋巴瘤较为罕见，约占所有结外淋巴瘤的 2%，包括原发性和继发性乳腺淋巴瘤。原发性乳腺淋巴瘤（primary breast lymphoma，PBL）可发生于任何年龄，亚洲患者多见于 45 ～ 53 岁女性。

一、病 理 表 现

肉眼观肿瘤多呈结节样，边界较清晰，切面呈灰白色或灰粉色，实性，质地偏软、细腻，呈鱼肉状。组织学绝大多数表现为非霍奇金淋巴瘤，免疫学或酶谱检查显示多为 B 细胞源性，其中弥漫性大 B 细胞淋巴瘤最多见，其病理学基础是肿瘤细胞弥漫浸润，乳腺正常小叶结构遭到破坏（图 8-1-1）。

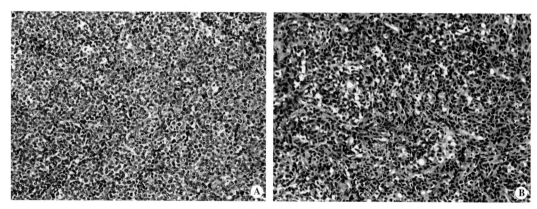

图 8-1-1　弥漫大 B 细胞淋巴瘤
肿瘤细胞体积较大，具有中心母细胞学特征

二、临 床 特 点

临床表现缺乏特异性，通常以逐渐增大的单侧乳腺无痛性肿块或同时伴同侧腋窝淋巴结肿大为首发症状，少数可弥漫浸润使乳房变硬。约 10% 的病例为双侧乳腺同时受累，约15%的双侧乳腺可发生异时性淋巴瘤。肿瘤触诊质地较硬，边界较清，一般不与皮肤粘连，可推动。其可局部复发或者进展，累及外周淋巴结、中枢神经系统、骨髓、肝、脾等。总体预后良好，五年生存率可达 75%。

三、超 声 表 现

（1）典型表现为单侧单发病灶，少数可见多发病灶或双侧乳腺受累。

（2）由于淋巴瘤生长较迅速，就诊时病灶一般较大。

（3）几乎呈平行位生长，多无边缘毛刺征及钙化表现。

（4）超声表现可分为肿块型和弥漫型两类。

1）肿块型：表现为椭圆形或不规则分叶状，与周围组织有较清晰界限。淋巴瘤细胞浸润程度决定了病灶内部的回声模式，可分为以下 3 种。①高低回声相间；②不均匀低回声，内见丝网状结构；③低回声或极低回声，腺体组织受累较严重（图 8-1-2、图 8-1-3 ）。

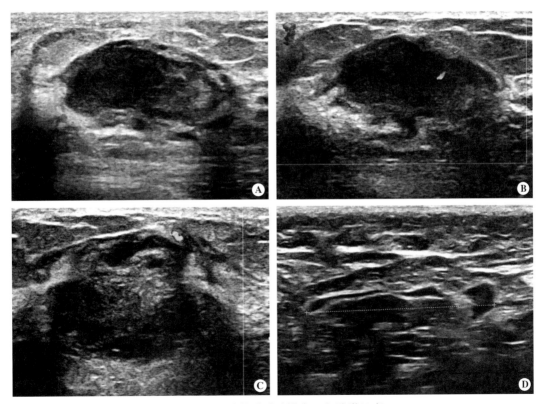

图 8-1-2 原发性乳腺弥漫大 B 细胞淋巴瘤

A～C.左侧乳腺 3 点、6 点方向各见一低回声肿块，形态不规则，边缘不光整，内部回声不均匀，可见星点状血流信号；D.左侧腋窝淋巴结未见异常

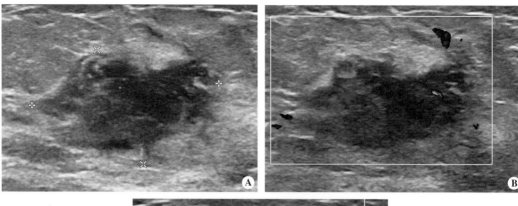

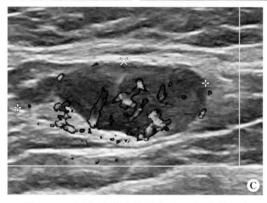

图 8-1-3 原发性乳腺非霍奇金 B 细胞淋巴瘤

A、B. 左侧乳腺外上象限见一低回声肿块，形态不规则，边缘模糊成角，内部回声不均匀，可见少量血流信号；C. 左侧腋窝
淋巴结肿大，实质增厚，淋巴门结构偏心，内见丰富血流信号

2）弥漫型：表现为弥漫分布的片状低回声伴散在中等回声，最大径多大于 5cm；也可表现为弥漫不均匀回声，局部呈极低回声。

（5）多数病灶血流信号丰富，走行杂乱。

（6）淋巴结受累时，多为圆形或椭圆形，实质呈均匀性向心性增厚，被膜清晰，淋巴门可见或消失。

四、其他影像学检查

1. 乳腺 X 线摄影检查　主要表现为肿块型及致密浸润型。前者表现为圆形、椭圆形等密度或高密度肿块，边缘较光整；后者表现为弥漫性密度增高。多无微小钙化，可伴有皮肤增厚。

2. MRI 检查　表现为 T_1WI 呈等信号肿块，T_2WI 信号稍高，边缘不规则，动态增强扫描呈快速明显强化，增强曲线类型多表现为 II 型曲线。

3. PET/CT 检查　在乳腺淋巴瘤的诊断、分期、治疗反应评估和复发监测等方面均有应用价值，表现为强烈的均匀氟代脱氧葡萄糖（FDG）摄取，平均最大标准化摄取值为 10.6（范围 5.4～35.5）。

五、鉴别诊断

形态不规则的肿块型原发性乳腺淋巴瘤需与乳腺癌等鉴别；形态较规则的肿块型原发性乳腺淋巴瘤需与具有髓样癌特点的乳腺癌、纤维腺瘤、叶状肿瘤等鉴别；弥漫型原发性乳腺淋巴瘤需与乳腺炎、炎性乳腺癌等鉴别。

1. 乳腺浸润性癌 典型乳腺浸润性癌常见边缘毛刺、成角改变，可伴有微钙化，肿块后方回声衰减。乳腺淋巴瘤肿块生长迅速，活动度好，与皮肤无粘连，皮肤无橘皮样改变，无乳头凹陷等。

2. 具有髓样癌特点的乳腺癌 最多见的形态为圆形、卵圆形或大分叶状，边缘光整，呈膨胀性生长，内部为不均匀低回声，后方回声可增强或无改变，与原发性乳腺淋巴瘤鉴别有一定难度。病灶可见液化坏死及出血，有时病灶周边可出现炎性水肿形成的晕圈，彩色多普勒超声常见周边环绕性血流信号。

3. 乳腺纤维腺瘤 以中青年多见，包膜回声完整，生长缓慢，多呈均匀的中低回声，少数回声不均匀，部分病灶内可见粗大钙化，彩色多普勒超声表现为周边为主的血流信号。

六、病例分析

病例一

患者，女，71岁，发现左侧乳腺肿物1周。

【超声检查】

（1）左侧乳腺回声不均肿块（BI-RADS 4C类，图8-1-4A）。

（2）左侧腋窝淋巴结肿大（图8-1-4B）。

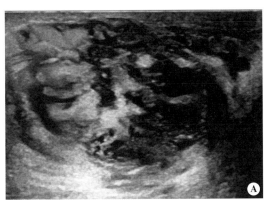 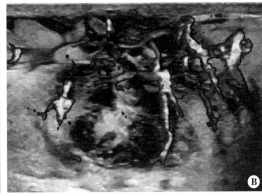

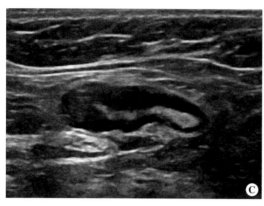
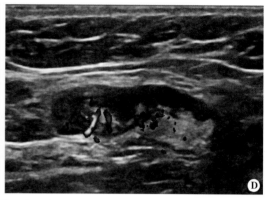

图 8-1-4　乳腺淋巴瘤超声图像

A、B.左侧乳腺 10 ～ 2 点方向见一回声不均匀肿块，大小 4.0cm×2.7cm×3.9cm，形态不规则，边缘不光整，可见丰富血流信号；

C、D.左侧腋窝见数个肿大淋巴结，大者 2.2cm×1.1cm，实质增厚，淋巴门可见，内见较丰富的血流信号

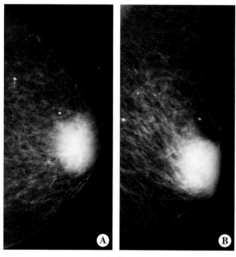

图 8-1-5　乳腺淋巴瘤 X 线摄影

CC 位（A）、MLO 位（B）显示左侧乳腺高密度肿块影，边缘毛糙，左侧腋窝见多发肿大淋巴结影

【乳腺 X 线摄影检查】

左侧乳腺占位性病变（BI-RADS 5 类，图 8-1-5）。

【PET/CT 检查】

淋巴瘤基线评估：左侧乳腺高活性浸润灶；左侧胸肌间、左侧腋窝多发高活性淋巴结浸润灶（多维尔评分：5 分，图 8-1-6）。

【病理诊断】

（左侧乳腺）穿刺组织见非霍奇金侵袭性 B 细胞淋巴瘤。

【解析】

本病例 PET/CT 全身显像除了左侧乳腺、左侧腋窝、左侧胸肌见数个肿大淋巴结外，其

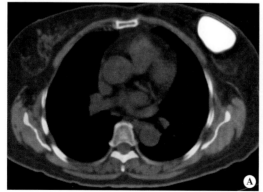
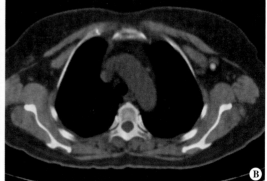

图 8-1-6　乳腺淋巴瘤 PET/CT

A.左侧乳腺肿物呈高代谢；B.左侧腋窝淋巴结呈高代谢

他部位未见肿瘤浸润表现，临床诊断为原发性乳腺淋巴瘤。乳腺病灶的超声表现呈肿块型，内部回声高低相间，是肿块型原发性乳腺淋巴瘤的超声表现之一，相应病理表现为大量肿瘤细胞浸润于残存的乳腺导管和小叶之间，残留乳腺组织为高回声，肿瘤细胞浸润区为低回声。

病例二

患者，女，28 岁，7 个月前行双侧甲状腺癌根治术，复查肺部 CT 提示纵隔软组织密度影。

【超声检查】

（1）右侧乳腺见低回声肿块（BI-RADS 5 类，图 8-1-7A、B）。

（2）右侧腋窝淋巴结及锁骨上淋巴结肿大，考虑淋巴结转移（图 8-1-7C、D）。

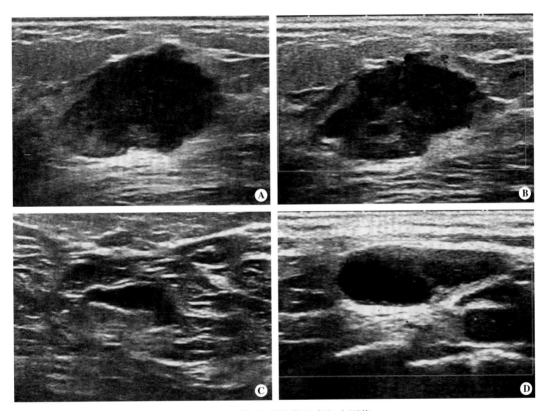

图 8-1-7　原发性乳腺淋巴瘤超声图像

A、B. 右侧乳腺 11 点方向见一低回声肿块，形态欠规则，边缘局部成角，后方回声增强，内见少量血流信号；C. 右侧腋窝淋巴结肿大，实质不均匀性增厚，淋巴门可见；D. 右侧锁骨上淋巴结肿大，可见星点状血流信号

【MRI 检查】

（1）右侧乳腺肿物（BI-RADS 5 类，图 8-1-8A ～ C）。

（2）右侧腋窝异常淋巴结（图 8-1-8D）。

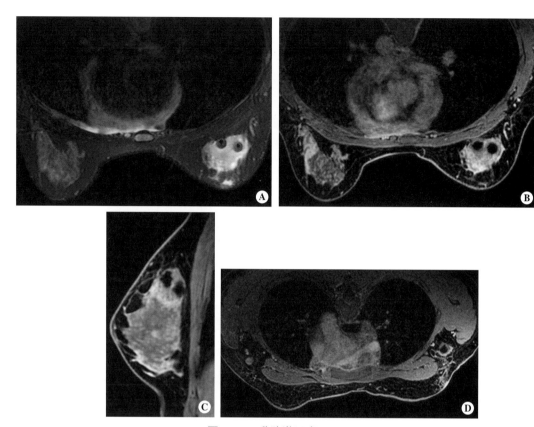

图 8-1-8　乳腺淋巴瘤 MRI

A. T$_2$WI 序列，右侧乳腺肿瘤呈高信号，内见多个圆形金属标志物影；B. 增强序列，肿瘤明显强化；C. 右侧乳腺肿物矢状位成像；D.增强序列见右侧腋窝肿大淋巴结强化，可见圆形标志物影

【病理诊断】

（右侧乳腺肿物穿刺组织）T 淋巴母细胞性淋巴瘤 / 白血病。

右侧腋窝淋巴结、右侧锁骨上淋巴结细针穿刺抽吸活检，涂片未找到肿瘤细胞。

【解析】

本病例为年轻女性，乳腺病灶超声表现为界限较清的低回声肿块，肿块内呈不均匀低回声，后方回声增强，该种回声模式的相应病理表现为肿瘤细胞弥漫性增生，间质少，可伴出血和坏死，胞质丰富而淡染。本病例符合肿块型淋巴瘤超声表现，需与乳腺纤维腺瘤、具有髓样癌特点的乳腺癌鉴别。

本例患者有甲状腺癌及桥本甲状腺炎病史，锁骨上淋巴结肿大无法定性为反应性增生、甲状腺乳头状癌转移或淋巴瘤浸润，最后行超声引导下穿刺活检，病理检查明确乳腺病灶为 T 淋巴母细胞性淋巴瘤 / 白血病。锁骨上淋巴结和腋窝淋巴结行细针穿刺未见肿瘤细胞，仍然无法明确淋巴瘤是否累及淋巴结，因为淋巴瘤的诊断依靠组织病理学检查。

第二节 乳腺肉瘤

乳腺肉瘤（breast sarcoma）是起源于乳腺间叶组织的一组异质性恶性肿瘤，包括多种组织学亚型，如血管肉瘤、纤维肉瘤、脂肪肉瘤、平滑肌肉瘤等，但不包括恶性叶状肿瘤。临床上罕见，包括原发性肉瘤和继发性肉瘤，以继发性最为常见，特别是继发性血管肉瘤。

一、病理表现

乳腺血管肉瘤最常见，分化良好者肉眼观呈海绵状，边缘可见充血；分化差者表现为边界不清的硬化性纤维病变，切面呈灰白色或灰红色，似鱼肉状，质地较脆、较软，内含扩张的血管。组织学表现可分为3级：1级，分化良好，由不规则的相互交通的血管腔组成；2级，中等分化，75%以上的肿瘤区域由1级分化较好的血管肉瘤构成；3级，低分化，由相互吻合的血管腔及实性分布的内皮细胞和梭形细胞区域混合组成。

二、临床特点

原发性乳腺肉瘤高发年龄较乳腺癌小，多数表现为开始时肿块长时间处于生长缓慢状态，然后突然迅速增大。肿块多为无痛性，单发，可活动，大小3～5cm。本病常通过血行转移至肺、骨骼和肝等处，淋巴道转移较少见。

三、超声表现

（1）位置：病理类型不同，乳腺肉瘤病灶所处层次也不同。

（2）体积：肿块一般体积大，甚至累及整个乳房形成一巨大肿块。

（3）数量：多为单发肿块，极少数可表现为多发。

（4）形态及边缘：肿块形态多较规则，通常呈椭圆形，也可呈大分叶状，边缘不光整。

（5）回声：一般为低回声，回声不均匀，无钙化，可有肿块后方回声衰减，如伴有肿块内囊性变或出血坏死，则肿块后方回声呈混合性。

（6）CDFI：可见丰富血流信号。

（7）淋巴结：淋巴结转移少见，约25%合并有淋巴结反应性增生。

原发性乳腺血管肉瘤声像图上占位效应多不明显，无包膜，肿块内见不规则的片状低回声、无回声，其边缘与周围正常乳腺组织逐渐移行，诊断较困难。少数表现为边缘不光整的分叶状肿块，内部呈高低不均匀回声，伴局部结构扭曲。继发性乳腺血管肉瘤多累及皮肤，表现为皮肤增厚、回声不均匀，少数同时累及皮肤与乳腺实质。

四、其他影像学检查

1. 乳腺 X 线摄影检查　多表现为单发、椭圆形、高密度或等密度肿块，边缘模糊，毛刺征十分少见，绝大多数不伴钙化，但骨肉瘤可含有骨样基质成分，表现为肿块内不定型的矿物质沉积。

2. MRI 检查　通常表现为椭圆形或分叶状肿块，边缘不规则，T_1WI 多表现为不均质的低信号，若伴有囊性变或出血坏死，则表现为局部不规则的高信号；T_2WI 表现为高信号；增强扫描多数肿瘤表现为 II 型动力学曲线。

五、鉴 别 诊 断

（1）部分乳腺肉瘤与叶状肿瘤有相似的表现，如体积大、分叶状、内部为不均匀低回声、无钙化、血供丰富，体积巨大时皮肤浅表静脉曲张，腋窝淋巴结受累少见。鉴别困难时依赖病理检查。

（2）乳腺血管肉瘤需与血管瘤鉴别，血管瘤位置多较表浅，以皮下多见，边缘光整，大小在 2cm 左右，内可见静脉石的点状强回声。原发性乳腺血管肉瘤多位于乳腺实质内，体积较大，边缘模糊，钙化少见。继发性乳腺血管肉瘤的病灶也位于皮肤及皮下，肿瘤＞2cm，边缘不光整呈浸润性生长，中青年患者多见，且病灶进行性发展时，应考虑本病。

六、病 例 分 析

病例一

患者，女，51 岁，扪及右侧乳腺肿物 1 年，约"荔枝"大小，自觉肿块逐渐增大。

【超声检查】

（1）右侧乳腺低回声不均匀肿块（BI-RADS 5 类，图 8-2-1A、B）。

（2）右侧腋窝淋巴结肿大（图 8-2-1C）。

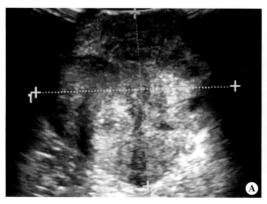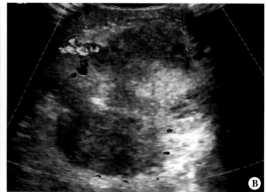

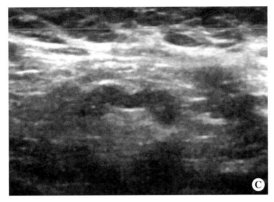

图 8-2-1 乳腺肉瘤伴同侧腋窝淋巴结转移超声图像

A. 右侧乳腺外上象限见一低回声不均匀肿块，大小 7.7cm×6.9cm，呈大分叶状，边缘尚光整，内部回声不均匀；B. 肿块内见短条状血流信号；C. 同侧腋窝多发淋巴结肿大，大者 1.9cm×1.3cm，实质增厚，淋巴门可见，未见明显血流信号

【乳腺 X 线摄影检查】

右侧乳腺外上象限巨大占位（BI-RADS 4B 类，图 8-2-2）。

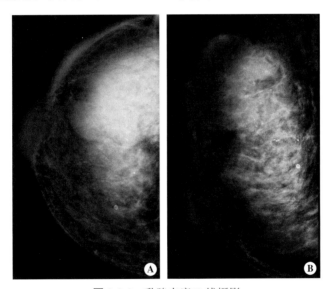

图 8-2-2 乳腺肉瘤 X 线摄影

A. CC 位，右侧乳腺巨大高密度肿块影，部分边界欠清晰，边缘见分叶；B. MLO 位，肿块内见散在钙化影

【MRI 检查】

（1）右侧乳腺富血供肿块伴周围多发异常强化灶，累及邻近皮肤及乳晕可能（BI-RADS 5 类，图 8-2-3）。

（2）右侧腋窝多发淋巴结肿大，考虑淋巴结转移。

【PET/CT 检查】

（1）右侧乳腺高代谢肿块，考虑恶性肿瘤，累及右侧乳房皮肤及乳头（图 8-2-4A、B）。

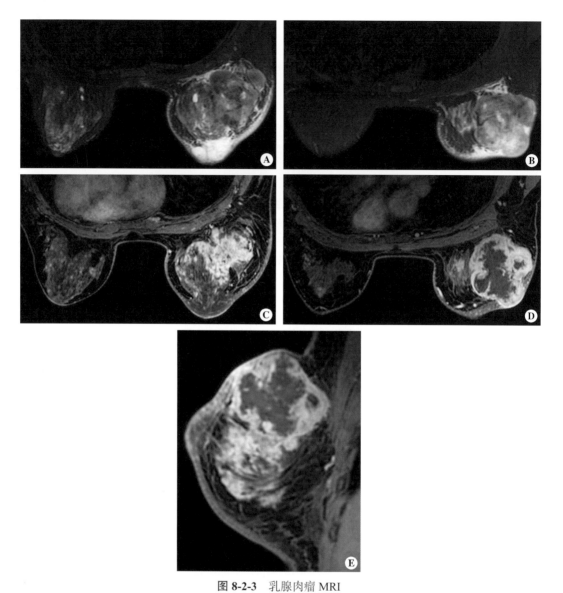

图 8-2-3　乳腺肉瘤 MRI

A、B. T$_2$WI序列，右侧乳腺巨大肿物，呈不均匀高信号，局部与皮肤分界不清；C、D. 增强序列，肿瘤周边呈明显不均匀强化，
中央坏死区域未见强化；E. 右侧乳腺巨大肿物矢状位成像

（2）右侧腋窝高代谢淋巴结，考虑转移（图 8-2-4C、D）。

（3）双肺多发小结节，考虑转移。

【诊疗经过】

患者就诊后行乳腺肿块及腋窝淋巴结穿刺活检，病理检查提示间叶源性恶性肿瘤，淋巴结见转移癌。经右侧乳腺放疗 +4 个周期化疗后，乳腺病灶缩小，但肺部 CT 提示肺部结节较前增多、增大，遂于 CT 引导下行右肺结节穿刺活检，病理结果符合肉瘤，转移可能性大。

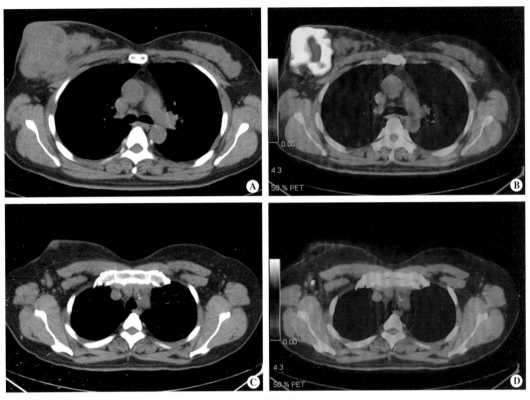

图 8-2-4　乳腺肉瘤 PET/CT

A. CT 平扫显示右侧乳腺巨大肿物；B. PET 显示肿物呈高代谢；C. 右侧腋窝肿大淋巴结影；D. PET 显示腋窝淋巴结呈高代谢

【病理诊断】

（1）（右侧乳腺肿物穿刺条）镜下见梭形细胞异型增生，可见明显核分裂象，考虑为间叶源性恶性肿瘤。

（2）（腋窝淋巴结）送检穿刺活检组织镜下见转移癌，结合形态学及免疫组化结果符合乳腺源性。

（3）（右肺）恶性肿瘤，结合病史、形态学及免疫组化结果，符合肉瘤，转移可能性大。

【解析】

本例患者具有典型的乳腺肉瘤超声表现：肿块较大，分叶状形态，血供丰富，穿刺活检病理考虑为间叶源性恶性肿瘤，具体组织学亚型不清。因患者既往无乳腺癌病史，也无接受放疗的其他病史，原发性乳腺肉瘤诊断较明确，但具体的组织学亚型需待肿块切除后进一步明确诊断。

病例二

患者，女，25 岁，发现右侧乳腺肿物 2 周，增长迅速。

【超声检查】

（1）右侧乳腺腺体增厚、回声不均匀，考虑炎性病变（图 8-2-5A、B）。

（2）右侧乳腺低回声肿块，CDFI可见点状血流信号（BI-RADS 3类，图8-2-5C、D）。

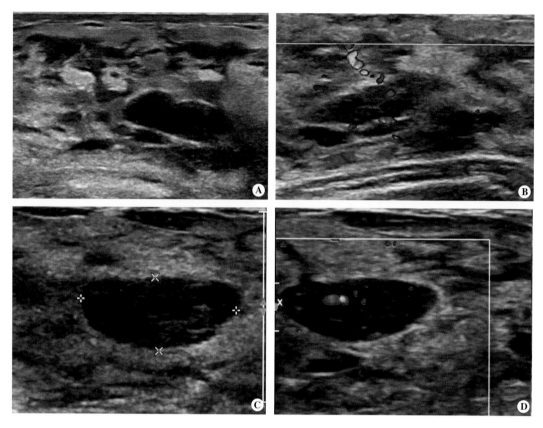

图 8-2-5　原发性乳腺血管肉瘤超声图像

A、B.右侧乳腺腺体弥漫性增厚，回声不均匀，无明显边界，可见血流信号；C.乳晕区见一低回声肿块，大小1.7cm×0.8cm，
呈椭圆形，边缘光整，内部回声均匀；D.CDFI可见点状血流信号

【MRI 检查】

右侧乳腺肿物，叶状肿瘤可能（BI-RADS 4B类，图8-2-6）。

【病理诊断】

肿物大小9cm×7cm×3cm，大部分为高分化血管肉瘤，少部分区域为低分化血管
肉瘤。

【解析】

本例患者为年轻女性，乳腺肿瘤体积大，迅速增大，术后病理为乳腺血管肉瘤。入
院前当地医院超声检查误诊为乳腺炎症，可能的原因如下：①肿块体积太大，几乎占据
整个右侧乳房，且占位效应不明显，肿块内见不规则片状低回声、无回声区，检查医师
将巨大肿瘤误认为乳房炎症；②乳腺肉瘤临床上罕见，超声医师对乳腺血管肉瘤缺乏
认识。

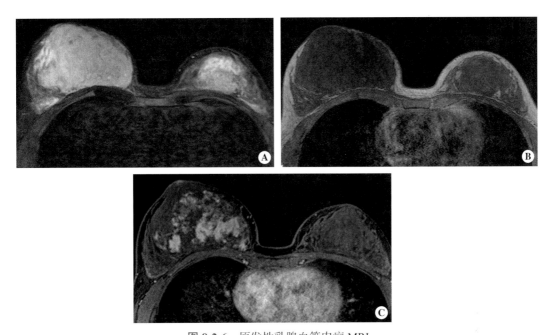

图 8-2-6　原发性乳腺血管肉瘤 MRI

A. T$_2$WI 序列，右侧乳腺肿大，内见稍高信号肿物；B. T$_1$WI 序列，右侧乳腺肿物呈等信号；C. T$_1$WI 增强序列，右侧乳腺肿物呈斑片状不均匀强化

第三节　乳腺转移瘤

乳腺转移瘤源于对侧乳腺癌或者继发于身体其他器官的原发肿瘤，比较罕见，多由对侧乳腺癌转移而来，绝经前女性多见。

一、病理表现

乳腺转移瘤细胞含量高，通常不引起周围结缔组织增生，大体观肿块界限清晰。组织学方面，肿瘤缺乏导管内成分、多发卫星病灶、淋巴管癌栓等特征有助于与原发乳腺肿瘤相鉴别。ER、PR 在原发乳腺浸润性癌中常见，而在转移瘤中较少见（除来源于卵巢和前列腺的转移癌）。

二、临床特点

临床表现无特异性，血行转移者通常表现为增长较快的无痛性乳腺肿块，活动度较好，橘皮样皮肤改变、乳头回缩、乳头溢液和溢血等表现少见。淋巴途径转移者表现为弥漫性皮肤增厚、皮下水肿，触诊质地坚硬，类似炎症或者炎性乳腺癌的表现。

乳腺转移瘤以绝经前女性多见，从发现原发肿瘤到发生乳腺转移的平均时间为49.7～60.9个月，患者大多已存在其他部位的广泛转移，预后较差，中位生存时间不足1年。

三、超 声 表 现

（1）约 85% 为单灶性，约 10% 累及双侧乳腺，只有约 5% 表现为弥漫性乳腺浸润，约 50% 合并同侧腋窝淋巴结肿大。

（2）乳腺血行转移性肿瘤多表现为界限清晰的低回声肿块，呈圆形或椭圆形，偶可见分叶状，多无边缘毛刺、钙化、导管扭曲、后方声影及继发性皮肤或乳头改变；血供丰富，部分可见穿支血管进入病灶内部。

（3）乳腺淋巴途径转移性肿瘤超声表现为弥漫性皮肤增厚，皮下组织增厚、回声增强，乳腺实质回声不均匀，并伴有淋巴管扩张，这是由于淋巴管阻塞引起逆行性水肿；常伴有腋窝和乳腺内淋巴结异常肿大。

四、其他影像学检查

1. 乳腺 X 线摄影检查　单发肿块多见，呈圆形或卵圆形密度增高的肿块影，边缘光整，多无毛刺和结构扭曲。淋巴管途径转移者表现为皮肤弥漫性增厚，或者呈弥漫性小结节状，腺体增厚、不对称致密影。微钙化并非乳腺转移瘤的典型表现，但在卵巢癌乳腺转移灶中较多见。

2. MRI 检查　肿块型病灶界限清晰，多呈长 T_2 信号，快速强化，以 Ⅱ 型、Ⅲ 型动态增强曲线为主。淋巴途径转移者表现为单侧或者双侧皮肤增厚、强化，多伴有皮肤内小结节状强化，乳腺实质弥漫性网状非肿块样强化，伴或不伴有局灶结节样强化。

五、鉴 别 诊 断

1. 原发性乳腺癌　乳腺转移瘤多无边缘毛刺征、微钙化及乳腺结构扭曲，有助于与浸润性导管癌鉴别。但是部分具有髓样癌特点的乳腺癌、乳腺黏液癌、乳腺乳头状癌表现为边缘相对光整的肿块，与血行转移性乳腺肿瘤表现类似，影像学鉴别较困难。

2. 乳腺纤维腺瘤　肿块型乳腺转移瘤界限清晰，需与纤维腺瘤鉴别。纤维腺瘤生长缓慢，周边有包膜呈纤细高回声包绕，多见于年轻女性；而转移瘤生长活跃，多无包膜，合并腋窝淋巴结异常肿大，且有原发肿瘤病史，可帮助鉴别。

3. 炎性乳腺癌　淋巴途径转移的乳腺转移瘤多表现为皮肤增厚、水肿，乳腺实质回声增强，与炎性乳腺癌表现类似。原发肿瘤病史及穿刺活检有助于鉴别诊断。

六、病 例 分 析

病例一

患者，女，44 岁，无意中扪及右侧乳腺肿物 2 周，外院行穿刺活检，病理提示乳腺浸润性癌。

【超声检查】

（1）右侧乳腺低回声肿块，考虑恶性肿瘤（图 8-3-1A、B）。

（2）右侧腋窝、对侧锁骨上淋巴结肿大，考虑淋巴结转移（图 8-3-1C、D）。

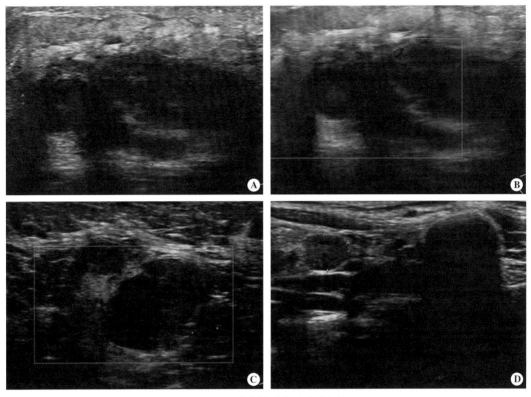

图 8-3-1 乳腺转移瘤（肺来源）

A、B. 右侧乳腺见一低回声肿块，大小 5.0cm×2.5cm，形态不规则，边缘模糊，肿块周边组织回声增高不均匀，可见星点状血流信号；C. 同侧腋窝淋巴结肿大，大者 2.4cm×1.8cm，实质不规则增厚，淋巴门偏心，可见点状血流信号；D. 对侧锁骨上淋巴结肿大，淋巴门消失

【发射计算机断层显像检查】

全身骨多发性放射性分布异常浓聚，考虑肿瘤骨转移所致（图 8-3-2）。

【诊疗经过】

本例患者以乳腺肿物为首发症状，外院病理活检考虑乳腺浸润癌，肺部 CT 考虑肺部恶性肿瘤伴纵隔及右肺门多发肿大淋巴结。入院后化疗 1 个周期，再次活检，乳腺穿刺组织免疫组化结果显示乳腺标本与纵隔淋巴结活检标本免疫组化结果一致，即肺腺癌标志物 TTF-1、Napsin A 阳性，乳腺癌标志物 GCDFP-15、GATA-3 阴性，诊断乳腺病灶为肺腺癌乳腺转移。

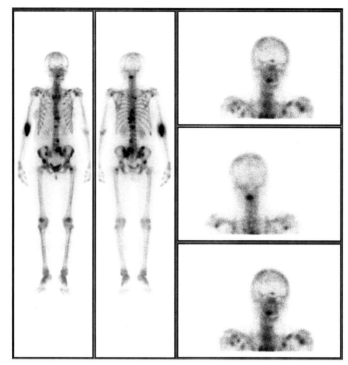

图 8-3-2　全身骨骼显像

胸骨、肋骨、脊柱、骨盆及四肢骨等全身骨见多发性放射性分布异常浓聚

【病理诊断】

（1）右侧乳腺肿物送检穿刺组织镜下见癌浸润，结合临床提供的病史及免疫组化结果，符合肺腺癌乳腺转移。

（2）右侧腋窝淋巴结活检，镜下见转移性腺癌，结合免疫组化结果，符合肺来源。

（3）纵隔镜下纵隔淋巴结活检，镜下见非小细胞癌，结合临床资料及免疫组化表型，符合腺癌，肺源性。

【解析】

本病例纵隔淋巴结活检标本形态学上见非小细胞癌，结合肺部影像学表现及免疫组化结果，肺腺癌的诊断较明确。但乳腺病灶确诊过程较为波折，最终根据明确的肺腺癌病史，以及乳腺标本与纵隔淋巴结活检标本免疫组化的一致性，即肺腺癌标志物 TTF-1、Napsin A 阳性，乳腺癌标志物 GCDFP-15、GATA-3 阴性，判断乳腺病灶是肺腺癌乳腺转移，而非原发性乳腺癌。

病例二

患者，女，54 岁，7 年前因双侧卵巢子宫内膜样腺癌Ⅱ级行手术治疗，术后规律化疗。1 个月前患者出现右侧乳腺及右侧腋窝多发肿物，半个月前查胸部 CT 提示双肺及双侧胸膜多发转移瘤，全腹超声检查提示肝及腹盆腔多发转移瘤。

【超声检查】

（1）右侧乳腺 4 ～ 5 点方向、胸骨旁、肋间及胸膜表面低回声肿块，考虑恶性肿瘤（图 8-3-3A、B、E、F）。

（2）右侧腋窝及左侧锁骨下淋巴结肿大，考虑淋巴结转移（图 8-3-3C、D）。

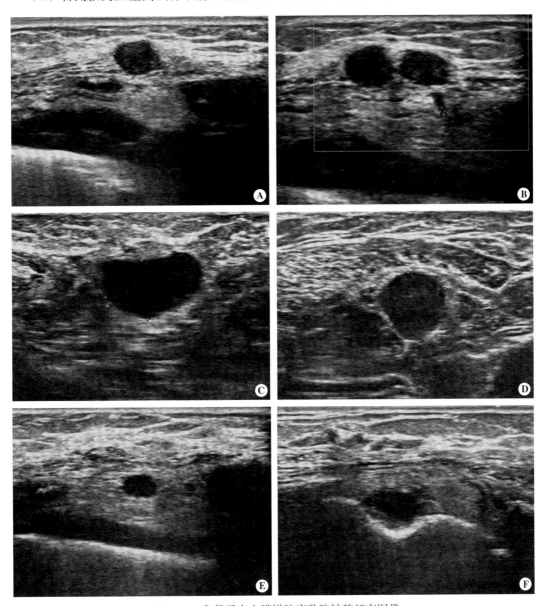

图 8-3-3 卵巢子宫内膜样腺癌乳腺转移超声图像

A、B. 右侧乳腺 4 ～ 5 点方向见两个低回声肿块，大者 0.9cm×0.6cm，形态规则，呈类椭圆形，边缘光整，未见血流信号；C. 右侧腋窝淋巴结肿大，大者 1.9cm×1.1cm，淋巴门消失；D. 左侧锁骨下淋巴结肿大，大者 1.2cm×1.2cm，淋巴门消失；E、F. 右侧胸壁肋间、胸膜表面见数个低回声肿块，大者 2.3cm×0.9cm，形态尚规则，边缘光整

【乳腺 X 线摄影检查】

双侧乳腺增生，未见病灶（图 8-3-4）。

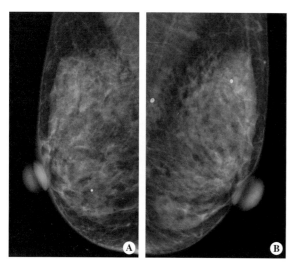

图 8-3-4 双侧乳腺增生 X 线摄影

右侧 MLO 位（A）、左侧 MLO 位（B）显示双侧乳腺呈增生样改变，
未见明显病灶，左侧腋下见数个小淋巴结影

【肺部 CT 检查】

（1）双肺多发肿块影，考虑转移瘤（图 8-3-5C）。

（2）右肺上叶支气管腔内肿瘤伴右肺上叶阻塞性气肿。

（3）双侧肺门、纵隔内及心脏前缘多发肿大淋巴结，考虑转移。

（4）双侧腋窝及右侧乳腺内下方结节，考虑转移（图 8-3-5A、B、D）。

【肿瘤标志物】

CA125 145.20U/ml，CA153 41.8U/ml。

【病理诊断】

右侧乳腺结节送检穿刺组织镜下见浸润性癌，左侧胸壁结节、右侧腋窝淋巴结送检穿刺组织镜下形态类似，均见低分化腺癌浸润，结合临床病史及免疫组化结果，符合卵巢癌来源。

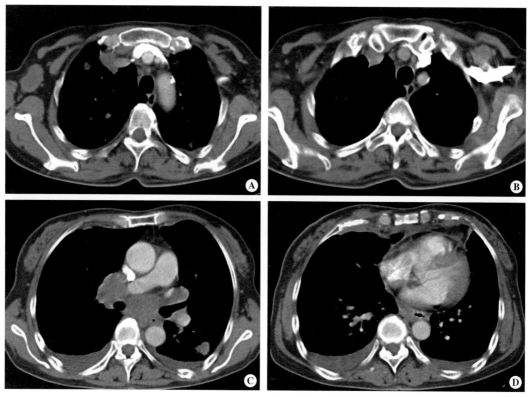

图 8-3-5 肺部 CT 检查

A. 右侧腋窝淋巴结肿大，可见强化；B. 左侧腋窝淋巴结肿大，可见强化；C. 双肺门及气管隆嵴下淋巴结肿大，可见强化；D. 右侧乳腺内下方结节，边界欠清，可见强化

【解析】

本病例乳腺病灶缺乏典型乳腺癌的声像学表现，且病灶较小，无钙化，乳腺 X 线摄影发生漏诊。患者胸壁、腋窝及锁骨下多发结节，回声相似，结合既往卵巢子宫内膜样腺癌病史，乳腺转移癌的诊断成立。乳腺癌诊断缺乏特异性的肿瘤标志物检查，CA153 为乳腺癌相关抗原，其中乳腺转移癌的阳性率可达 80%，但其特异性不高，卵巢癌、结肠癌、肺癌等肿瘤也可不同程度增高。CA125 为卵巢癌相关性抗原，升高最常见于上皮性卵巢肿瘤，诊断敏感性较高，但特异性较差。本例患者血清 CA125 升高达正常值的 2 倍以上，CA153 也有一定程度升高，对疾病诊断、疗效判断有一定价值。

（郑梅娟）

参 考 文 献

邓晶，徐祎，王亚丽，等，2016. 乳腺淋巴瘤超声影像与病理分析 . 中华医学杂志，96（33）：2655-2658.

金鑫焱，时开元，2013. 超声对诊断乳腺恶性淋巴瘤的价值 . 医学影像学杂志，23（2）：204-206.

刘赫，姜珏新，孟华，等，2014. 乳腺间质肉瘤的超声表现 . 中国介入影像与治疗学，11（11）：727-730.

钱雨，李佳伟，陈敏，等，2019. 肿块型原发性乳腺淋巴瘤的超声特征与 Ki-67 水平的相关性 . 中国医学影像学杂志，27（2）：86-90.

万雪，彭玉兰，2020. 肺癌乳腺转移超声图像特点并文献复习 . 中华医学超声杂志（电子版），17（2）：169-171.

王雪，杨晟，胡少轩，等，2017. 34 例原发乳腺非霍奇金淋巴瘤的临床分析 . 癌症进展，15（5）：596-600.

曾书娥，黄建国，朱艳艳，2014. 原发性乳腺淋巴瘤的彩色多普勒声像图分析及其价值 . 医学影像学杂志，（10）：1742-1744.

Chen Y，Zhou J H，Fan H X，et al，2020. Ultrasound diagnosis of breast lymphoma and the identification of breast infiltrating ductal carcinoma. Journal of Ultrasound in Medicine，39（6）：1203-1211.

Duncan M A，Lautner M A，2018. Sarcomas of the breast. Surgical clinics of North America，98（4）：869-876.

Foo M Y，Lee W P，Seah C M J，et al，2019. Primary breast lymphoma：A single-centre experience. Cancer reports（Hoboken），2（1）：e1140.

Lee J S，Yoon K，Onyshchenko M，2021. Sarcoma of the breast：Clinical characteristics and outcomes of 991 patients from the national cancer database. Sarcoma，2021：8828158.

Matsumoto R A E K，Hsieh S J K，Chala L F，et al，2018. Sarcomas of the breast：findings on mammography，ultrasound，and magnetic resonance imaging. Radiologia Brasileira，51（6）：401-406.

Nicholson B T，Bhatti R M，Glassman L，2016. Extranodal lymphoma of the breast. Radiologic Clinics of North America，54（4）：711-726.

Vergel J C，Osorio A M，Garcia Mora M，et al，2019. Breast sarcomas：experience of a reference center in colombia. Cureus，11（7）：e5078.

Wienbeck S，Meyer H J，Herzog A，et al，2017. Imaging findings of primary breast sarcoma：Results of a first multicenter study. European Journal of Radiology，88：1-7.

第九章　乳头肿瘤

第一节　乳头腺瘤

乳头腺瘤（nipple adenoma）罕见，为乳头部输乳管周围的小管致密增生所形成的良性肿瘤。

一、病理表现

肿瘤局限于乳头内，常无包膜，可见浸润性边缘，低倍镜下可见乳头间质内腺管增生，伴不同程度上皮增生（图9-1-1），形态复杂多样，呈乳头状瘤样、腺病样、旺炽型增生样、硬化性腺病样、假浸润样等。组织学类型包括腺型、乳头状瘤型、硬化性乳头状瘤型、混合型等。

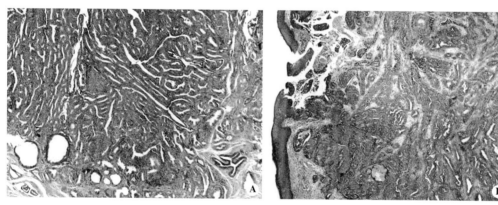

图 9-1-1　乳头腺瘤病理表现
A. 具有管状、乳头状结构的上皮增生性病变；B. 肿瘤与浅表皮肤相连续

二、临床特点

乳头腺瘤常见于中年女性，肿瘤体积小，一般＜2cm，常为单发，生长缓慢。肿瘤可发生于乳头内，也可见于乳晕区。患者可无临床症状，也可表现为乳头溢液、糜烂、破溃

结痂或肿块形成，临床上常误诊为佩吉特病。

三、超声表现

超声表现为乳头内低回声肿块，边缘尚光整，内部回声均匀，可伴有后方回声增强，内部可见较丰富的血流信号（图9-1-2）。

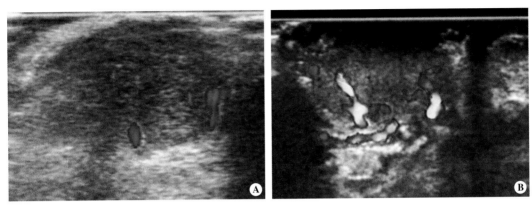

图9-1-2 乳头腺瘤超声表现

A.乳头内低回声肿块，边缘模糊，回声均匀；B.乳头内低回声肿块，血流信号较丰富

四、其他影像学检查

1. 乳腺X线摄影检查 表现为乳头内边界清楚的高密度肿块，由于肿块较小和肿块位置特殊，X线摄影较容易漏诊。

2. MRI检查 表现为乳头内边界清楚的实性肿块，增强后有强化，动态增强强化程度逐渐上升，延迟期廓清，增强特点与乳腺恶性肿瘤不易鉴别。

五、鉴别诊断

1. 佩吉特病 两者临床上均表现为乳头湿疹样改变，但大部分佩吉特病均伴有导管原位癌或浸润性癌，表现为乳腺内不规则肿块，或者伴有皮肤增厚、钙化等恶性表现。

2. 乳头汗管瘤样肿瘤 尤其少见，发病年龄和乳头腺瘤相近，可有疼痛、皮肤红肿、瘙痒、乳头回缩等，但无溃疡形成及糜烂现象。超声表现多变，通常表现为乳晕区皮肤层增厚，低回声病灶，形态多不规则，伴有后方声影或两侧声影。

六、病例分析

患者，女，49岁，左侧乳头瘙痒、刺痛和烧灼感半年，伴局部皮肤红肿、碎屑样脱皮、渗出及表面有结痂，病变逐渐扩大，弥漫分布于乳头乳晕区。

【超声检查】

左侧乳头增大伴低回声肿块，考虑乳头肿瘤，佩吉特病不能排除（图9-1-3）。

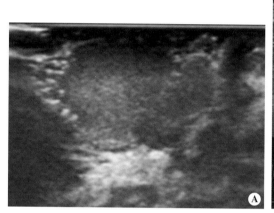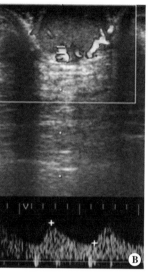

图 9-1-3　乳头腺瘤超声图像

A.左侧乳头增大，内见低回声肿块，大小1.6cm×1.3cm，形态规则，边缘光整，内部回声均匀；B.动脉型流速曲线，RI为0.51

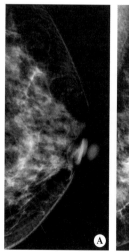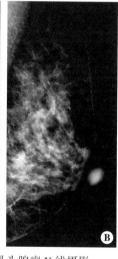

【乳腺 X 线摄影检查】

左侧乳头增大伴乳晕后区不对称致密影（图9-1-4），建议进行 MRI 或超声检查。

【病理诊断】

乳头腺瘤，部分导管上皮乳头状增生活跃，局灶伴不典型增生，建议随访。

【解析】

高频超声可清晰探查乳头及乳晕复合体的情况，显示病灶详细超声特征，包括病灶大小、形态、回声、边缘、钙化，以及皮肤是否增厚、周围组织改变等，对诊断乳头肿瘤具有重要价值。

图 9-1-4　左侧乳头腺瘤 X 线摄影

CC位（A）、MLO位（B）显示左侧乳头增大，左侧乳晕皮肤稍增厚，左侧乳晕后区见局灶性不对称致密影

乳头腺瘤主要应与乳头佩吉特病鉴别，后者发病率较高，多合并导管原位癌和浸润性导管癌，表现为乳头肿块，但肿块形态不规则，内部回声不均匀，多数伴有钙化，可见乳晕区皮肤明显增厚。由于两者临床表现相似，血流信号都很丰富，超声鉴别诊断有一定困难，肿块形态及周围改变如皮肤增厚或肿块内外钙化等有助于鉴别。

第二节　乳头汗管瘤样肿瘤

乳头汗管瘤样肿瘤（syringomatous tumor of the nipple，SYT）是发生于乳头或乳晕区，具有汗腺导管分化的乳腺良性肿瘤，组成的细胞有腺样和鳞样细胞形态。尽管 SYT 为良性肿瘤，但局部常复发，浸润邻近乳腺组织。

一、病理表现

肿瘤由不规则的小腺管和实性细胞巢组成，并在纤维性间质内浸润性生长，部分小腺管呈逗点状或蝌蚪样；腺管由两层或多层细胞构成，内层为腺上皮细胞，外层为基底样细胞。肿瘤细胞形态温和，核大小一致，无明显异型性，核分裂象罕见，无坏死。

二、临床特点

SYT 多见于女性，发病年龄平均为 46 岁，表现为乳头乳晕真皮内孤立性肿块，质硬，直径为 0.5～4cm。病史从数月至数年不等，可无临床症状，或伴有乳头触痛、内陷、瘙痒、溢液等。乳腺活检很难明确诊断，容易误诊为恶性肿瘤。手术需完整切除病灶，否则复发率高达 30%。

三、超声表现

超声表现多变，通常表现为乳晕区皮肤层增厚，低回声病灶，边缘光整或不光整，形态多不规则，伴有后方声影或侧方声影。

四、其他影像学检查

乳腺 X 线摄影检查：SYT 的 X 线影像学特点呈多样性，可表现为伴钙化或不伴钙化的肿块影，边缘光整或不光整；或仅表现为致密影，影像学检查容易漏诊。

第三节　乳头佩吉特病

乳头佩吉特病（Paget disease of the nipple）由 James Paget 于 1874 首先报道，是一种发生于乳头或乳晕区的罕见疾病，佩吉特肿瘤细胞散布于乳头表皮的角质细胞之间，超过 90% 的病变伴有潜在乳腺原位癌或乳腺浸润性癌。

一、病理表现

佩吉特细胞镜下体积较大，常呈圆形或卵圆形，核大，核仁明显，胞质丰富，淡染或嗜双性，胞质内含有黏蛋白，由于吞噬作用，可含有黑色素颗粒，以表皮中下层多见，呈单个散在、簇状分布（图 9-3-1）。

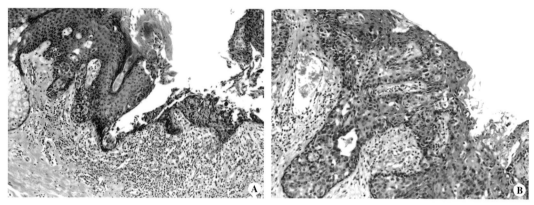

图 9-3-1 乳头佩吉特病病理表现

A、B. 表皮内有大的、胞质丰富、胞核多形、核仁明显的佩吉特细胞，肿瘤细胞呈小簇状分布，聚集在病灶中央和表皮下部

二、临床特点

乳头佩吉特病主要见于 54～63 岁女性，发生于乳头乳晕区。典型临床表现包括乳头乳晕区皮肤瘙痒脱屑、湿疹、红斑、乳头糜烂或溃疡形成、结痂、溢液，乳头回缩或皮肤表面色素沉着，有长期反复发作、经久不愈的特点。因其湿疹样外观，与其他皮肤病变难以鉴别，临床上常误诊，需行乳头活检以明确诊断。

乳头佩吉特病可分为 3 型：①乳头乳晕区湿疹样改变合并乳腺浸润性癌，约占50.4%；②乳头乳晕区湿疹样改变合并导管原位癌，约占 36.3%；③单纯乳头乳晕区湿疹样改变，不伴有乳腺深部病灶，约占 13.3%。乳头佩吉特病多数是肿瘤继发性表现，其治疗和预后主要取决于原病变是原位癌还是浸润性癌、有无淋巴结受累。

三、超声表现

乳头佩吉特病病变发生于乳头乳晕区，逐渐向输乳管及各级乳腺导管发展，并可在腺体层内形成肿块样改变。其主要超声表现（图 9-3-2）如下。

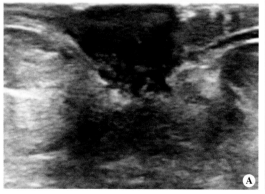
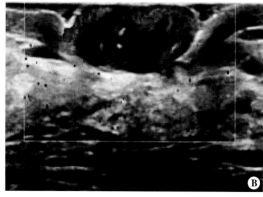

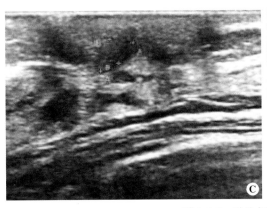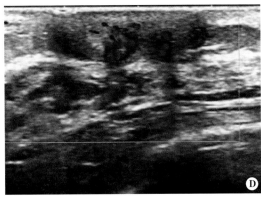

图 9-3-2 乳头佩吉特病超声表现

A、B. 左侧乳头增大，回声减低、不均匀，与乳晕区皮肤及后方腺体组织界限不清，可见较丰富的血流信号；C、D. 右侧乳头后部见一低回声区，边缘模糊，可见丰富血流信号

（1）乳头异常：乳头回声减低不均匀，部分可出现乳头变形或凹陷。

（2）乳晕区皮肤受累：表现为乳晕区皮肤增厚，与后方脂肪层分界不清。

（3）输乳管及各级乳腺导管受累：常表现为乳晕后方导管扩张，管腔内伴低回声及多发钙化灶，本病钙化发生率较高，为 37.5% ～ 86.6%，其特点是发生于乳头内、乳晕内和乳晕附近，沿导管分布，可一直追踪到乳头。

（4）腺体层肿物：部分病例于腺体层可见肿物，多表现为不规则低回声，边缘模糊，可伴微钙化，类似非特殊型乳腺浸润性癌表现。

（5）腋窝淋巴结受累：表现为体积增大、实质增厚、回声减低，淋巴门偏心或消失。

（6）CDFI：乳头局部血供丰富，合并乳腺肿块者，肿块内可见丰富、走行杂乱的血流信号。

四、其他影像学检查

1. 乳腺 X 线摄影检查 表现为孤立的微钙化，或伴有微钙化的肿块，或单纯表现为肿块，伴或不伴有乳头或乳晕区皮肤增厚，约 50% 的病例可能出现漏诊。

2. MRI 检查 具有高空间分辨率及多方位成像，能够发现超声及 X 线摄影漏诊的病灶，表现为乳头乳晕区长 T_1、长 T_2 异常信号，DWI 上扩散受限，增强后病变呈明显不均匀强化。

五、鉴别诊断

1. 乳腺导管内乳头状瘤 为女性常见乳腺良性肿瘤之一，位于乳头内的导管内乳头状瘤属中央型，超声仔细扫查乳头乳晕复合体，多数可见到扩张导管，或者于扩张的导管内见到低回声肿块。

2. 乳头湿疹 多见于年轻女性，乳头奇痒伴痛感，皮损较轻，呈红棕色，可有糜烂渗出，不伴有乳腺肿块，超声检查乳头无异常改变。而乳头佩吉特病多见于中老年女性，除乳头乳晕湿疹样改变外，可伴有乳头溢液，超声检查可见乳头乳晕异常改变，甚至乳腺深部病变，以及腋窝淋巴结肿大。

六、病 例 分 析

病例一

患者，女，74岁，右侧乳头瘙痒、刺痛和烧灼感1年余，伴局部皮肤红肿、碎屑样脱皮渗出及结痂，病变持续不愈，逐渐扩大至整个乳头乳晕。

【超声检查】

右侧乳头后方低回声区，考虑乳头佩吉特病（图9-3-3）。

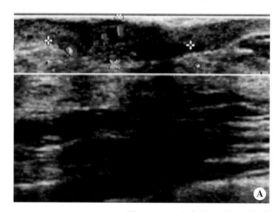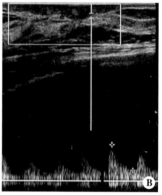

图 9-3-3　右侧乳头佩吉特病超声图像

A. 右侧乳头后方低回声区，大小 2.5cm×2.3cm×0.6cm，边缘模糊，内部回声不均匀，血流信号较丰富；B. 动脉型流速曲线，RI 为 0.71

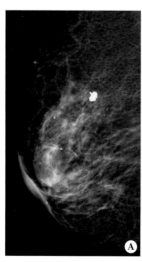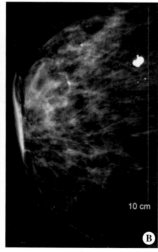

图 9-3-4　右侧乳头佩吉特病 X 线摄影

MLO 位（A）、CC 位（B）显示右侧乳头乳晕区及周围皮肤增厚，右侧乳晕后区腺体局限性密度增高，右侧乳腺外上象限腺体内见多处不规则钙化

【乳腺 X 线摄影检查】

右侧乳头乳晕区及周围皮肤增厚，考虑乳头佩吉特病（图9-3-4）。

【病理诊断】

右侧乳腺佩吉特病（大小2.5cm×2cm），累及输乳管。标本切缘未见肿瘤。

【解析】

本例患者为老年女性，乳头瘙痒、刺痛和湿疹样改变，超声检查发现右侧乳头后方低回声区伴丰富血流信号，符合佩吉特病表现。乳头佩吉特病大多合并乳腺原位癌或浸润癌，本病例超声检查未发现乳腺内肿块，术后病理诊断为单纯性佩吉特病。佩吉特病应与乳头炎症、导管内乳头状瘤、乳头腺瘤等鉴别。

病例二

患者，女，55岁，右侧乳头瘙痒，伴湿疹样改变1年余，范围逐渐增大。活检提示佩吉特病。

【超声检查】

（1）右侧乳头增大、回声不均伴丰富血流信号，考虑乳头佩吉特病（图9-3-5A～C）。

（2）右侧乳晕区导管扩张（图9-3-5D）。

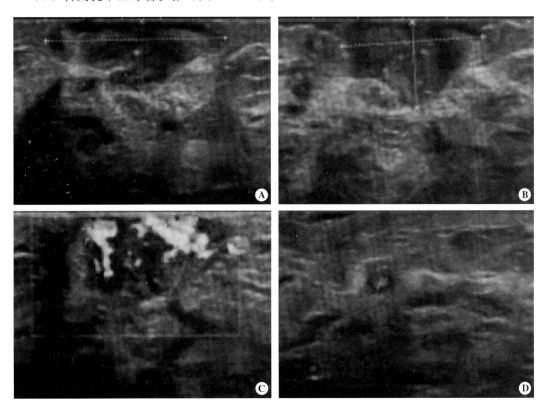

图9-3-5　右侧乳头佩吉特病伴导管原位癌超声图像

A、B.右侧乳头增大，大小2.3cm×0.9cm，内部回声不均匀，可见点状强回声；C.血流信号丰富；D.乳头后方导管扩张，内见强回声

【乳腺X线摄影检查】

右侧乳头改变符合佩吉特病（图9-3-6）。

【MRI平扫+增强检查】

考虑右侧乳头佩吉特病伴导管原位癌（图9-3-7）。

【病理诊断】

导管原位癌伴多灶性微小浸润，乳头佩吉特病伴导管原位癌。右侧腋窝前哨淋巴结1/5见微转移，同侧腋窝淋巴结19个未见转移癌。

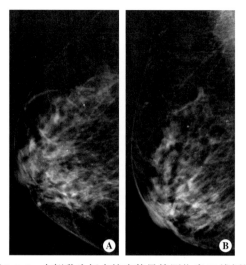

图 9-3-6　右侧乳头佩吉特病伴导管原位癌 X 线摄影

CC 位（A）、MLO 位（B）显示右侧乳晕区增厚，内侧见多发模糊不定形、杆状钙化灶区域状分布

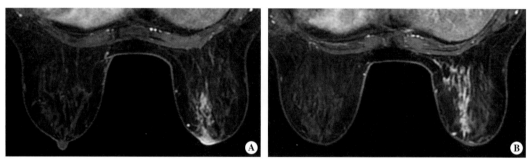

图 9-3-7　右侧乳头佩吉特病伴导管原位癌 MRI

A. T₁WI 增强序列，右侧乳头及乳晕区增厚，明显强化；B. T₁WI 增强序列，右侧乳腺内下象限大片状强化影

【解析】

本例患者为 55 岁女性，右侧乳头瘙痒，伴湿疹样改变 1 年余，其间范围逐渐增大，乳头改变符合乳头佩吉特病典型临床改变。对于此类乳头佩吉特病病例，影像学检查的目的是了解是否合并乳腺肿瘤，以及寻找证据判断乳腺实质肿瘤与乳头病变有无关联。

本病例超声检查发现右侧乳头增大，伴有细小强回声及丰富血流信号，此外，右侧乳晕区导管扩张，其内可见较多细小强回声。由于 90% 以上乳头佩吉特病合并乳腺导管原位癌或浸润性癌，术前超声发现导管异常应注意合并乳腺癌的可能。

病例三

患者，女，41 岁，右侧乳头瘙痒半年，右侧乳头糜烂 1 周。

【超声检查】

（1）右侧乳头内陷，伴局部回声减低、血流信号丰富，考虑炎症性病变，不能排除恶性肿瘤（BI-RADS 4A 类）（图 9-3-8）。

（2）右侧腋窝淋巴结肿大。

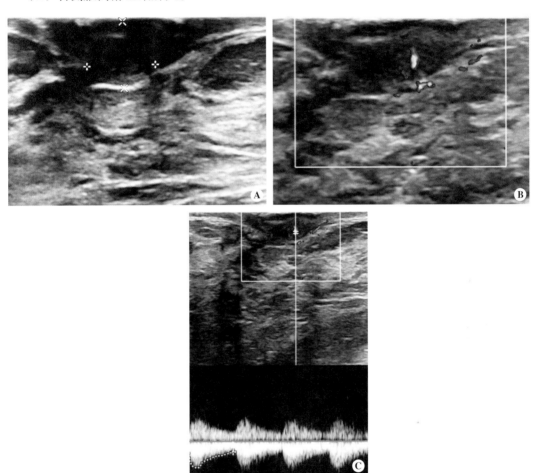

图 9-3-8　右侧乳头佩吉特病超声图像

A. 右侧乳头稍内陷，乳头局部回声减低、不均匀，范围 0.9cm×0.8cm，边缘模糊；B. 回声减低区血流信号丰富；C. 动脉型流
速曲线，RI 为 0.61

【乳腺 X 线摄影检查】

（1）右侧乳晕后方结构紊乱，右侧乳头稍内陷（BI-RADS 4A 类，图 9-3-9）。

（2）双侧乳腺另见散在斑点样钙化影（图 9-3-9）。

【MRI 平扫＋增强检查】

右侧乳头后方及乳腺内见多发斑片状及斑点状异常信号，考虑增生，恶性肿瘤不能排除，请结合临床（图 9-3-10）。

【病理诊断】

（右侧乳腺）乳头佩吉特病，乳头真皮层见中低级别导管原位癌，范围 1.8cm×1.7cm×1.5cm。

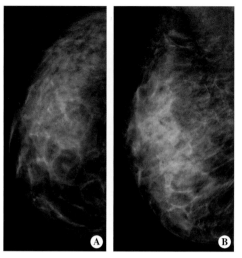

图 9-3-9　右侧乳头佩吉特病 X 线摄影

CC 位（A）、MLO 位（B）显示右侧乳头稍内陷，右侧乳晕后方结构紊乱，隐约见增粗扭曲导管影；双侧乳腺另见散在斑点样钙化影，以右侧乳腺内上象限、内下象限为著

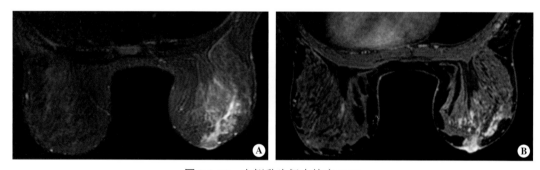

图 9-3-10　右侧乳头佩吉特病 MRI

A. T_2WI 序列，右侧乳头后方及乳腺内见多发斑片状高信号；B. T_1WI 增强序列，右侧乳头明显强化

【解析】

乳头佩吉特病根据病史和临床表现诊断不难，但约 90% 合并乳腺癌，尤其是比较早期的、体积较小的乳腺癌，超声检查存在一定难度。本例患者右侧乳头内陷，局部回声减低、血流信号丰富，超声检查无法区分炎症或恶性肿瘤，BI-RADS 分类为 4A 类，行 MRI 检查亦不能排除恶性肿瘤，术后病理检查在乳头真皮层见导管原位癌。

（黄丹凤　陈琬萍）

参 考 文 献

詹小林，严昆，关瑞宏，等，2015. 彩色多普勒超声诊断乳腺 Paget 病的价值及分析. 中国超声医学杂志，31（8）：755-757.

张小伟，吴爱姣，陈艳，2019. 乳头汗管瘤样腺瘤的临床病理分析. 中华内分泌外科杂志，13（2）：171-173.

AlSharif S，Tremblay F，Omeroglu A，et al，2014. Infiltrating syringomatous adenoma of the nipple：Sonographic and mammographic features with pathologic correlation. Journal of Clinical Ultrasound，42（7）：427-429.

Fujisawa K，Kato M，Kono T，et al，2018. Nipple adenoma in a 2-year-old boy. Pediatric Dermatology，35（3）：e184-e185.

Wang C，Wang X，Ma R，2015. Diagnosis and surgical treatment of nipple adenoma. ANZ Journal of Surgery，85（6）：444-447.

Watanabe T，Yamaguchi T，Tsunoda H，et al，2017. Ultrasound image classification of ductal carcinoma in situ（DCIS）of the breast：analysis of 705 DCIS lesions. Ultrasound in Medicine and Biology，43（5）：918-925.

第十章

乳腺导管内乳头状肿瘤

第一节 乳腺导管内乳头状瘤

乳腺导管内乳头状瘤（intraductal papilloma of the breast）是指乳腺导管上皮细胞呈乳头状增生，可伴发不典型增生、导管原位癌或小叶原位癌。

一、病 理 表 现

大体观于扩张导管内见菜花样肿物，质地不均，无包膜，常伴大汗腺化生。根据肿瘤生发位置其可分为中央型和外周型。

1. 中央型 也称大导管内乳头状瘤或孤立性导管内乳头状瘤，占 70% ~ 90%，发生于乳管开口到壶腹以下的主导管或一、二、三级乳管内，肿瘤可沿导管生长，具有纤维血管轴心的上皮增生形成树枝状、指状突起（图 10-1-1）。

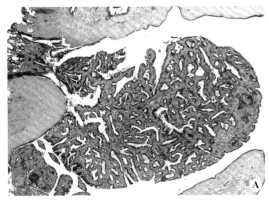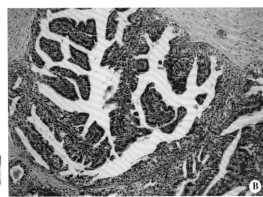

图 10-1-1 乳腺导管内乳头状瘤病理表现

肿瘤呈粗大乳头状结构，中央为纤维血管轴心，呈树枝状结构

2. 外周型 发生于终末导管至小叶系统内，常为多发性，病变范围广，瘤体较中央型小，生物学行为较中央型更倾向恶性，被认为是一种癌前病变。

二、临床特点

中央型多见于 30 ～ 50 岁女性，肿瘤较小时多无明显症状，或仅表现为乳头单孔溢液，呈血性或浆液性。大瘤体堵塞乳管造成乳管囊状扩张时患者可出现疼痛，伴发感染时有典型红肿热痛表现。外周型多见于年轻女性，少有乳头溢液，临床多以乳腺扪及肿物或体检超声发现肿物就诊。

三、超声表现

1. 中央型 位于乳晕区，多为单发病灶，大小为数毫米至 3 ～ 4cm。瘤体较小时表现为扩张的导管走行柔软，管壁连续性好，内见一乳头状实体回声。瘤体较大时堵塞乳管可导致乳管囊状扩张，囊内见乳头状低回声实体，实体内可见血流信号，整个囊实性肿块可延伸至乳晕以外。伴出血时，囊性肿块内部可见血凝块或液平面（图 10-1-2）。

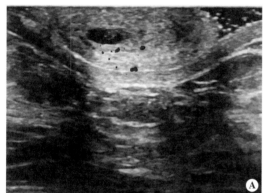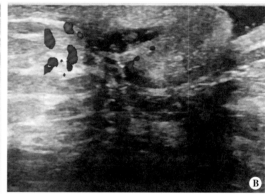

图 10-1-2　中央型乳腺导管内乳头状瘤超声表现
A. 病灶位于乳头内扩张的大导管内；B. 肿瘤内未见血流信号

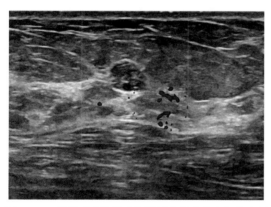

图 10-1-3　外周型多发性乳腺导管内乳头状瘤超声表现
外周腺体内囊实性肿块，以实性为主，呈类圆形，未见血流信号

2. 外周型 多位于近腺体边缘处，表现为实性低回声小肿块，呈规则的椭圆形或分叶状，瘤体较大时可见血流信号，导管扩张少见（图 10-1-3）。

四、其他影像学检查

1. 纤维乳管镜 适用于中央型导管内乳头状瘤，常单发，瘤体呈球形、桑葚样或舌状，色红、黄，但对于无乳头溢液表现的中央型导管内乳头状瘤和周围型病灶，纤维乳管镜价值有限。

2. 乳腺 X 线摄影检查　瘤体较小时平片难以显示病灶，瘤体较大时可于扩张导管走行区见圆形、卵圆形软组织密度影，肿瘤边界清楚，可伴有粗大不规则钙化影。导管造影能显示肿瘤位置、大小、数目，扩张导管内见圆形充盈缺损，影像学表现可分为管内型和囊性型。

3. MRI 检查　典型表现为乳腺导管扩张，内见软组织信号。增强扫描可鉴别扩张导管内软组织信号为乳头状瘤还是血凝块、沉积物，导管内乳头状瘤的动态增强曲线多呈平台型或流出型。

五、鉴别诊断

（1）乳腺导管扩张症：导管呈条状或囊状扩张，走行柔软，连续性好，管腔内无实体回声，彩色多普勒超声未见血流信号。当导管内伴有絮状沉积物或分泌物时乳腺导管扩张症与导管内乳头状瘤鉴别困难，超声造影有助于鉴别。

（2）乳腺囊肿：表现为边缘光整的囊性肿物，囊内透声好，与导管内乳头状瘤容易区分。但当囊肿内伴出血形成的血凝块或沉积物时，两者不易鉴别。

（3）表现为实性肿块的导管内乳头状瘤需与纤维腺瘤、腺病、恶性肿瘤等鉴别。

六、病例分析

病例一

患者，女，41 岁，发现左侧乳腺肿物 1 个月。查体见左侧乳头凹陷，中央区触及一肿物，大小 6cm×8cm，轻挤双侧乳头无溢血、溢液。

【超声检查】

左侧乳房巨大囊实性肿块，考虑导管内乳头状瘤（BI-RADS 4A 类，图 10-1-4）。

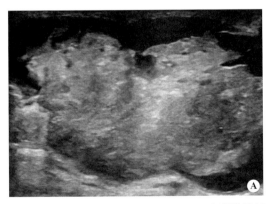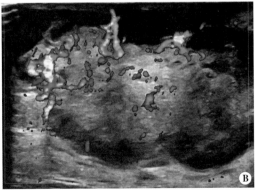

图 10-1-4　左侧乳腺导管内乳头状瘤超声图像

左侧乳晕区及周围见巨大囊实性肿块，大小 6.1cm×3.1cm×3.9cm，实性部分形态不规则；B. 实性部分血流信号丰富，走行杂乱

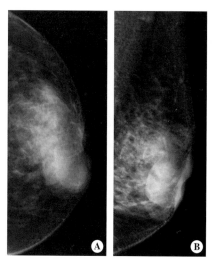

图 10-1-5 左侧乳腺导管内乳头状瘤 X
线摄影

CC 位（A）、MLO 位（B）显示左侧乳腺结构
紊乱，乳晕区见多发肿块影，大者 3.7cm×2.2cm，
形态不规则，呈分叶状，部分边界不清，左侧
乳腺结构扭曲，可见乳晕皮肤增厚，乳头回缩

【乳腺 X 线摄影检查】

左侧乳腺占位（BI-RADS 5 类，图 10-1-5）。

【病理诊断】

（左侧乳腺肿物）导管内乳头状瘤伴大汗腺
化生。

【解析】

本病例超声表现为典型的囊性肿块内伴有乳头状
实体生长，符合导管内乳头状肿瘤的声像学特征。导
管内乳头状瘤高发年龄为 30～50 岁，本例患者 43 岁，
为导管内乳头状瘤的高发年龄，超声表现为典型的囊性
肿块内伴有乳头状实体生长，符合导管内乳头状肿瘤的
声像学特征。但导管内乳头状瘤体积常较乳头状导管原
位癌小，多小于 3cm，且实体内血流信号也不如乳头状
导管原位癌丰富，与本例不相符。鉴别困难时可行粗针
穿刺活检，获取实性区域的组织条进行病理镜检，通过
观察核分裂、肌上皮是否存在判断肿瘤良恶性。

病例二

患者，女，41 岁，发现左侧乳腺肿物 2 个月。查体于左侧乳腺外下象限触及肿物，质硬，
轻挤左侧乳腺有少许溢血。

【超声检查】

（1）左侧乳腺 4 点方向见低回声肿块（BI-RADS 5 类，图 10-1-6）。

（2）双侧乳腺隆乳术后改变。

【乳腺 X 线摄影检查】

（1）左侧乳腺外下象限占位（图 10-1-7）。

（2）双侧乳腺假体植入术后改变（图 10-1-7）。

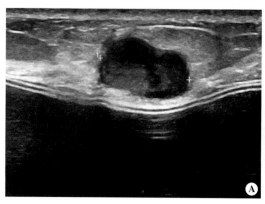
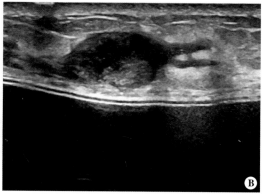

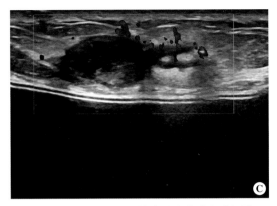

图 10-1-6 左侧乳腺导管内乳头状瘤超声图像

A、B.左侧乳腺腺体后方见片状液性区（隆乳改变），腺体 4 点方向见一低回声肿块，大小 2.5cm×1.6cm，肿块内部回声不均匀，肿块两侧可见扩张导管；C.肿块周边可见血流信号

【病理诊断】

（左侧乳腺肿物）导管内乳头状瘤伴出血、坏死。

【解析】

本例超声检查见病灶形态不规则，边缘"蟹足样"改变，误诊为乳腺恶性肿瘤。病灶边缘"蟹足样"改变应为扩张的分支导管，并非乳腺癌浸润性生长的表现，结合患者年纪较轻，乳头溢血，应考虑导管内乳头状瘤。乳腺导管内乳头状瘤与恶性肿瘤鉴别困难时，应在超声引导下对肿瘤主体及周边"蟹足样"等多部位进行全面穿刺，提高活检阳性率。

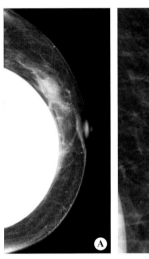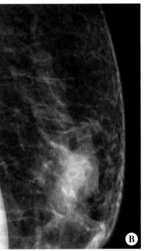

图 10-1-7 左侧乳腺导管内乳头状瘤 X 线摄影

A.左侧乳腺见半圆形假体影，腺体外下象限见不规则肿块密度增高影；B.局部放大，肿块部分边界欠清

病例三

患者，女，44 岁，发现左侧乳腺肿物 10 天，大小 2cm×2cm，轻挤双侧乳头无溢血、溢液。

【超声检查】

左侧乳腺 10 ～ 11 点方向见囊实性肿块（BI-RADS 4C 类，图 10-1-8）。

【病理诊断】

（左侧乳腺肿物）导管内乳头状瘤，大小 2cm×1cm×1cm。

【解析】

本病例超声检查见实体填充近乳头侧导管，导致远端导管呈囊状扩张，实体生长部位导管壁无增厚，未见连续性中断，符合导管内乳头状瘤的声像学表现。因瘤体堵塞导管，故乳头无溢血、溢液。

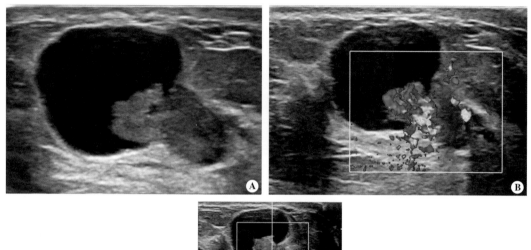

图 10-1-8   左侧乳腺导管内乳头状瘤超声图像

A. 左侧乳腺 10 ～ 11 点方向见囊实性肿块，大小 2.8cm×1.7cm，其近乳头侧见一不规则实体自周边向囊内生长，实性部分大小 1.7cm×0.8cm，形态不规则；B. 实体内见丰富血流信号；C. PW 测得高阻型动脉流速曲线，RI 为 0.88

第二节   乳腺乳头状导管原位癌

乳腺乳头状导管原位癌，曾称乳腺导管内乳头状癌，是上皮细胞肿瘤性增生被覆于纤维血管束表面而形成的恶性乳头状病变，为乳腺癌的少见类型。

一、病 理 表 现

乳腺乳头状导管原位癌多发生于中央区的大导管，由管壁向管腔内生长，形成特征性的纤维血管乳头样结构，上皮由一层到数层单形性上皮细胞构成，肌上皮消失，基底部可见癌浸润。肿瘤细胞未侵及导管基底膜外为乳头状导管原位癌，侵及导管基底膜外则为浸润性乳头状癌（图 10-2-1）。

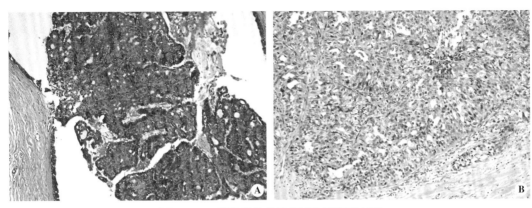

图 10-2-1 乳腺乳头状导管原位癌病理表现

A.乳头状结构衬覆上皮细胞复层化、存在异型，纤维血管轴心纤细；B.肿瘤细胞大小、形态及核型不规则，可见核分裂象

二、临床特点

乳腺乳头状导管原位癌多见于 50 岁以上女性患者，发病平均年龄为 65 岁。临床多以乳头溢血、溢液为主诉就诊，溢血更为常见。50 岁以上乳头溢血患者中，约 20% 为乳头状导管原位癌，多形成可触及的肿块，触诊质硬，表面不光滑，活动度差，易与皮肤发生粘连。本病发展缓慢，发生腋窝淋巴结转移的概率较非特殊型乳腺癌低，预后较好。

三、超声表现

乳腺乳头状导管原位癌实体较导管内乳头状瘤大，易堵塞导管造成导管囊状扩张，囊内见实性极低回声肿块。整个病灶呈囊实性，边缘光整，内部实体可为多发性，形态不规则，可见簇状微钙化灶，可见"花彩样"丰富血流信号。少数乳头状导管原位癌实体充填导管腔而表现为实性占位。腋窝淋巴结或锁骨上淋巴结转移少见（图 10-2-2）。

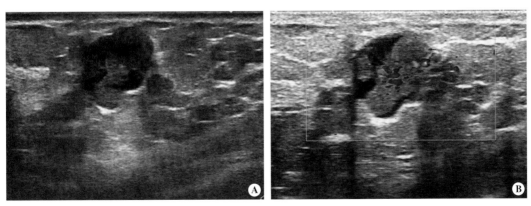

图 10-2-2 右侧乳腺乳头状导管原位癌超声表现

A.右侧乳腺 5 点方向见一囊实性肿块，实性部分形态不规则；B.实体可见较丰富血流信号

四、其他影像学检查

1. 乳腺 X 线摄影检查 乳腺乳头状导管原位癌体积较小时 X 线摄影难以显示，病灶较大时可见肿块密度影，边界不清，常可见细小钙化灶，肿块周围腺体结构紊乱。造影可见导管不规则扩张，走行僵硬，并可见充盈缺损，断端不规则，管壁因癌组织侵犯不光滑。

2. MRI 检查 可见导管扩张积液，内见不均匀软组织信号，部分病灶可表现为囊实性肿块，增强后病灶常伴有集丛状强化的线样或段样强化。动态增强曲线为早期快速强化，呈流出型曲线。

五、鉴 别 诊 断

1. 乳腺导管内乳头状瘤 发病年龄较乳头状癌小，肿瘤体积较小，活动度好，以乳晕区中央型为多。乳头状导管原位癌质地硬，体积较大，多大于 3cm，表面不光滑，活动度差。

2. 乳腺浸润性导管癌 主要表现为实性低回声肿块，病灶形态不规则，边缘毛刺或成角样改变，内见细小钙化灶，同侧腋窝淋巴结肿大多见。

六、病 例 分 析

病例一

患者，女，63 岁，扪及左侧乳腺肿物 2 周。

【超声检查】

左侧乳腺见囊实性肿块（BI-RADS 4A 类，图 10-2-3）。

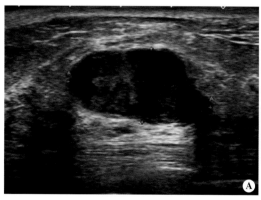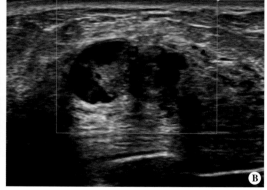

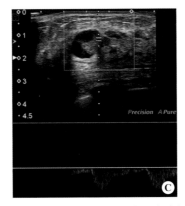

图 10-2-3　左侧乳腺乳头状导管原位癌超声图像

A. 左侧乳腺内上象限见囊实性肿块，大小 2.8cm×1.4cm，实体部分形态不规则；B. 实体部分见少量点状血流信号；C. PW 测得高阻动脉型流速曲线

【乳腺 X 线摄影检查】

左侧乳腺内上象限肿块（BI-RADS 3 类，图 10-2-4）。

【病理诊断】

乳腺乳头状导管原位癌及中级别导管原位癌伴小灶可疑微浸润。

【解析】

本病例超声检查见乳腺肿物呈囊实性，实性成分自周边导管向扩张的囊腔内生长，为典型导管内乳头状肿瘤的声像学表现，但究竟是 Ⅱ 型导管内乳头状瘤，还是乳头状导管原位癌，超声鉴别存在一定难度。仔细观察声像图可见实体来源的导管壁高回声线显示欠清晰，实体内呈高阻力血流频谱，且患者为 63 岁老年女性，为乳头状导管原位癌的高发年龄，术后病理证实为乳头状导管原位癌。

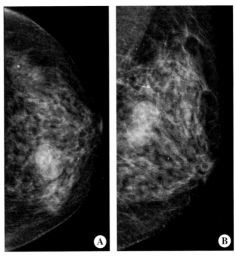

图 10-2-4　左侧乳腺乳头状导管原位癌 X 线摄影
CC 位（A）、MLO 位（A）显示左侧乳腺内上象限软组织肿块影，大小 2.5cm×1.8cm，边缘呈微分叶状，未见微小钙化灶影

病例二

患者，女，83 岁，发现右侧乳腺肿物 2 个月。

【超声检查】

右侧乳腺见囊实性肿块（BI-RADS 4C 类，图 10-2-5）。

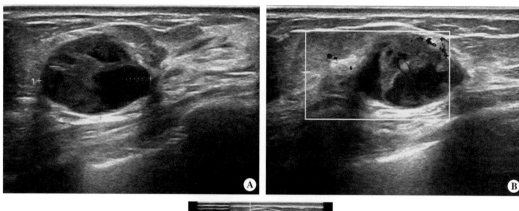

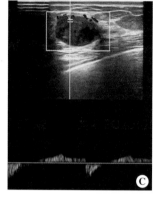

图 10-2-5 右侧乳腺乳头状导管原位癌超声图像

A. 右侧乳腺 11 ~ 12 点方向见囊实性肿块，大小 2.0cm×1.5cm，呈椭圆形，实性部分形态不规则；B. 肿块周边及实性部分可见少量血流信号；C.PW 测得动脉型流速曲线

【病理诊断】

（右侧乳腺肿物）乳头状导管原位癌，大小 1.9cm×1.5cm×1cm，周围见部分低级别原位癌。

【解析】

本例患者术前穿刺活检病理提示病灶倾向包裹性乳头状癌，术后病理诊断为乳头状导管原位癌伴周围部分低级别原位癌。包裹性乳头状癌是导管内乳头状肿瘤的一种类型，好发于 60 岁以上老年女性，因乳头状实体周围伴有厚的纤维包膜而得名，其病灶不一定完全在导管内，但由于周围包裹纤维包膜，与导管内乳头状瘤和乳头状导管原位癌难以区分。乳腺乳头状导管原位癌实体较大，位于中央区的病灶常堵塞导管导致远端导管扩张，使得整个病灶呈囊实性改变。

病例三

患者，女，63 岁，发现右侧乳腺肿物 1 个月，逐渐增大。

【超声检查】

右侧乳腺导管扩张伴多发低回声肿块，考虑导管内乳头状瘤（BI-RADS 4B 类，图 10-2-6、图 10-2-7）。

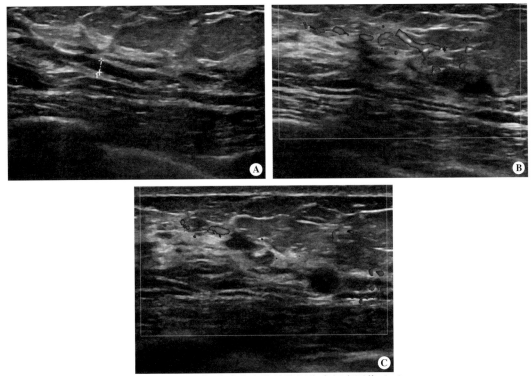

图 10-2-6　右侧乳腺乳头状导管原位癌超声图像（1）

A. 右侧乳腺 12 ～ 3 点方向见数支导管扩张，大者内径约为 0.24cm；B、C. 导管走行区可见多发低回声肿块，似与导管相连，肿块未见血流信号

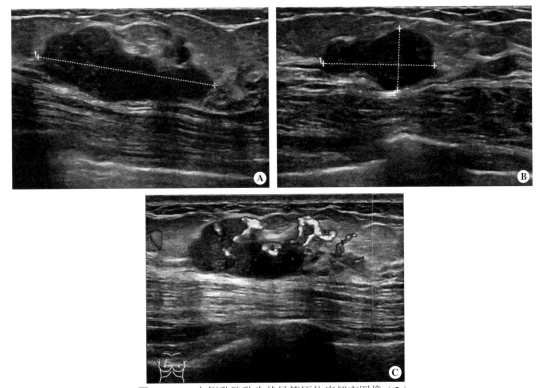

图 10-2-7　右侧乳腺乳头状导管原位癌超声图像（2）

A、B. 右侧乳腺 12 ～ 2 点方向见一低回声肿块，大小 2.6cm×1.1cm×3.0cm，形态不规则，呈分叶状，局部边缘模糊；C. 肿块内及周边见丰富血流信号，血管走行较迂曲杂乱

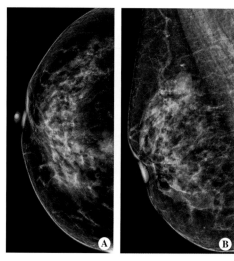

图 10-2-8 右侧乳腺乳头状导管原位癌 X 线摄影
CC 位（A）、MLO 位（B）显示右侧乳腺内上象限结
构紊乱，内见不规则肿块影

【乳腺 X 线摄影检查】

右侧乳腺占位（BI-RADS 4 类，图 10-2-8）。

【MRI 平扫＋增强检查】

右侧乳腺占位，考虑恶性肿瘤（图 10-2-9）。

【病理诊断】

（右侧乳腺）乳腺乳头状导管原位癌，肿瘤大小 2.5cm×2.3cm×1.5cm。

【解析】

本例患者以偶然扪及右侧乳腺肿物就诊。超声检查见右侧乳腺多发导管扩张，于导管走行区见多发低回声肿块，其一长径达 3cm，形态欠规则，呈浅分叶状，符合多发性导管内乳头状肿瘤表现。本例患者为 63 岁老年女性，在发现病灶的 1 个月内肿瘤增大明显，就诊时最大病灶达 3cm，内部见"花彩样"丰富血流信号，血管走行迂曲、杂乱，符合乳腺乳头状导管原位癌特征。

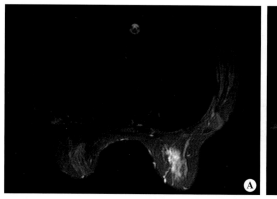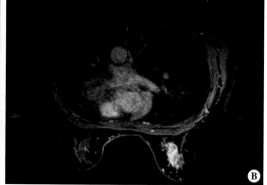

图 10-2-9 右侧乳腺乳头状导管原位癌 MRI
A. T₂WI 序列，右侧乳腺片状高信号，边界不清，形态不规则；B. 增强序列见病灶明显强化

第三节　乳腺包裹性乳头状癌

一、病理表现

乳腺包裹性乳头状癌（encapsulated papillary carcinoma of the breast）被认为是乳头状导管原位癌的一种变型，特点是纤维血管轴心细，乳头病变结构内或周围没有肌上皮细胞层，周围是厚的纤维包膜。肿瘤细胞具有低级别导管原位癌的组织学特点。

二、临床特点

乳腺包裹性乳头状癌在乳腺癌中非常少见，好发于老年女性，起病缓慢，多为乳房触及肿物就诊，界限清楚，质地中等且逐渐增大，约 10% 的病例以乳头溢液为首发症状。乳腺包裹性乳头状癌病变通常较大，平均 2cm，可位于乳房中央及外周，单发多见。乳腺包裹性乳头状癌侵袭性弱，淋巴结转移率低。

三、超声表现

声像图多表现为 > 2cm 囊实性或实性肿块，边缘光整，形态多规则，少数呈分叶状，肿块后方回声多增强，少数伴有细小或粗大钙化，部分肿块伴周围导管改变，血流信号多为中等量至丰富。乳头状肿块基底部较宽，呈中等回声或稍低回声，形态欠规则，内部回声均匀或不均匀，囊性部分内可见分隔或絮状回声（图 10-3-1）。单纯型乳腺包裹性乳头状癌更靠近乳头，形态规则、边缘光整等良性征象多见。单纯型乳腺包裹性乳头状癌与乳腺包裹性乳头状癌伴原位癌差别不大。乳腺包裹性乳头状癌伴浸润性癌更远离乳头（距乳头距离 > 3cm 较多见），病灶形态不规则、边缘模糊、血流丰富提示伴浸润性癌可能性大。

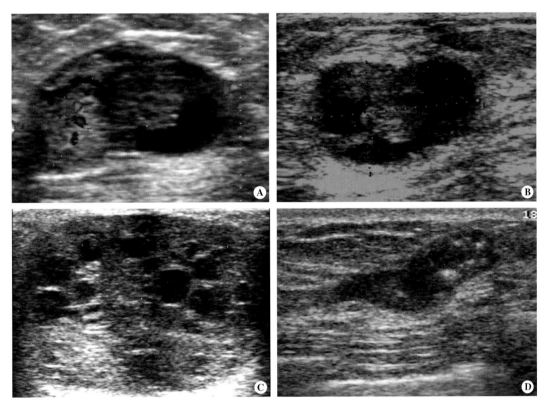

图 10-3-1 乳腺包裹性乳头状癌超声表现

A、B. 乳腺腺体内囊实性肿块，形态规则，边缘光整，呈大分叶状，实性部分呈乳头状，内见点状血流信号；C. 肿块呈椭圆形，内部以实性为主，可见小囊性区；D. 乳腺腺体内见一条状低回声不均匀区，边缘尚光整，沿导管方向走行，内见多发点状强回声

四、其他影像学检查

1. 乳腺 X 线摄影检查 平片常难以发现微小乳腺包裹性乳头状癌病灶，较大的病灶常表现为边缘光整，圆形、类圆形或分叶状的肿块，少数可出现微钙化。单纯根据 X 线摄影很难鉴别其与乳腺良性肿瘤。乳腺导管造影能清楚显示导管的分支结构，明确肿瘤的病变位置及范围，可表现为乳腺导管走行不自然、不规则扩张伴局部充盈缺损。

2. MRI 检查 单纯乳腺包裹性乳头状癌病灶因有较厚的纤维包膜而边缘清晰，无邻近腺体侵犯征象，若合并原位癌或浸润性癌，局部可向外突出，侵犯邻近腺体。伴有囊性成分的肿块表现为短 T_1 长 T_2 的出血信号特点，若有分层现象，MRI 可对分层的成分进行界定，位于底部的多为血细胞沉淀。

五、鉴 别 诊 断

1. 乳腺导管内乳头状瘤 乳腺导管内乳头状瘤发病年龄小于乳腺包裹性乳头状癌，多沿导管分布，体积较小。中央型导管内乳头状瘤合并乳头溢液更常见，周围型乳腺导管内乳头状瘤病灶常为多发性。乳腺包裹性乳头状癌病灶实性部分形态不规则，回声不均，血流信号较丰富，可测得动脉频谱，囊性部分可见分隔或出血引起的絮状回声。

2. 乳腺叶状肿瘤 良性叶状肿瘤内囊变成分不多，交界性及恶性可有囊变区，当肿块呈实性为主的囊实性肿块且体积较大时，需与乳腺包裹性乳头状癌鉴别。两者均可表现为分叶状、回声均匀，后方回声增强，血流中等量或较丰富。但叶状肿瘤发病年龄小于乳腺包裹性乳头状癌，发病高峰年龄为 30 ～ 40 岁，且分叶较深，多肿块融合的改变比较典型，无附壁乳头状结构。

六、病 例 分 析

病例一

患者，女，49 岁，发现右侧乳腺肿物 1 周，触诊肿物质硬，表面不平，无乳头溢血、溢液。

【超声检查】

右侧乳腺 10 点方向见低回声肿块（BI-RADS 4B 类，图 10-3-2）。

【病理诊断】

包裹性乳头状癌，肿瘤大小 1.9cm×1.5cm×1.2cm，周围散在多灶浸润性导管癌（Ⅰ级），浸润灶直径为 0.05 ～ 0.2cm，其余为中高级别导管原位癌，各组淋巴结未见癌转移。

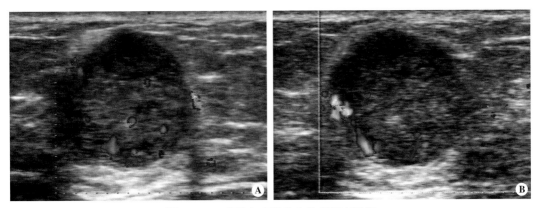

图 10-3-2 乳腺包裹性乳头状癌超声图像

A、B.右侧乳腺 10 点方向见一低回声肿块，大小 1.9cm×1.6cm，形态尚规则，局部边缘模糊，后方回声增强，内部及边缘可见较丰富血流信号

【解析】

本例患者为中老年女性，超声显示类圆形肿瘤体积较大，局部边缘欠光整，内部血流信号较丰富，具有恶性征象。乳腺包裹性乳头状癌被认为是惰性或低度恶性的隐匿性浸润性癌，单独发生时预后较好。若周围组织伴有非特殊型浸润性癌，其预后取决于后者的分级及分期。

病例二

患者，女，77 岁，发现左侧乳腺肿物 2 年，触诊肿物质硬。

【超声检查】

（1）左侧乳腺见囊实性肿块（BI-RADS 4B 类，图 10-3-3A）。

（2）左侧腋窝淋巴结肿大（图 10-3-3B）。

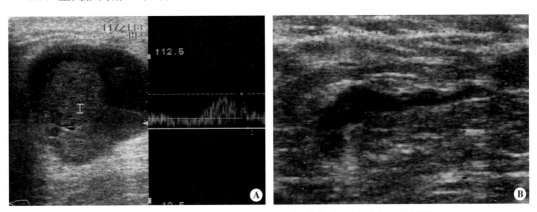

图 10-3-3 乳腺包裹性乳头状癌及左侧腋窝淋巴结肿大超声图像

A.左侧乳腺 11 点方向见一囊实性肿块，大小 3.0cm×2.5cm，实性成分呈乳头状，基底较宽，内见较丰富血流信号及动脉频谱，囊性部分可见絮状回声；B.左侧腋窝淋巴结肿大，实质不均匀增厚，淋巴门可见

【病理诊断】

（左侧乳腺）包裹性乳头状癌及原位癌。左侧前哨淋巴结 0/8。

【解析】

本例患者为老年女性，病程较长，超声表现为典型的包裹性乳头状癌声像，肿块呈囊实性，体积较大，局部边缘欠光整，后方回声增强，实性部分呈乳头状突起，形态尚规则，可见较丰富血流信号，PW 见动脉频谱。囊内见絮状沉积物，为乳头质脆出血所致。乳腺包裹性乳头状癌侵袭力弱，淋巴结转移率低，随访 2 年时间患者肿瘤体积增大 1 倍，淋巴结肿大，但最终病理未见明显淋巴结转移，影像学检查未见明显远处转移。

（郭晶晶　林　敏）

参 考 文 献

邓晶，宗晴晴，徐祎，等，2021.乳腺包裹性乳头状癌不同亚型的超声及病理对比分析.中华医学杂志，101（1）：57-61.

付丽，傅西林，2008.乳腺肿瘤病理学.北京：人民卫生出版社.

高上达，何以枚，王艳，等，2010.彩色多普勒超声在乳腺导管内乳头状瘤诊断中的价值.中国超声医学杂志，26（6）：517-519.

黄静，何以枚，林礼务，等，2013.导管型乳腺癌与乳腺导管内乳头状瘤的超声鉴别诊断.临床超声医学杂志，15（3）：169-171.

林敏，何以枚，林礼务，等，2013.导管内乳头状癌与外周型导管内乳头状瘤的超声鉴别诊断.中国超声医学杂志，29（11）：979-982.

刘利民，张韵华，夏罕生，等，2019.乳腺包裹性乳头状癌的超声诊断.肿瘤影像学，28（5）：339-343.

赵荣梅，姜紫韵，薛红元，等，2018.SMI 在乳腺导管内乳头状瘤中的诊断价值.中国超声医学杂志，34（11）：986-988.

George K，Anna Z，Evanthia K，et al，2013. Encapsulated papillary carcinoma of the breast：An overview. Journal of Cancer Research and Therapeutics，9（4）：564-570.

Tek C，Öztekin P S，Celepli P，et al，2021. Using the Superb Microvascular Imaging Method in the Distinction of Intraductal Papilloma and Duct Ectasia With Secretion. Journal of Ultrasound in Medicine，40（2）：269-277.

Wynveen C A，Nehhozina T，Akram M，et al，2011. Intracystic papillary carcinoma of the breast：an in situ or invasive tumor? Results of immunohistochemical analysis and clinical follow-upl. American Journal of Surgical Pathology，35（1）：1–14.

Yetkin G，Celayir M F，Tanik C，et al，2019. Male breast cancer：A 10 year retrospective case series in a tertiary care hospital. J Pak Med Assoc，69（8）：1209-1212.

第十一章

乳腺纤维上皮性肿瘤

第一节　乳腺纤维腺瘤

乳腺纤维腺瘤（breast fibroadenoma）是乳腺的一种常见良性双相性肿瘤，由腺上皮和纤维组织两种成分以不同的比例构成，好发于青年女性。

一、病因与病理表现

乳腺纤维腺瘤病因与发病机制尚不明确，目前普遍认为与体内雌激素异常变化有关。雌激素过度刺激和（或）局部腺体组织对雌激素敏感度异常增高，可刺激局部导管上皮和间质成分异常增殖，可能是纤维腺瘤形成的机制。

纤维腺瘤多呈类圆形或椭圆形，可呈分叶状，多有完整包膜，质地坚实，富有弹性，切面呈灰白色或浅棕色，有黏液感。光镜下，根据肿瘤间质成分和腺上皮成分的不同生长程度及相互结构关系，其分为管内型、管周型和混合型。①管内型：增生的纤维间质成分挤压导管使导管呈裂隙状，腺管上皮细胞受挤压萎缩呈扁平形（图 11-1-1）；②管周型：

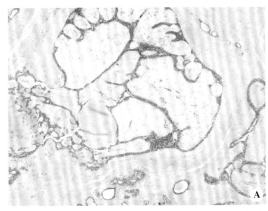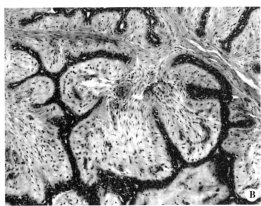

图 11-1-1　乳腺纤维腺瘤超声表现

A. 管内型，病变界限清楚，腺体被间质挤压变形，间质黏液变性；B. 管周型，间质围绕腺体排列，腺体由上皮与肌上皮两层细胞组成

腺上皮成分与间质纤维成分混杂排列，肿瘤内增生纤维组织围绕在腺管周围，但不挤压腺管；③混合型：管内型和管周型的病理改变同时存在。

纤维腺瘤伴有＞3mm囊肿、硬化性腺病、上皮性钙化或乳头状大汗腺化生者称为复杂型纤维腺瘤。

二、临 床 特 点

乳腺纤维腺瘤常无自觉症状，或者以肿块为唯一表现，通常为单发，部分为单侧或双侧多发。多数肿瘤生长缓慢，直径多＜3cm，巨纤维腺瘤除外。巨纤维腺瘤常表现为肿瘤迅速增长，直径＞5cm，甚至可达10cm，好发于青春期女性。少数乳腺纤维腺瘤可发生梗死，多见于妊娠期和哺乳期。乳腺纤维腺瘤恶变率仅为0.2%～1%，以上皮成分发生癌变为主。

三、超 声 表 现

1. 一般表现

（1）肿瘤位于腺体层，好发于外上象限；可单侧单发、单侧或双侧多发；直径多＜3cm，少数可达10cm以上；形态多呈类圆形或椭圆形，部分呈分叶状；边缘光整，可见包膜回声；通常呈平行位生长（图11-1-2）。

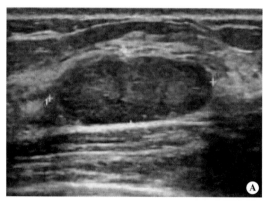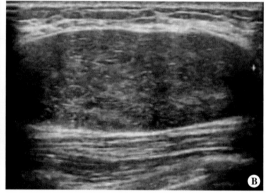

图 11-1-2 双侧乳腺纤维腺瘤超声表现
双侧乳腺内低回声肿块，均呈椭圆形，水平位生长，包膜光滑，边缘光整

（2）肿块多为均匀低回声，内部可见线条状高回声；部分伴有粗大强回声，可伴后方声影；少数肿块内部液化坏死呈囊实性。后方回声可增强或无改变，可伴有侧方声影（图11-1-3）。

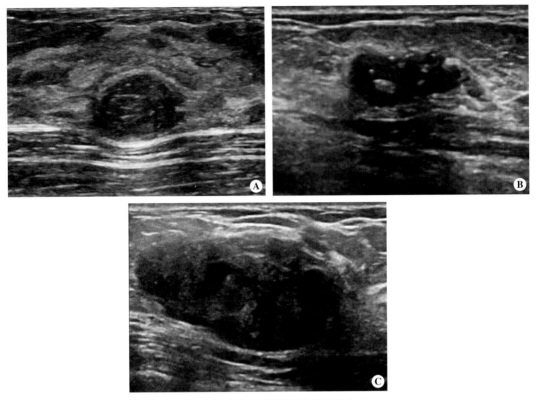

图 11-1-3 乳腺纤维腺瘤超声表现（1）

A. 左侧乳腺内低回声肿块，椭圆形，可见包膜回声，边缘光整，内部回声欠均匀，可见线条状高回声，后方回声增强；
B. 右侧乳腺内低回声肿块，形态欠规则，内见多个大小不等强回声，后方回声衰减；C. 乳腺内囊实性肿块，为瘤体局部液化坏死

（3）CDFI：肿块内部多无明显血流信号，部分可见点状、短棒状或分支状血流信号（Adler 分级 0 ～ I 级），少数非典型纤维腺瘤或瘤体较大时可见丰富血流信号（Ⅲ级）（图 11-1-4）。

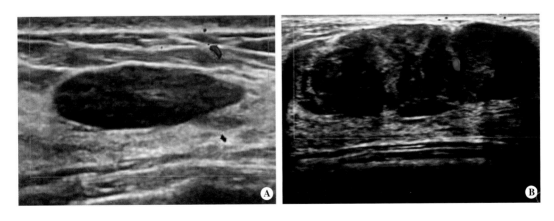

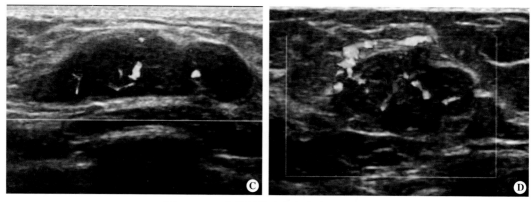

图 11-1-4 乳腺纤维腺瘤超声表现（2）

A.瘤体内无血流信号；B.瘤体内见点状血流信号；C.瘤体内见短棒状或分支状血流信号；D.瘤体内血流信号丰富

2. 复杂性纤维腺瘤 常表现为低回声或近等回声肿块；形态不规则，边缘不光整，瘤体周围由于伴随硬化性腺病而呈现出假浸润表现；内部回声不均匀，常见囊状小液性区及粗/细钙化灶；血流信号多为 0～Ⅰ级（图 11-1-5）。

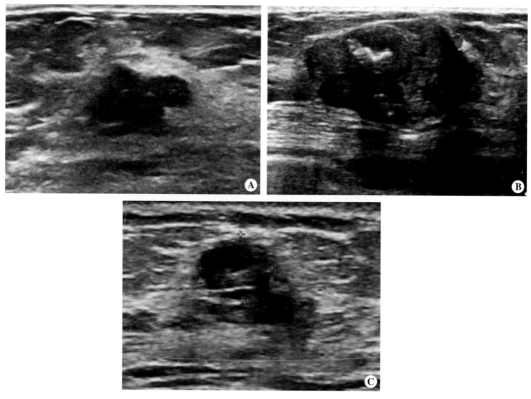

图 11-1-5 复杂性纤维腺瘤超声表现

A.左侧乳腺外上象限低回声肿块，形态不规则，呈分叶状，局部边缘模糊；B.左侧乳腺外上象限低回声肿块，椭圆形，可见包膜回声，边缘光整，内见粗大钙化，少血供；C.左侧乳腺外上象限囊实性肿块，形态欠规则，局部边缘模糊，以实性为主，局部见小液性区，未见血流信号

3. 弹性成像 纤维腺瘤硬度多为中等偏硬或中等偏软，内部弹性值分布均匀或不均匀，弹性得分值一般较低，包膜区域弹性值略增高，肿块周围乳腺组织硬度通常无改变（图 11-1-6）。

4. 超声造影 乳腺纤维腺瘤因其腺上皮增生、纤维组织增生程度不同，造影可呈"快进快退""慢进快退""同进同退"增强模式；多为等增强或高增强，少数为低增强或无增强；增强范围与灰阶图像大小一致；边缘多光整；肿块周边可见环状无增强区、半环状或环状增强区。

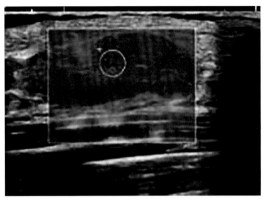

图 11-1-6 乳腺纤维腺瘤超声表现（3）
剪切波弹性成像显示瘤体偏软，硬度较均匀，Emean 为 24.2kPa

四、其他影像学检查

1. 乳腺 X 线摄影检查 致密型乳腺中的瘤体常与周围腺体无明确分界，甚至无法显示。脂肪型及纤维腺体型通常表现为乳腺内类圆形或椭圆形等密度或高密度肿块影，边缘多光整，部分边缘呈分叶状，大部分可见清晰的"晕征"，具有一定的特征性。

2. MRI 检查 T_1WI 为低信号或等信号，T_2WI 信号强度取决于瘤体的组织成分，细胞少、纤维成分多或钙化者，呈低信号或等信号；细胞多或囊性变者，呈高信号。动态增强扫描，多数呈流入型曲线。

五、鉴别诊断

1. 具有髓样癌特点的乳腺癌 多表现为低回声肿块，边缘较光整，后方回声增强。与纤维腺瘤相比，具有髓样癌特点的乳腺癌内部回声较低，部分呈极低回声，缺乏纤维腺瘤纤细光滑包膜回声，血流信号多为Ⅱ～Ⅲ级，可伴有腋窝淋巴结肿大。

2. 乳腺黏液癌 因其内部癌细胞、纤维间质成分、黏液湖所占比例不同，可有不同声像图表现，部分病例表现为形态规则、边缘光整、无毛刺、无钙化等类似良性病变声像时，易误诊为纤维腺瘤。病灶内见小液性区时应警惕黏液癌的可能。

3. 乳腺浸润性癌 复杂性纤维腺瘤具有形态不规则、边缘不光整、内见点状钙化等类似恶性征象，易误诊为乳腺浸润性癌。但复杂性纤维腺瘤病灶内具有线状或片状高回声、小液性区及钙化沿线状高回声分布等特征性表现，通常缺乏边缘毛刺或成角、高回声晕及血流信号丰富、走行杂乱等恶性征象。

4. 乳腺叶状肿瘤 交界性、恶性叶状肿瘤好发于中年人，常表现为肿块体积大，形态不规则，多呈分叶状，可见钙化及囊性区，血流信号丰富，较易与纤维腺瘤鉴别。良性叶状肿瘤的发病年龄、肿瘤的形态、边缘、血流信号分级通常与纤维腺瘤类似，但良性叶状肿瘤通常体积更大，内部更易出现囊性变。

六、病 例 分 析

病例一

患者，女，22 岁，发现右侧乳腺肿物 2 个月。

【超声检查】

右侧乳腺低回声肿块，考虑巨纤维腺瘤或叶状肿瘤（BI-RADS 3 类，图 11-1-7）。

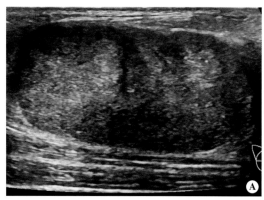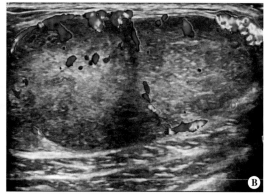

图 11-1-7　乳腺巨纤维腺瘤超声图像

A. 右侧乳腺内上象限、外上象限见低回声肿块，大小 5.3cm×3.2cm，呈椭圆形，可见包膜样回声，边缘光整；B. 肿块内部及周边可见中等量血流信号

【病理诊断】

右侧纤维腺瘤，部分导管腺上皮细胞呈不典型增生，纤维细胞增生活跃。

【解析】

本例患者为年轻女性，存在乳腺无痛性巨大肿块，超声显示病灶边缘光整，可见包膜样回声，符合巨纤维腺瘤表现。巨纤维腺瘤主要应与叶状肿瘤鉴别，尤其是良性叶状肿瘤，两者的发病年龄、肿瘤的形态、边缘、血流信号分级较类似，主要鉴别点为良性叶状肿瘤通常体积更大，内部更易出现囊性变。普通超声鉴别诊断有困难时，可建议患者行超声引导下穿刺活检，有助于明确诊断。

病例二

患者，女，33 岁，发现右侧乳腺肿物 2 周。

【超声检查】

右侧乳腺低回声不均肿块，考虑纤维腺瘤（BI-RADS 4A 类，图 11-1-8）。

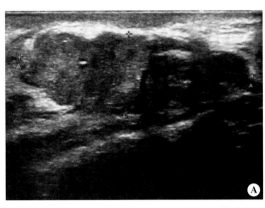
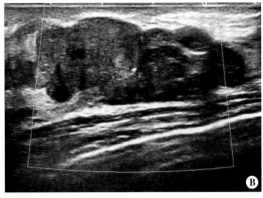

图 11-1-8　乳腺复杂性纤维腺瘤超声图像

A.右侧乳腺乳晕区低回声肿块,大小4.5cm×1.6cm,形态欠规则,边缘呈分叶状,内部回声不均匀,可见点状强回声及小液性区;
B.肿块内见少量点状血流信号

【乳腺 X 线摄影检查】

右侧乳腺乳头后方占位(BI-RADS 4 类,图 11-1-9)。

【病理诊断】

符合乳腺复杂性纤维腺瘤(右侧乳腺纤维腺瘤,内见大汗腺囊肿及上皮性钙化,部分导管上皮呈不典型导管增生,间质纤维化伴黏液变)。

【解析】

复杂性纤维腺瘤指内含有＞ 3mm 的囊肿、上皮性钙化、硬化性腺病或乳头状大汗腺化生的纤维腺瘤。本例乳腺存在无痛性肿块,形态不规则,边缘呈小分叶状,内见点状强回声,易误诊为恶性肿瘤。但本例患者为年轻女性,

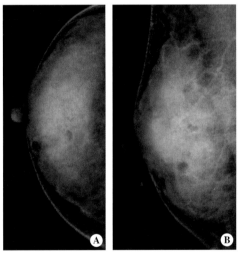

图 11-1-9　乳腺复杂性纤维腺瘤 X 线摄影

CC 位(A)、MLO 位(B)显示右侧乳头后方高密度肿块影,大小 3.0cm×1.8cm,密度尚均匀,边界欠清晰

病灶内具有散在分布小液性区、线状高回声等纤维腺瘤声像图特征,有助于与乳腺癌鉴别。

病例三

患者,女,50 岁,发现左侧乳腺肿物 2 年。

【超声检查】

左侧乳腺低回声肿块,考虑纤维腺瘤或恶性肿瘤(BI-RADS 4A 类,图 11-1-10)。

【病理诊断】

符合乳腺复杂性纤维腺瘤(左侧乳腺纤维腺瘤,内见硬化性腺病及大汗腺囊肿,部分导管上皮呈不典型导管增生,请随访)。

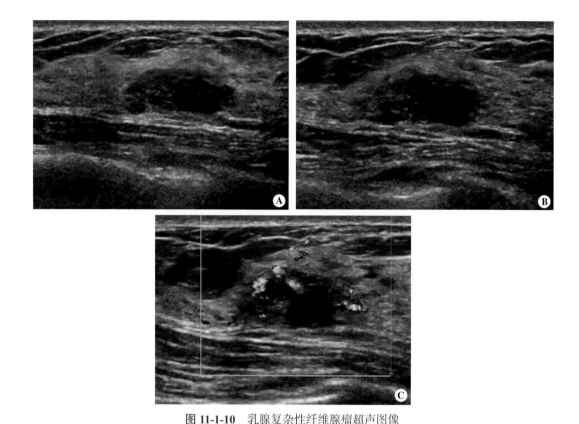

图 11-1-10 乳腺复杂性纤维腺瘤超声图像

A、B.纵切、横切显示左侧乳腺 11 ~ 12 点方向见低回声肿块，大小 1.4cm×0.8cm×1.9cm，呈椭圆形，局部边缘模糊，内见点状强回声；C.肿块内血流信号丰富

【解析】

本例患者发现乳腺无痛性结节，肿块边缘模糊，内见点状强回声，血流信号丰富，术前超声诊断为纤维腺瘤，但不能排除恶性肿瘤。乳腺纤维腺瘤多见于育龄期女性，本例患者为 50 岁女性，为乳腺癌高发年龄，乳腺病灶具有一定恶性征象，应行穿刺活检或外科切除病理检查，以免延误诊治。

病例四

患者，女，15 岁，体检发现右侧乳腺肿物 1 个月，最大径约 4cm。

【超声检查】

右侧乳腺见低回声肿块，考虑纤维腺瘤并梗死或炎症（BI-RADS 3 类，图 11-1-11）。

【病理诊断】

穿刺病理提示右侧乳腺纤维腺瘤并梗死。

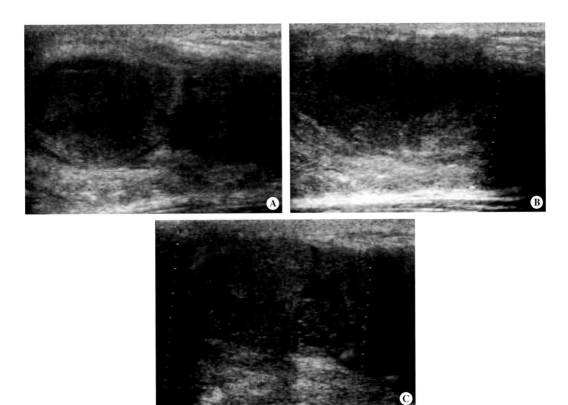

图 11-1-11 乳腺纤维腺瘤伴梗死超声图像

A. 右侧乳腺内下象限见低回声肿块，大小 4.0cm×3.0cm×1.6cm，形态不规则，边缘模糊，病灶中央见片状回声减低区，加压可见密集点状回声移动；B. 病灶中央回声减低区未见血流信号；C. 回声减低区以外区域见中等量血流信号

【解析】

乳腺纤维腺瘤梗死的发生率为 0.3%～3.6%，系由于病灶供血不足，中心区发生坏死改变，多见于妊娠期、哺乳期或肿块活检后，也有无明显诱因的自发梗死。本例患者为 15 岁青春期女性，声像图表现为肿块中央区回声较低，呈低无回声，肿块周边回声呈中低回声，结合触诊表现及触痛的临床症状，诊断为纤维腺瘤并梗死。

病例五

患者，男，32 岁，发现左侧乳腺肿物 7 年，肿物进行性增大至"核桃"大小，半年前出现肿物触痛。

【超声检查】

（1）左侧胸壁见腺体样回声，考虑男性乳腺发育（图 11-1-12A）。

（2）左侧乳头后方见低回声肿块（BI-RADS 4B 类，图 11-1-12B）。

（3）左侧胸壁 10 点方向见低回声肿块（BI-RADS 3 类，图 11-1-12C）。

【MRI 平扫＋增强检查】

左侧乳腺异常，考虑恶性肿瘤，请结合临床（图 11-1-13）。

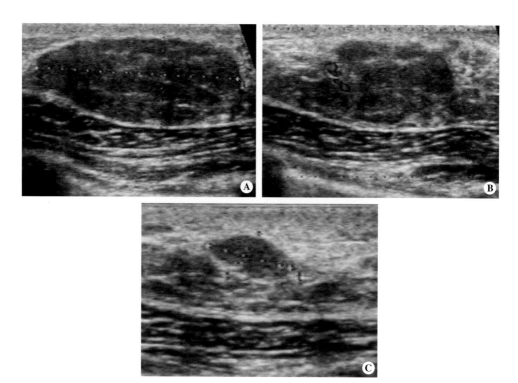

图 11-1-12 男性乳腺纤维腺瘤超声图像

A. 左侧胸壁乳头后方见腺体样回声，其内见一低回声肿块，大小 2.9cm×1.5cm，椭圆形，边缘光整，可见包膜回声，内部见线状高回声；B. 肿块内见点状血流信号；C. 同侧胸壁 10 点方向另见一低回声肿块，大小 0.8cm×0.5cm，椭圆形，边缘光整

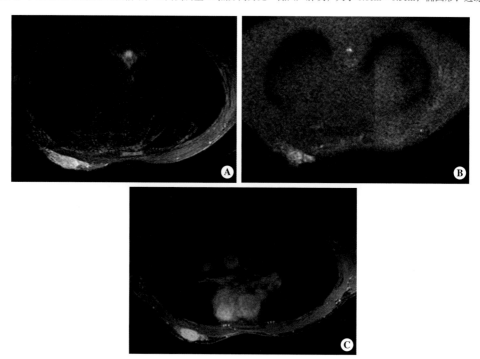

图 11-1-13 左侧乳腺纤维腺瘤 MRI

A. T_2WI 序列，左侧乳腺明显隆起，皮肤增厚，可见异常信号，大小 5.1cm×1.3cm×4.8cm，呈长 T_2 信号；B. DWI，高 b 值高信号；
C. T_1WI 序列增强，病灶增强后可见明显强化

【病理诊断】

（左侧乳腺肿物）乳腺纤维腺瘤，部分导管上皮呈普通型增生及柱状细胞增生。

【解析】

乳腺纤维腺瘤多见于青年女性，男性患者较为罕见。本病例声像图表现符合乳腺纤维腺瘤，但由于检查医师对男性乳腺纤维腺瘤与男性乳腺癌认识不足，BI-RADS 分类过高。

第二节　乳腺叶状肿瘤

乳腺叶状肿瘤（phyllodes tumor of the breast）最早于 1938 年由 Johannes Müller 首次提出，因大体呈囊叶状似鱼肉而命名为乳腺叶状囊肉瘤。1981 年 WHO 肿瘤国际组织学分类协作中心首次建议采用叶状肿瘤命名并沿用至今。乳腺叶状肿瘤是一种纤维上皮性肿瘤，由上皮和间质共同构成，真正的肿瘤成分是间质细胞，多为不同分化程度的成纤维细胞，有不同程度的异型性和核分裂象，为双向分化型肿瘤。发病率低，其占乳腺肿瘤的 0.3%～1.0%，在乳腺纤维上皮性肿瘤中的发生率也仅约 2.5%。

一、病理表现

较小肿瘤呈灰白色，边界清楚无包膜，分叶状结构和裂隙不明显，少见囊性变、坏死及出血；较大肿瘤表面常呈分叶状，灰白色或灰黄色，边界较清楚，无包膜，质韧，常见大小不等的狭窄裂隙或囊腔，内含清亮液、血性液或胶冻样物，常见局灶出血、坏死和囊性变，有时可见脂肪、软骨或骨等异源性化生区域。

良性叶状肿瘤呈膨胀性生长，边界清楚，其间质细胞无或仅轻度异型性，核分裂象少见，为 0～4 个 /10HPF，间质无明显过度增生，肿瘤内多无出血坏死；交界性叶状肿瘤边缘呈膨胀性或浸润性生长，边界较清楚，或出现部分浸润，间质细胞过度生长，出现中度异型增生，核分裂象为 5～9 个 /10HPF，内部多无出血坏死和异源性成分出现；恶性叶状肿瘤呈明显浸润性生长，间质细胞明显过度生长，存在显著间质异型性增生，常伴有异源性分化，核分裂象≥ 10 个 /10HPF，内部常有出血坏死灶（图 11-2-1 ～图 11-2-3）。

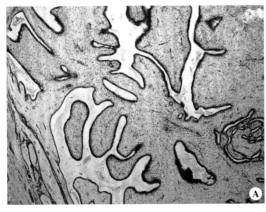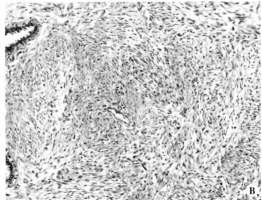

图 11-2-1　良性乳腺叶状肿瘤病理表现

肿瘤界限清楚，管内型生长方式，可见叶状突起，间质细胞密度增加，细胞核相对一致

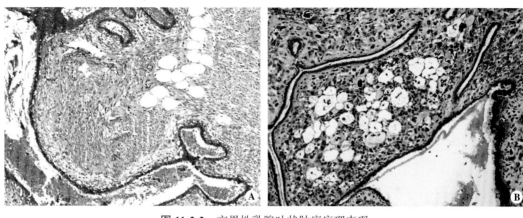

图 11-2-2　交界性乳腺叶状肿瘤病理表现

间质中度富于细胞，细胞密度增加，细胞有异型性，可见核分裂象

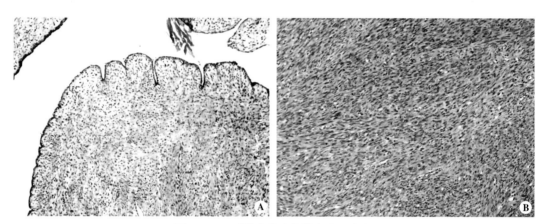

图 11-2-3　恶性乳腺叶状肿瘤病理表现

间质高度富于细胞，细胞核异型性明显，可见核分裂象

二、临床特点

　　乳腺叶状肿瘤好发于 35～55 岁女性，起病比较隐匿，较小者多无临床症状，较大者表现为乳腺内无痛性肿块。肿块巨大时皮肤可受压变薄、水肿、浅静脉怒张，但皮肤溃疡罕见，且多见于较大的恶性叶状肿瘤。

　　少数交界性和恶性叶状肿瘤可经血行转移，最常见转移部位是肺和骨。所有叶状肿瘤术后均有局部复发可能，良性叶状肿瘤术后局部复发风险低，恶性叶状肿瘤局部复发和远处转移风险均较高，多数预后较乳腺浸润性癌好，少部分预后差，尤其当肿瘤内出现脂肪肉瘤、骨肉瘤、横纹肌肉瘤等肉瘤类异质性分化时预后更差，中位生存期仅 4～17 个月。

三、超声表现

　　乳腺叶状肿瘤主要表现为肿瘤体积较大，最大径常＞3cm，多为类圆形、分叶状或多结节融合低回声肿块，可见假包膜回声，后方回声多增强，内部可见低回声裂隙样结构和条带状强回声分叶间隔伸入肿瘤内部，极少部分肿瘤内可见粗大钙化，彩色血流信号丰富程度不一（图 11-2-4）。

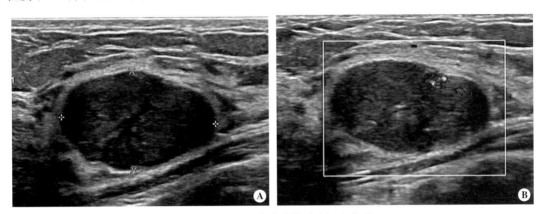

图 11-2-4 良性乳腺叶状肿瘤超声表现

A.乳腺内见一低回声肿块，形态规则，边缘光整，后方回声增强，内可见裂隙状低回声；B.肿块内可见点状血流信号

当肿瘤体积较大，局部边缘不光整，内部出现不同程度的囊性区，肿块内血流信号较丰富，RI > 0.7 时，应高度怀疑为交界性或恶性叶状肿瘤可能。患侧腋下可因肿瘤内液化坏死、出血、感染出现淋巴结反应性增生。需要注意的是，良性、交界性和恶性叶状肿瘤声像图特征存在明显重叠，确诊依靠病理诊断（图 11-2-5）。

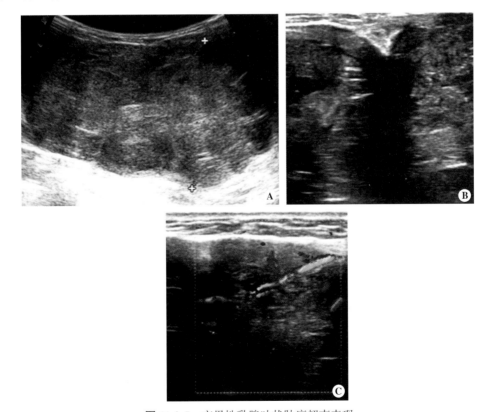

图 11-2-5 交界性乳腺叶状肿瘤超声表现

A、B.乳腺腺体内见一巨大回声不均匀肿块，形态欠规则，呈分叶状，边缘尚光整，内可见小液性区，后方回声增强；C.肿块内可见丰富血流信号

四、其他影像学检查

1. 乳腺 X 线摄影检查 较小的叶状肿瘤 X 线摄影表现缺乏特异性，肿瘤较大时 X 线摄影表现有一定特征性，主要表现为乳腺内稍高或高密度肿块，呈椭圆形、圆形或分叶状，边界清楚或不清，周围可有透亮晕征、血管影增多，不伴钙化及腋窝淋巴结肿大，其中分叶状形态和透亮晕征为较为特异的 X 线摄影表现。

2. MRI 检查 表现为边界清楚的卵圆形或分叶状肿块，T_1WI 以等信号或低信号为主，T_2WI 多为不均匀较高信号伴低信号分隔，动态增强扫描早期实性部分快速明显强化，分隔不强化，延迟期显示良性和交界性叶状肿瘤多呈缓慢上升型和快速上升平台型，而恶性叶状肿瘤多呈廓清型。

五、鉴 别 诊 断

1. 典型乳腺纤维腺瘤 较小的叶状肿瘤与纤维腺瘤声像图极为相似，超声难以鉴别。体积较大的叶状肿瘤与典型纤维腺瘤主要鉴别要点如下：叶状肿瘤发病年龄较大，而纤维腺瘤多见于青年女性；叶状肿瘤病灶多在 3cm 以上，而纤维腺瘤多在 3cm 以下；纤维腺瘤一般有明显纤细包膜，叶状肿瘤常压迫周围组织形成假包膜，而交界性、恶性叶状肿瘤可因局部浸润而局部边缘模糊；叶状肿瘤分叶状外形较多见，内部回声更不均匀，并可见特征性的裂隙状结构或高回声分叶间隔，部分肿瘤内伴囊性变，钙化罕见，而纤维腺瘤内部回声常较均匀，部分可有粗大钙化，肿瘤内囊性变少见；叶状肿瘤血供更丰富，尤其交界性和恶性叶状肿瘤，RI 多 > 0.7。

2. 特殊类型乳腺纤维腺瘤

（1）幼年纤维腺瘤：又称巨大纤维腺瘤，生长迅速，体积常较大，可呈大分叶状，其声像图表现为巨大均匀低回声肿块，血流常较丰富，或出现穿支血流，酷似叶状肿瘤，但幼年纤维腺瘤具有"小而大"的典型特点，即发病年龄小、肿块体积大，一般见于青春期月经来潮前后 1 ~ 3 年，平均发病年龄为 14 岁。

（2）泌乳性腺瘤：多见于妊娠期、哺乳期妇女，患者常有乳腺纤维腺瘤病史，也可发生于正常乳腺增生区域，于妊娠期、哺乳期迅速增大，并在短时间内形成巨大肿块，皮肤可受压变薄、水肿、浅静脉怒张，甚至出现皮肤溃疡，发生于纤维腺瘤基础上的泌乳性腺瘤声像图表现常与叶状肿瘤难以鉴别，既往病史和是否于妊娠期、哺乳期迅速增大是两者鉴别的重要依据。

3. 特殊类型乳腺癌

（1）具有髓样癌特点的乳腺癌：发病率低，发病年龄多为 45 ~ 54 岁，多以无痛性乳腺肿块就诊，临床触诊质地较软，边界较清，易与良性病灶混淆；超声图像显示以极低回声为主，形状不规则或呈分叶状，可见假包膜，调高增益后内部可见少量细分隔样结构，内部常伴囊性变区，后方回声增强或无变化，肿瘤内血流信号较丰富，常酷似纤维腺瘤或部分叶状肿瘤，有时较难鉴别。

（2）乳腺黏液癌：平均发病年龄约为 69 岁，单纯型乳腺黏液癌常酷似乳腺纤维腺瘤和叶状肿瘤，难以鉴别，混合型乳腺黏液癌多表现为乳腺内囊实混合性肿物，伴有后方回声增强，部分可见边缘毛刺成角、微钙化、高回声晕等典型乳腺癌征象，瘤体内血流丰富，而叶状肿瘤多无边缘毛刺、微钙化、高回声晕等典型乳腺癌征象。

六、病 例 分 析

病例一

患者，女，42 岁，发现右侧乳腺肿物 3 个月。

【**超声检查**】

右侧乳腺多发低回声肿块聚集融合，考虑叶状肿瘤（BI-RADS 4B 类，图 11-2-6）。

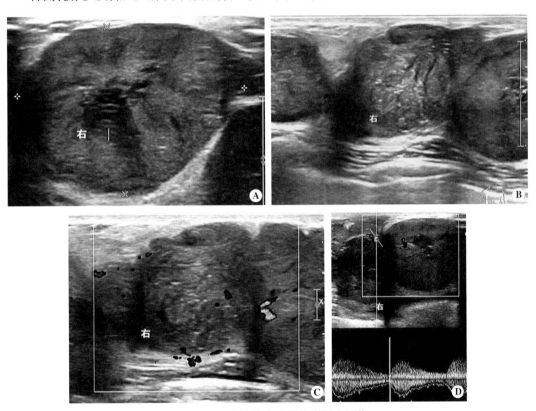

图 11-2-6　良性乳腺叶状肿瘤超声图像

A、B. 右侧乳腺见数个低回声肿块融合成团，大小 7.4cm×2.5cm，形态不规则，呈大分叶状，边缘尚光整，内部可见低回声裂隙样结构和条带状强回声；C. 肿块内见点状血流信号；D. 高阻动脉流速曲线，RI 为 0.81

【**乳腺 X 线摄影检查**】

右侧乳腺多发肿块，考虑叶状肿瘤（BI-RADS 4A 类，图 11-2-7）。

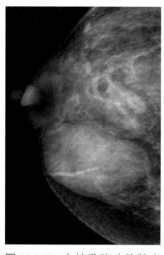

图 11-2-7 良性乳腺叶状肿瘤
X 线摄影

CC 位显示右侧乳腺腺体内多发肿块
状密度增高影，边缘光滑

【病理诊断】

（右侧乳腺肿物）乳腺良性叶状肿瘤伴普通型导管增生，部分区域生长活跃。

【解析】

本例患者为中年女性，超声检查显示肿瘤呈多结节融合状，肿瘤内可见低回声裂隙样结构和强回声分叶间隔，无钙化，患侧腋窝无明显淋巴结转移征象，符合叶状肿瘤声像图特征。

较大肿块、分叶状或多结节融合、内部低回声裂隙状结构、强回声分叶间隔伸入肿瘤内及肿瘤内囊性区为叶状肿瘤相对特异的声像图表现。WHO 依据肿瘤间质细胞密度、细胞异型性、核分裂、周边浸润情况等将乳腺叶状肿瘤分为良性、交界性和恶性 3 个级别。肿瘤体积较大，内部出现囊性变，肿瘤内血流信号较丰富，RI > 0.7 时，应高度怀疑为交界性或恶性叶状肿瘤可能。

病例二

患者，女，49 岁，发现左侧乳腺肿物 10 余年，逐渐增大 2 个月。

【超声检查】

左侧乳腺囊实性肿块，考虑叶状肿瘤或恶性肿瘤（BI-RADS 4C 类，图 11-2-8）。

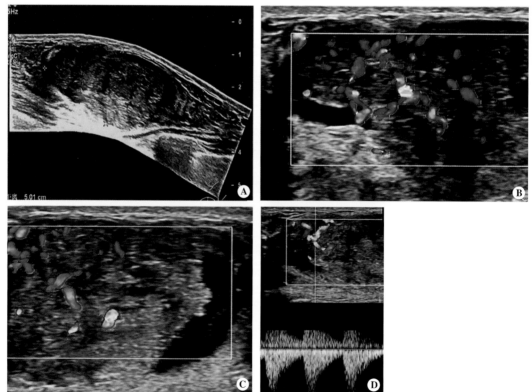

图 11-2-8 良性乳腺叶状肿瘤超声图像

A. 左侧乳腺 2～4 点方向见囊实性肿块，大小 5.0cm×2.3cm，形态规则，边缘光整，呈椭圆形，内见少量低回声裂隙样结构及不规则液性区；B、C. 肿块内实性区域见丰富血流信号；D. 高阻动脉血流速度曲线，RI 为 0.84

【病理诊断】

（左侧乳腺肿物）良性叶状肿瘤，局部间质富于细胞。

【解析】

本例患者为中年女性，发现左侧乳腺肿物 10 余年，超声显示肿瘤较大，为分叶状外形，内见少量低回声裂隙样结构和囊性区域，无钙化，实性部分血供较丰富，阻力指数较高，符合叶状肿瘤声像图表现，且不能排除恶性叶状肿瘤的可能。术后病理诊断为良性叶状肿瘤，术后随访 3 年无复发。

当乳腺叶状肿瘤体积较大，内部出现囊性变，血流信号较丰富，RI ＞ 0.7 时，应高度怀疑为交界性或恶性叶状肿瘤可能，但各型叶状肿瘤声像图存在明显重叠，易出现分型错误的情况，确诊须依靠病理诊断。

病例三

患者，女，56 岁，发现右侧乳腺肿物 2 年，逐渐增大，触诊肿物质地偏硬，表面不平，界限欠清。

【超声检查】

右侧乳腺见低回声肿块（BI-RADS 4B 类，图 11-2-9）。

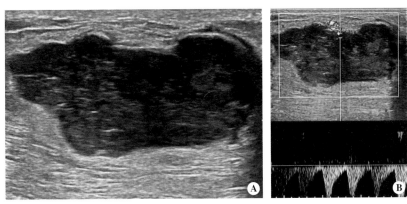

图 11-2-9　交界性乳腺叶状肿瘤超声图像

A. 右侧乳腺 11 ～ 1 点方向见低回声肿块，大小 4.4cm×1.9cm，形态欠规则，边缘光整，内见裂隙状低回声；B. 高阻动脉流速曲线，RI 为 0.89

【乳腺 X 线摄影检查】

右侧乳腺中央区肿块（BI-RADS 4B 类，图 11-2-10）。

【病理诊断】

（右侧乳腺肿物）交界性叶状肿瘤，间质细胞中度异型，核分裂象 7 个 /10HPF。

【解析】

本例患者为中年女性，发现右侧乳腺肿物 2 年余，体积较大，内部见丰富血流信号，应考虑交界性或恶性叶状肿瘤可能。本例乳腺叶状肿瘤除分叶状外形、内部回声较不均匀

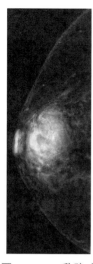

图 11-2-10 乳腺叶状肿瘤 X 线摄影
CC 位显示右侧乳腺中央区高密度肿块影，呈类圆形，边缘光整

外，无其他叶状肿瘤相对特异性征象，需与浸润性导管癌相鉴别。叶状肿瘤病程多较长，肿块较大，无边缘毛刺、高回声晕等乳腺癌特异性征象，可有腋窝淋巴结反应性增生，但多无转移性淋巴结肿大表现。

病例四

患者，女，47 岁，发现右侧乳腺肿物 2 年余，显著增大 1 个月，触诊肿物质硬，表面不平。

【超声检查】

（术前）右侧乳腺见囊实性肿块，考虑恶性叶状肿瘤（BI-RADS 4C 类，图 11-2-11）。

【诊疗过程】

术前行右侧乳腺肿物空心针穿刺活检，病理诊断为乳腺叶状肿瘤，至少为交界性。遂行右侧乳腺全乳切除术，术后病理检查提示恶性叶状肿瘤。4 个月后复查超声检查（图 11-2-12）、CT 检查（图 11-2-13）及骨发射计算机断层显像检查（图 11-2-14）提示肿瘤复发伴多发转移。

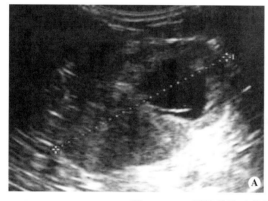
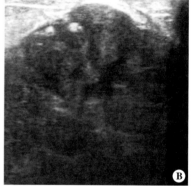

图 11-2-11 恶性乳腺叶状肿瘤超声图像

A. 右侧乳腺见一囊实性肿块，大小 9.7cm×8.6cm×7.4cm，形态欠规则，边缘尚光整，内部以实性为主；B. 肿块内见粗大强回声

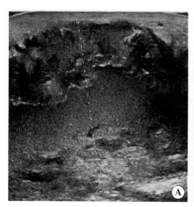
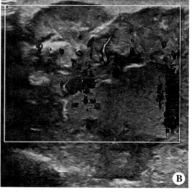

图 11-2-12 术后 4 个月右侧胸壁肿瘤复发超声图像

A. 右侧胸壁新发多个囊实性肿块，大者 7.2cm×2.9cm，内部见不规则液性区，透声差；B. 肿块实性部分见丰富血流信号

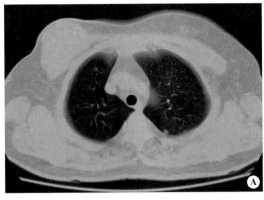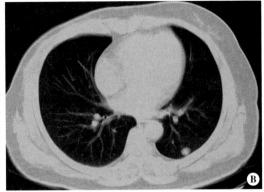

图 11-2-13　术后 4 个月胸部 CT 检查

A. 左上肺小结节影，右侧胸壁肿块影，形态略不规则；B. 左下肺小结节影

【病理诊断】

（右侧乳腺肿物）恶性叶状肿瘤伴显著出血、坏死、局部囊性变，间质富于细胞，增生活跃，核大深染，有异型性。

【解析】

恶性乳腺叶状肿瘤少见，约占所有乳腺癌的 1%，临床上通常表现为快速生长的巨大肿块，可占据整个乳房，囊性变较多见，肿块内罕见钙化，若出现钙化，通常为粗大钙化，CDFI 显示肿瘤内血流信号常较丰富。恶性叶状肿瘤术后易出现局部复发和远处转移，主要通过血源转移至肺和骨等，转移灶通常只有间质和肉瘤类异质性分化成分，无上皮成分，一旦出现远处转移，预后常较差。腋窝淋巴结很少转移，只有 10%～15% 出现腋窝淋巴结肿大，通常是因为感染或液化坏死，而非肿瘤转移所致。

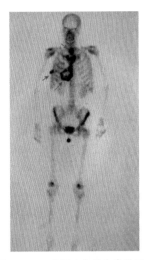

图 11-2-14　术后 4 个月全身骨显像

下段颈椎、右侧第 6 肋骨腋侧显像剂异常浓聚灶，考虑骨转移；右侧乳腺区环状显像剂异常浓聚灶，考虑肿瘤骨外异常摄取，不排除侵犯胸骨可能

第三节　乳腺错构瘤

乳腺错构瘤（hamartoma of the breast）是由于残留乳腺管胚芽及纤维、脂肪异常发育而构成瘤样畸形生长，形成混合着不同数量纤维、脂肪、乳腺导管和小叶，有完整包膜的乳腺实体性良性肿瘤。国内报道发病率为 0.12%～0.16%。

一、病 理 表 现

乳腺错构瘤为圆形或椭圆形肿物，包膜完整，切面依瘤内纤维组织、腺体及脂肪所占比例不同而呈灰白色、灰红色或淡黄色，质地较软或较韧，无出血、坏死、钙化等改变。

显微镜下观察，瘤体有数量不等的乳腺小叶、导管及成熟脂肪和纤维组织（图 11-3-1），其组织结构可类似于正常乳腺，由上皮性和间叶性两种成分以不同比例混合而成。

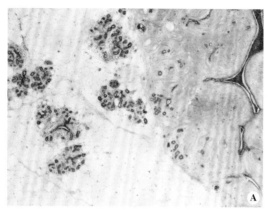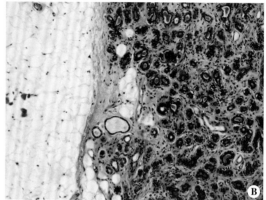

图 11-3-1　乳腺错构瘤病理表现

肿瘤主要由纤维间质、乳腺导管、小叶及脂肪组成

二、临床特点

乳腺错构瘤是一种少见的乳腺良性肿瘤，多见于哺乳后期和绝经早期妇女。病灶多位于乳晕后或乳房边缘区，尤以外上象限多见。常以无痛性肿块为唯一的临床表现，少数伴胀痛感，一般孤立单发，生长缓慢，边界尚清，质地柔韧，活动度好。

三、超声表现

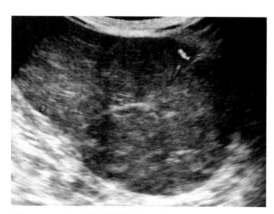

图 11-3-2　I 型乳腺错构瘤（腺性错构瘤）超声表现

乳腺内见一巨大低回声肿块，形态尚规则，边缘光整，内见短条状血流信号

超声表现为边缘光整、回声不均质的椭圆形肿块，少血供。结合声像图特征及其相应病理组成，可分为以下 3 型。

I 型（腺性错构瘤），肿块边缘光滑锐利，内部为大致均匀低回声，少部分边缘混杂稍高回声，或在内部见线样分隔；亦可表现为肿块内呈豹纹状不均质回声，与周围正常乳腺腺体回声类似（图 11-3-2）。

II 型（纤维性错构瘤），最常见，超声表现具有特征性，病灶部分呈低回声，部分呈高回声，高回声似水中浮岛状；有时可见纤维样分隔，似"腊肠切面样"改变，有人称为"香肠切片"（图 11-3-3）。

III 型（脂肪性错构瘤），肿块内呈豹纹状不均质回声，与周围正常乳腺腺体回声类似。

四、其他影像学检查

乳腺X线摄影检查：根据瘤内纤维、腺体和脂肪吸收的X线量不同，X线表现也分为3型。Ⅰ型（腺性错构瘤），表现为边界清楚的致密肿块，密度均匀与腺体接近，瘤体内纤维腺体组织遍及整个瘤体，其内夹杂少量脂肪组织时可形成小的透亮区；Ⅱ型（纤维性错构瘤），为高低密度不等的混杂密度肿块；Ⅲ型（脂肪性错构瘤），为脂肪密度肿块，其内可见散在少量纤维腺体，在肿块内形成小结节和絮状影。

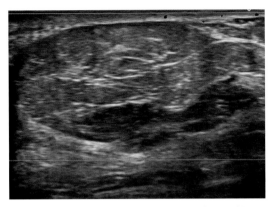

图 11-3-3 Ⅱ型乳腺错构瘤（纤维性错构瘤）X线摄影

乳腺内见一低回声肿块，类椭圆形，边缘尚光整，内见特征性纤维样分隔带

五、鉴 别 诊 断

本病极易误诊，需与腺体内脂肪瘤、纤维腺瘤及乳腺癌鉴别。

（1）脂肪瘤：乳腺脂肪瘤好发于皮下组织及腺体层表面，而错构瘤主要生长在腺体层。脂肪瘤回声强度与周围腺体回声相似，呈中等强度回声，断面肿块内部呈编织状纹理样，边界较清楚。错构瘤由于瘤体内存在部分腺体成分，表现为伴有条线状或小片状不均匀高回声。

（2）纤维腺瘤：超声主要表现为低回声病灶，回声较均匀，有包膜回声，与乳腺错构瘤回声不同。

六、病 例 分 析

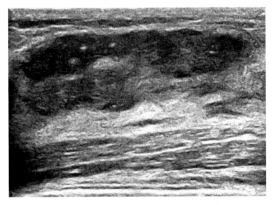

图 11-3-4 乳腺错构瘤超声图像

左侧乳腺外上象限见一低回声不均匀区，范围5.9cm×1.4cm，边缘尚光整，呈类腺体样回声

病例一

患者，女，31岁，1年前发现左侧乳腺肿块，行穿刺活检病理检查，为纤维胶原结缔组织，病灶逐渐增大，触诊质硬。

【超声检查】

左侧乳腺低回声不均区，考虑增生性病变或纤维腺瘤（BI-RADS 3类，图11-3-4）。

【MRI检查】

左侧乳腺外上象限占位，考虑纤维腺瘤（BI-RADS 3类，图11-3-5）。

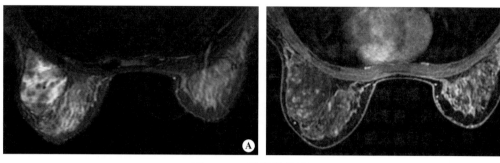

图 11-3-5 乳腺错构瘤 MRI

A. T₂WI 序列，左侧乳腺外上象限高信号肿块，大小约 6.2cm×4.4cm×6.9cm，边缘尚光整；B. T₁WI 增强序列，肿块轻度强化

【病理诊断】

（左侧乳腺肿物）乳腺错构瘤（大小 7.5cm×6.4cm×4.0cm）。

【解析】

患者为青年女性，发现乳腺肿块 1 年，活检病理提示为纤维胶原结缔组织，外科切除术后病理诊断为乳腺错构瘤，应为纤维性错构瘤。纤维性错构瘤最为常见，可表现为"水中浮岛"征。本例病灶超声表现为片状低回声区，呈类腺体样改变，与周围正常腺体组织较难区分，超声测量范围明显小于术后病理测量大小。乳腺错构瘤较为少见，检查医师认识不足，术前超声检查与 MRI 检查误诊为增生性病变或纤维腺瘤。

病例二

患者，女，44 岁，发现左侧乳腺肿块 1 周，触诊肿物质硬，欠光滑，边界欠清。

【超声检查】

左侧乳腺腋尾部见高回声肿块（BI-RADS 3 类，图 11-3-6）。

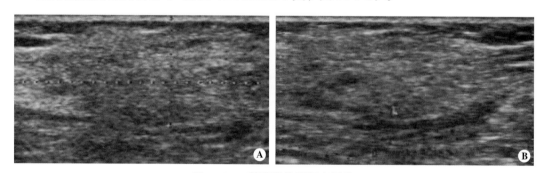

图 11-3-6 乳腺错构瘤超声图像

A. 左侧乳腺腋尾部见一高回声肿块，大小 4.7cm×1.5cm，形态不规则，边缘欠光整，呈类腺体组织样回声；B. 肿块内见点状血流信号

【病理诊断】

（左侧乳腺肿物）镜下为乳腺小叶及脂肪组织，符合乳腺错构瘤改变。

【解析】

本例患者为中年女性，超声检查发现左侧乳腺腋尾部高回声肿块，术后病理检查证实为不同数量的乳腺小叶及脂肪组织构成的错构瘤，其声像图表现与周围腺体组织类似，超声检查容易漏诊，检查时应进行触诊，并注意结合其他影像学检查，提高诊断准确率。

病例三

患者，女，21 岁，发现左侧乳腺肿块 1 周。

【超声检查】

左侧乳腺见低回声肿块（BI-RADS 4A 类，图 11-3-7）。

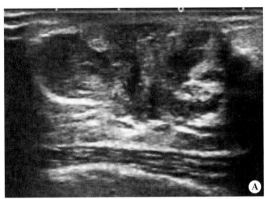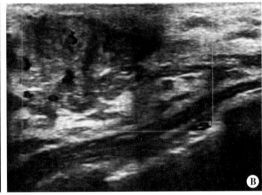

图 11-3-7　乳腺错构瘤超声图像

A. 左侧乳腺乳晕区见一低回声肿块，大小 3.1cm×1.8cm，形态不规则，呈分叶状，内部回声不均匀；B. 肿块内可见较丰富血流信号

【病理诊断】

（左侧乳腺肿物）肌样错构瘤，部分导管上皮呈普通型增生。

【解析】

本例患者为青年女性，术后病理诊断为肌样错构瘤。错构瘤是指器官内正常原发组织混杂而成的境界清楚的肿物，但乳腺除乳头和血管壁外，其他组织并没有平滑肌成分，因此有关乳腺肌样错构瘤的命名尚存在争议。本例病灶形态不规则，血供较丰富，但由于患者年纪较轻，术前超声检查 BI-RADS 分类为 4A 类，应与导管内乳头状肿瘤等疾病鉴别。

（林文金　曲振鹏　林　盈）

参 考 文 献

刘姗灵，冉冉，涂刚，2020.96 例乳腺叶状肿瘤复发转移及预后相关因素分析.中国普外基础与临床杂志，27（1）：58-62.

彭媛，张原媛，王世宸，等，2021.乳腺叶状肿瘤术后局部复发的预后因素分析.中华外科杂志，59（2）：116-120.

田芳，2019.乳腺叶状肿瘤病理特征与临床预后的关系.中华肿瘤防治杂志，26（S1）：38，40.

田野，姜珏，王娟，等，2021.超声造影对乳腺叶状肿瘤的应用价值.现代肿瘤医学，29（5）：833-837.

吴丽足,林礼务,薛恩生,等,2010.彩色多普勒超声在乳腺单纯性黏液腺癌与纤维腺瘤鉴别诊断中的价值.中华超声影像学杂志,19(11):974-976.

杨嘉嘉,薛恩生,林礼务,等,2017.乳腺纤维腺瘤的超声诊断及误诊分析.中国医学影像技术,33(5):666-669.

张建兴,沈嫱,司徒红林,等,2009.38例乳腺错构瘤的彩色多普勒超声图像分析.中国介入影像与治疗学,6(3):218-221.

张美恋,陈瑚,薛恩生,等,2017.乳腺复杂型纤维腺瘤的声像图特征及与浸润性导管癌的鉴别诊断.中国医学影像学杂志,25(5):365-369.

郑唯强,2018.乳腺纤维上皮性肿瘤诊断上的困惑及其对策.临床与实验病理学杂志,34(9):945-947.

Courtiliot C,Plu-Bureau G,Binart N,et al,2005. Benign breast diseases. Journal of Mammary Gland Biology and Neoplasia,10(4):325-335.

Ruiz Tovar J,Reguero Callejas M E,Aláez Chillarón A B,et al,2006. Mammary hamartoma. Clinical and Translational Oncology,8(4):290-293.

第十二章

乳腺其他良性病变及良性肿瘤

第一节 乳腺脂肪坏死

乳腺脂肪坏死（fat necrosis of the breast）是由各种原因导致的乳腺局部脂肪细胞液化坏死后引起的无菌性炎症反应，发病率约为 0.6%，好发于中老年女性。

一、病因与病理表现

乳腺脂肪坏死的主要病因包括外伤、手术、乳腺癌术后放疗、抗凝治疗及炎性病变等。随着行乳腺穿刺活检术、乳腺癌保乳术及乳房成形术的患者不断增多，乳腺脂肪坏死的发病率呈上升趋势。

乳腺脂肪坏死的病理表现以脂肪液化坏死、囊肿形成、慢性肉芽肿性炎症及纤维化为主要特征。镜下可见脂肪细胞变性坏死，融合成大的空泡细胞，坏死周边纤维组织增生，周围伴有大量上皮样细胞及泡沫细胞聚集（图 12-1-1）。

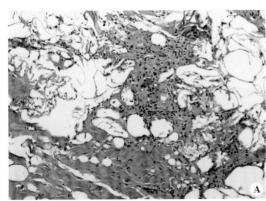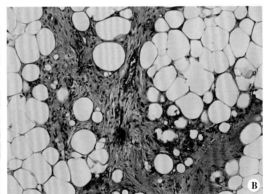

图 12-1-1 乳腺脂肪坏死病理表现
A. 脂肪细胞坏死，周边纤维组织增生；B. 大量空泡细胞

二、临床特点

患者常以乳腺偶然发现肿块就诊。发病早期可表现为局部皮肤红肿、瘀斑并伴有压痛。

随着病情发展，在皮下形成微痛或无痛肿块，部分肿块质地较软，边界清晰，部分肿块质地偏硬，边界不清，活动度差，甚至可见乳头回缩、皮肤凹陷、腋窝淋巴结肿大等，容易与乳腺癌相混淆。

三、超 声 表 现

根据声像图表现乳腺脂肪坏死分为以下 4 型（图 12-1-2）。

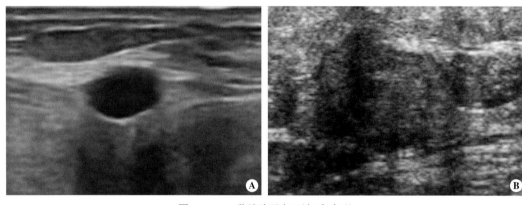

图 12-1-2 乳腺脂肪坏死超声表现

A.乳房脂肪层与腺体层交界处见一无回声区，形态规则，边缘光整，内透声好；B.乳房脂肪层内见一稍低回声肿块，形态不规则，边缘模糊

（1）无回声型：为圆形或近圆形，形态较规则，边缘光整，囊壁可见"蛋壳样"或"曲线样"强回声，内部为无回声，有时可见点状回声漂浮，未见明显血流信号。

（2）低回声型：形态不规则，无包膜，边缘可见毛刺或成角，部分病灶周边可见稍高回声晕，内部可见点状分布或聚集分布的强回声点，后方可见声影，酷似乳腺癌，多无明显血流信号。

（3）高回声型：多位于皮下脂肪层内，形态规则或不规则，无包膜，后方回声无明显变化，未见明显血流信号。

（4）囊实性复合回声型：形态多不规则，无包膜，内部回声不均匀，表现为高回声或低回声内见散在分布的小无回声区，肿块未见明显血流信号或周边见少量血流信号。

四、其他影像学检查

1. 乳腺 X 线摄影检查 油脂性囊肿为乳腺脂肪坏死 X 线摄影的特异性征象，表现为边界清晰的囊性结节，囊壁可伴有钙化灶；局部腺体结构紊乱及不规则肿块为其非特异性征象，表现为不规则斑片或点状影及边缘模糊或呈放射状的不规则肿块状影。

2. MRI 检查 病变形态多不规则，T_1WI 序列呈低信号，T_2WI 序列表现为高信号，内部信号不均匀，动态增强时新鲜的脂肪坏死可呈快速显著强化，与乳腺癌鉴别较困难，后期纤维化后呈缓慢增强。

五、鉴 别 诊 断

1. 乳腺囊肿 囊肿多表现为乳腺腺体内的无回声肿物，形态较规则，内部透声较好，囊壁薄而光滑，而无回声型乳腺脂肪坏死多发生于脂肪层，囊壁可见"蛋壳样"或"曲线样"强回声，并随着时间推移病灶体积可逐渐缩小。

2. 乳腺脂肪瘤 多发生于乳腺脂肪层内，超声表现为低回声或稍高回声肿块，多为椭圆形，内部回声均匀，边缘光整，后方回声无增强，具有可压缩性。

3. 乳腺癌 多为不规则肿块，内部回声不均匀，边缘可见毛刺或成角，内部可见簇状或散在钙化，与低回声型乳腺脂肪坏死表现相似。乳腺癌一般可见丰富的穿支血流信号，而乳腺脂肪坏死内部多无明显血流信号。

六、病 例 分 析

病例一

患者，女，31岁，发现双侧乳腺肿块3个月，触诊肿物质软，自体脂肪注射隆乳术后3年。

【**超声检查**】

（1）双侧乳腺脂肪注射术后改变。

（2）双侧乳腺多发无回声肿块（BI-RADS 2类，图12-1-3）。

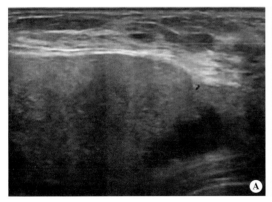 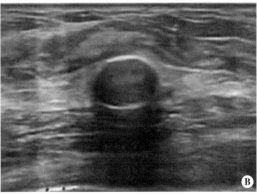

图12-1-3 乳腺脂肪坏死超声图像（1）

A. 左侧乳腺外上象限见一回声不均匀肿块，大小7.5cm×2.2cm×5.2cm，形态尚规则，边缘光整，内见液性区，未见明显血流信号；
B. 左侧乳腺3点方向见一无回声肿块，大小0.7cm×0.6cm×0.6cm，形态规则，边缘光整，周围可见环形强回声，未见血流信号

【**病理诊断**】

脂肪细胞变性坏死，间质纤维组织增生，周围伴有多量组织细胞增生及慢性炎性细胞浸润。

【解析】

患者有自体脂肪注射隆胸术的病史，发现双侧乳腺肿物，触诊质软，超声检查发现双侧乳腺多发无回声肿块，形态尚规则，边缘光整，为自体移植脂肪发生液化坏死所致，诊断较明确。

病例二

患者，女，67岁，发现左侧乳腺肿物2年，左侧乳腺外侧局部皮肤呈"橘皮样"改变，触诊肿物质硬，活动度稍差，边界不清，轻微压痛。半年前左侧肋骨（第2～5肋）骨折。

【超声检查】

左侧乳腺外上象限见低回声肿块，考虑血肿（图12-1-4）。

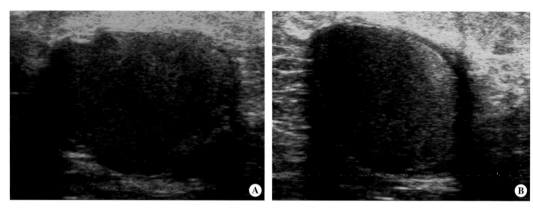

图12-1-4　乳腺脂肪坏死超声图像（2）

A. 左侧乳腺外上象限见一低回声肿块，大小2.5cm×1.9cm×2.8cm，形态规则，边缘光整，肿块边缘可见弧形液性区；B. 肿块未见血流信号

【病理诊断】

脂肪坏死结节伴纤维化及钙化。

【解析】

患者为老年女性，发现左侧乳腺肿物2年，专科查体倾向恶性，但超声检查发现肿块形态规则，边缘光整，边缘可见弧形液性区，未见血流信号，结合半年前左侧肋骨骨折史，超声检查首先考虑为良性病变。一般血肿随着时间延长可逐渐吸收，超声检查无血流信号，而脂肪坏死炎症可能存在较丰富血流信号，血供不明显者行超声造影可提高诊断准确性。

病例三

患者，女，48岁，体检发现右侧乳腺肿物1天，触诊肿物质硬，边界欠清。

【超声检查】

（1）右侧乳腺高回声不均肿块（BI-RADS 4B类，图12-1-5A、B）。

（2）右侧腋窝淋巴结肿大（图 12-1-5C）。

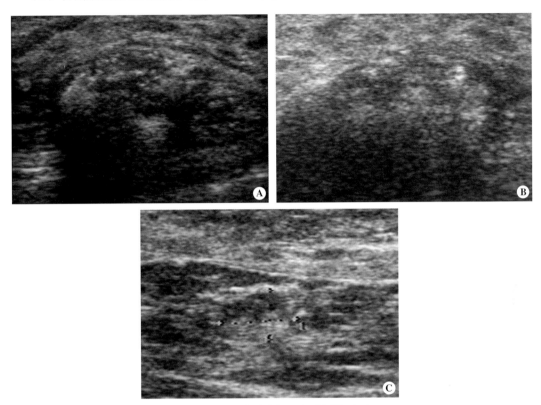

图 12-1-5 乳腺脂肪坏死超声图像（3）

A、B. 右侧乳腺外上象限乳房后间隙见一高回声不均匀肿块，大小 3.5cm×1.8cm×3.5cm，形态规则，边缘尚光整，内见众多
强回声点，后缘显示不清；C. 右侧腋窝淋巴结肿大，实质增厚，淋巴门可见

【乳腺 X 线摄影检查】

右侧乳腺占位（BI-RADS 4A 类，图 12-1-6）。

【病理诊断】

脂肪坏死结节，周围纤维组织增生、包裹伴玻璃样变性。

【解析】

本例患者为中年女性，体检发现乳腺无痛肿块，触诊质硬，边界欠清，需警惕乳腺癌可能。乳腺癌来源于乳腺腺体层，肿物较大时可向后累及腺体后脂肪层和胸壁肌层。超声检查显示患者乳腺肿块位于乳房后间隙，彩色多普勒超声未见明显血流信号。乳

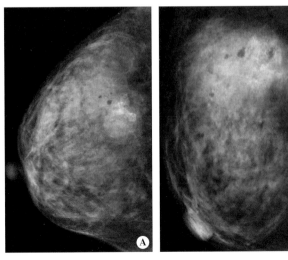

图 12-1-6 乳腺脂肪坏死 X 线摄影

CC 位（A）、MLO 位（B）显示右侧乳腺外上象限内结节影，呈浅分叶状，局部边界欠清，可见斑片状钙化影

房后间隙主要为脂肪组织，且本例肿块边界清楚，内部还伴有粗大钙化灶，声像图符合脂肪坏死表现。患者同侧腋窝淋巴结肿大可能为脂肪坏死导致腋窝淋巴结反应性增生所致。

第二节　积乳囊肿

一、病因与病理表现

由于乳腺结构不良、炎症、肿瘤压迫、哺乳习惯不良等原因导致乳管堵塞，在哺乳期期间乳汁排出不畅而淤滞在导管内，导致导管扩张形成囊肿。囊肿可继发感染导致急性乳腺炎或乳腺脓肿，如果不继发感染，可长期存在，囊内水分吸收，囊内容物变稠，囊肿变硬。

积乳囊肿壁由薄层纤维组织构成，内面衬以很薄的上皮细胞层，囊内为淡红色无定形物质及吞噬乳汁的泡沫样细胞，囊肿周围间质内可见多量的单核细胞、类上皮细胞、多核巨细胞、淋巴细胞和浆细胞浸润。

二、临床特点

积乳囊肿可发生于乳房任何部位，以乳房深部最为常见，多见于妊娠哺乳期或哺乳期过后。临床上以乳房肿块为主要症状，肿块多为圆形或卵圆形，表面光滑，有囊性感，边界清楚，活动度大，与皮肤无粘连。继发感染时，可见局部红肿热痛等炎症反应，同侧腋窝可触及肿大淋巴结。囊肿较大，病史较长，反复发生感染者，宜手术切除。

三、超声表现

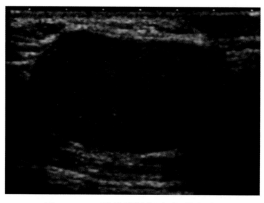

图 12-2-1　积乳囊肿超声表现（1）
乳腺内见类实性病灶，椭圆形，边缘光整，内见细密点状回声

1. 病变形态　呈圆形或椭圆形，单发或多发，边缘光整。

2. 病变内部回声　由乳汁产生，声像图表现多样，取决于内部液体状态及有无继发感染、破裂，常见超声表现如下。

（1）内部呈细密点状回声，较均匀，水分较多时可呈无回声，常见于积乳囊肿早期（图 12-2-1）。

（2）内部呈致密结节样，圆形或类圆形，内部呈低回声，分布多均匀（图 12-2-2）。分隔部位出现血流信号时积乳囊肿需与纤维腺瘤鉴别。该型积乳时间较长，囊肿内水分被吸收致乳汁浓缩，从而囊内容物呈黄白色黏稠的乳酪样。

（3）内部出现点状强回声，为囊肿内水分被吸收，乳汁浓缩并出现凝乳块所致（图12-2-3）。肿块继发感染后，囊壁亦可发生砂粒样钙化。

（4）水分完全吸收后，乳汁结成硬块，表现为类实性肿块，后方回声衰减明显（图12-2-4）。

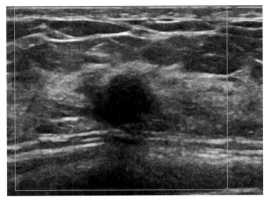

图 12-2-2　积乳囊肿超声表现（2）
乳腺内低回声肿块，形态不规则，无血流信号

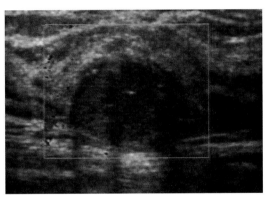

图 12-2-3　积乳囊肿超声表现（3）
乳腺内低回声肿块，类圆形，边缘光整，内部回声不均匀，
可见散在强回声点，未见血流信号

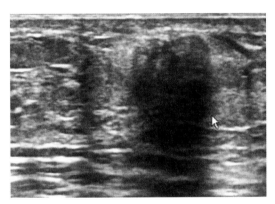

图 12-2-4　积乳囊肿超声表现（4）
乳腺内低回声肿块（箭示），边缘模糊，后方回声衰减

（5）囊肿继发感染或囊肿破裂后，肿块边缘不清晰（图12-2-5）。

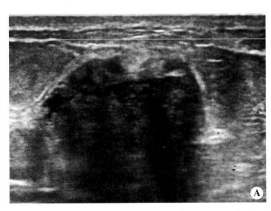

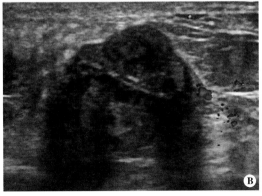

图 12-2-5　积乳囊肿超声表现（5）
A.乳腺内低回声肿块，形态不规则，边缘模糊，内部回声不均匀；B.未见血流信号

（6）积乳囊肿内多无血流信号，当囊肿合并感染时，增厚囊壁或囊肿周边血流信号增多。

四、其他影像学检查

1. 乳腺 X 线摄影检查　早期积乳囊肿表现为圆形、类圆形的致密影，边缘光整，密度均匀，因囊肿压迫周围脂肪组织，常出现周围透亮晕；合并囊内出血时，囊液密度较正常组织高，囊肿偶尔可见蛋壳样、斑点样钙化；慢性积乳囊肿因水分被吸收，囊肿密度与脂肪密度相同。

2. MRI 检查　积乳囊肿因脂肪和蛋白质含量较高可呈 T_1WI 高信号、T_2WI 高信号，抑脂后呈 T_1WI、T_2WI 低信号或等信号。增强后一般囊壁和囊液均无强化，若继发感染，则囊壁可呈环形强化。

五、鉴 别 诊 断

1. 乳腺脓肿　多发生于哺乳期，有急性乳腺炎病史，局部有红肿热痛等炎症表现，触诊有波动感，细菌培养可明确诊断，抗生素治疗效果明显。

2. 乳腺纤维腺瘤　致密结节型积乳囊肿容易误诊为纤维腺瘤，两者主要鉴别点如下：①积乳囊肿包膜较厚，纤维腺瘤包膜回声较薄；②积乳囊肿内无血流信号，仅部分分隔可见血流信号，纤维腺瘤内部血流信号多为 0 ～ Ⅰ 级。

3. 乳腺癌　两者鉴别要点：①乳腺癌血流信号以 Ⅱ ～ Ⅲ 级多见，血管走行不规则、粗细不一，而积乳囊肿无血流信号；②乳腺癌钙化常集中于中央区，积乳囊肿钙化常附着于囊壁上；③浸润性导管癌病灶边缘毛刺、成角。

第三节　乳腺术后改变

一、术 后 瘢 痕

术后瘢痕是手术后局部肉芽组织增生所致，根据术后时间长短，可分为早期新鲜瘢痕（术后 3 个月内）、临界期瘢痕（术后 3 ～ 6 个月）及陈旧性瘢痕（术后 6 个月以上）。

（一）病理表现

在创面修复晚期肉芽组织逐渐成熟，即肉芽组织向瘢痕组织转化，胶原含量增加、胶原纤维交联增加及蛋白聚糖分布改变等导致瘢痕形成。

（二）超声表现

超声多表现为原手术区域腺体内局限性低回声不均区，形态不规则，部分边缘可出现毛刺或成角。早期新鲜瘢痕及临界期瘢痕可见不同程度的彩色血流信号，陈旧性瘢痕内常无血流信号；瘢痕周边多无血流信号（图 12-3-1、图 12-3-2）。

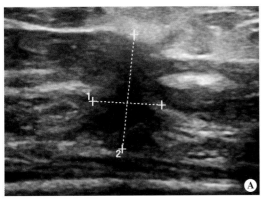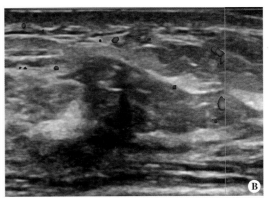

图 12-3-1 乳腺术后陈旧性瘢痕超声表现

A.乳腺腺体内见一低回声区，形态不规则，边缘模糊，部分切面边缘模糊成角，累及后方肌层；B.内部未见血流信号

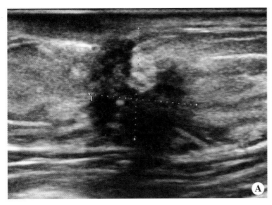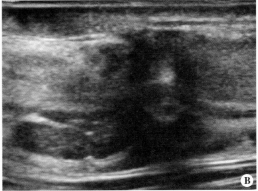

图 12-3-2 乳腺术后临界期瘢痕超声表现

A、B.乳腺内见一低回声不均匀肿块，球体感明显，形态不规则，边缘不光整，局部成角改变，内见斑点状钙化，后方回声衰减

（三）其他影像学表现

MRI 多表现为 T_1WI、T_2WI 低信号影，常为不规则的束带状或星状轮廓。早期新鲜瘢痕因组织增生活跃或含水量较高可表现为 T_1WI 低信号、T_2WI 高信号，周围可见轻微水肿，越早期的新鲜瘢痕强化越明显；临界期瘢痕强化程度明显减轻，呈周边环形、局灶性或弥漫性强化，多数为延迟强化；陈旧性瘢痕因血管纤维化，胶原组织致密，多表现为轻微的不规则周边环形强化或瘢痕样强化，少数可呈局限性强化或弥漫性强化。

（四）鉴别诊断

乳腺癌术后局部复发：术后瘢痕形成于原手术部位，多呈片状，立体感不强，而局部复发则形成新生肿物，球体感较明显，肿物可位于原手术区域或其他位置，可向前侵犯皮肤，向后侵犯胸壁肌层。

二、术后积液

（一）超声表现

术后积液表现为胸壁片状液性区，部分可延伸至腋窝皮下，边界清楚，后方回声增强。

部分局限性积液表现为囊性肿块，形态不规则，边缘毛糙。部分积液内部出现细密点状回声，探头加压可见漂浮。如伴有渗出物，超声可表现为网格状、浑浊回声或肿块状高回声沉积，多无血流信号（图 12-3-3 ～图 12-3-6）。

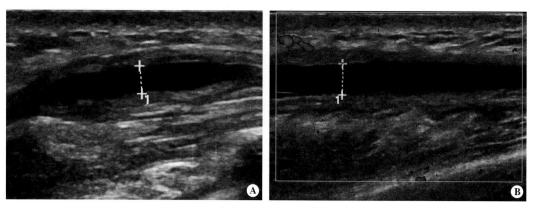

图 12-3-3　乳腺癌术后积液超声表现（1）

A.右侧乳腺癌根治术后，术区皮下见薄层液性区，内透声好；B.未见血流信号

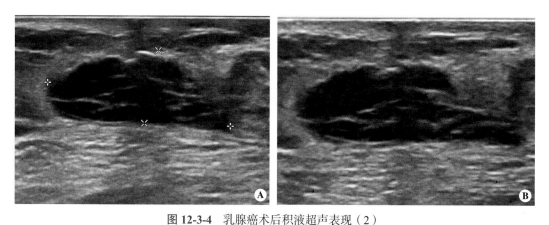

图 12-3-4　乳腺癌术后积液超声表现（2）

左侧乳腺癌保乳术后，原手术区域见一混合回声肿块，形态尚规则，边缘尚光整，内部以液性无回声为主，可见较多细分隔回声，呈网格样改变

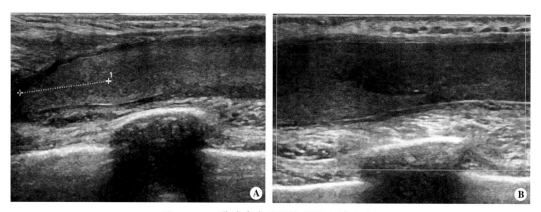

图 12-3-5　乳腺癌术后积液超声表现（3）

A.左侧乳腺癌根治术后，左侧胸壁皮肤层与肌层之间见液性区，透声差，可见大量细点状回声漂浮；B.未见血流信号

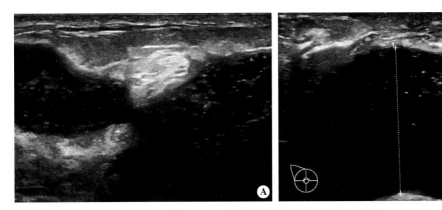

图 12-3-6 乳腺癌术后积液超声表现（4）

右侧乳腺癌根治术后，皮肤层与胸壁之间见两处液性区，呈囊性肿块样改变，两者相通，内透声差，可见絮状沉积物

（二）鉴别诊断

术后积液有明确的手术史，容易与其他疾病相鉴别。肿物局部切除术后，术区形成局限性积液，呈囊性肿块，内透声差，常见絮状、片状高回声，肿块囊壁厚，边界欠清晰，需与乳腺囊肿、良性肿瘤伴囊性变鉴别。

第四节 乳腺脂肪瘤

乳腺脂肪瘤（lipoma of the breast）可发生于任何年龄，常见于中老年女性，好发年龄为 40 ～ 60 岁。

一、病理表现

乳腺脂肪瘤由成熟脂肪细胞组成，并有少量纤维组织或血管组织，与正常皮下脂肪相似。肿瘤包膜很薄或不明显。乳腺脂肪瘤主要包括两种：一种为单纯性脂肪瘤，完全由脂肪组织构成（图 12-4-1）；另一种为腺脂肪瘤，由乳腺组织和脂肪组织共同构成，实际属于错构瘤。此外，脂肪瘤的其他类型在乳腺都可发生，如血管脂肪瘤、纤维脂肪瘤等。

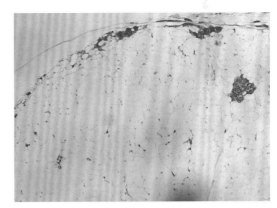

图 12-4-1 乳腺脂肪瘤病理表现

脂肪瘤由成熟的脂肪细胞组成，无细胞学上的异型性

二、临床特点

乳腺脂肪瘤可分为浅层脂肪瘤、腺体间脂肪瘤、乳房后间隙脂肪瘤，多表现为生长缓

慢的无痛性肿块，单发或多发，大小为 2 ～ 3cm，少数可以长到 10cm 以上，边缘光滑、质地柔软、活动度较大，发生恶变的概率小。

三、超声表现

具体超声表现如下（图 12-4-2，图 12-4-3）。

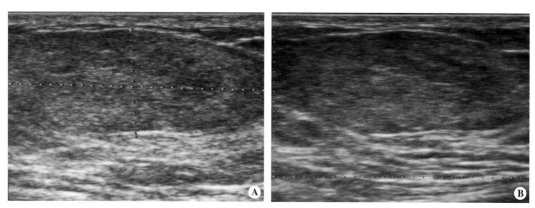

图 12-4-2 乳腺脂肪瘤超声表现（1）

左侧乳腺 9 点方向皮下脂肪层内见肿块，椭圆形，边缘光整，可见包膜样回声，内部回声分布不均匀，回声强度接近脂肪层

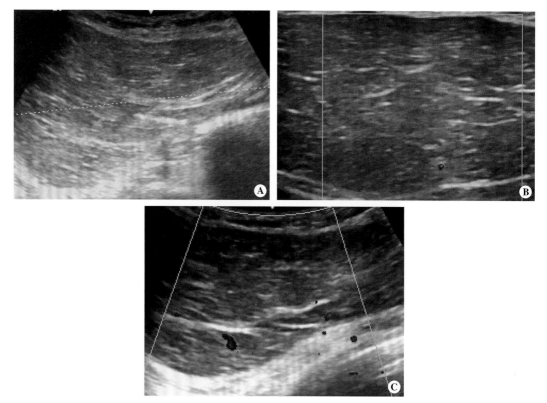

图 12-4-3 乳腺脂肪瘤超声表现（2）

A. 右侧乳腺巨大低回声肿块，位于腺体层，形态规则，边缘光整，有明显的包膜回声；B. 低回声肿块内可见线状高回声；C. 肿块内见点状血流信号

（1）位置：病灶多位于乳房皮下脂肪层，部分位于乳腺组织及乳房后间隙。

（2）形状：为圆形或椭圆形。

（3）方位：通常呈平行位生长。

（4）边缘：边缘光整，可见包膜。

（5）内部回声：可以呈高回声、等回声或低回声，内部回声均匀，部分内部可见线状高回声。

（6）后方特征：后方回声多增强。

（7）彩色多普勒超声：内部一般无血流信号或者见少量点状、条状血流信号。

四、其他影像学检查

1. 乳腺 X 线摄影检查　表现为圆形或椭圆形透亮脂肪密度的病变，周边为较纤细而致密的包膜，病灶内可见高密度纤细的纤维分隔，病灶较大时，周围腺体呈推挤、受压改变，常不伴钙化。

2. MRI 检查　边界清楚，因脂肪瘤与邻近脂肪密度相同，在 T_1WI 和 T_2WI 上均呈高信号，当使用脂肪饱和序列抑制脂肪呈低信号，有助于鉴别脂肪瘤。增强无明显强化。

五、鉴别诊断

1. 纤维腺瘤　多见于 30 岁左右的年轻女性，单发或多发，多位于乳腺腺体层，典型声像图表现为椭圆形、边缘光滑、有完整包膜，可见侧壁声影，内部回声稍低于脂肪或与脂肪等回声，有时与腺体内脂肪瘤鉴别较困难。

2. 脂肪坏死　临床较少见，多见于体型肥胖、皮下脂肪丰富的女性，超声表现为单侧乳腺脂肪层内低回声或高回声不均匀肿块，近似圆形，与周围分界尚清时与脂肪瘤难以鉴别，外伤史有助于鉴别诊断。

六、病例分析

病例一

患者，女，59 岁，右侧乳腺局部缓慢增大 2 年。

【超声检查】

右侧乳腺低回声肿块，考虑脂肪瘤（BI-RADS 3 类，图 12-4-4）。

【乳腺 X 线摄影检查】

右侧乳腺内下象限见肿块（BI-RADS 3 类，图 12-4-5）。

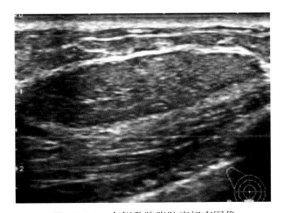

图 12-4-4　右侧乳腺脂肪瘤超声图像

右侧乳腺 5 ～ 7 点方向皮下脂肪层内见椭圆形等回声肿块，大小 4.4cm×1.0cm，椭圆形，边缘光整，可见包膜样回声，内部回声分布均匀，未见血流信号

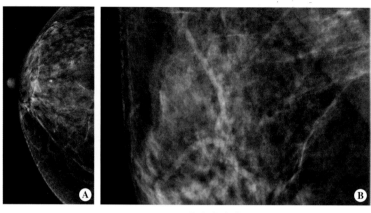

图 12-4-5　乳腺脂肪瘤

CC 位（A）、MLO 位（B）显示右侧乳腺内下象限见椭圆形透亮脂肪密度病变，大小 4.5cm×1.0cm，边缘光滑，周边为较纤细而致密的包膜

【病理诊断】

镜下为脂肪瘤。

【解析】

大多数乳腺脂肪瘤位于乳房皮下脂肪层，超声可确定病灶所在的位置及病灶大小、形态、回声、边缘等，对诊断乳腺脂肪瘤具有重要价值。部分脂肪型乳房或脂肪瘤体积过大时容易漏诊。检查过程中应注意询问病史、结合触诊，应用宽景成像或用腹部探头完整显示大体积的脂肪瘤，减少漏诊。

病例二

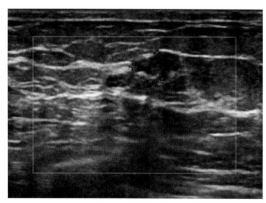

图 12-4-6　右侧乳腺脂肪瘤

右侧乳腺 4 点方向腺体层见低回声肿块，大小 1.0cm×0.6cm，形态不规则，可见包膜样回声，内部回声不均匀，未见血流信号

【病理诊断】

（右侧乳腺肿物）乳腺脂肪瘤。

患者，女，57 岁，左侧乳腺因"浸润性导管癌"行改良根治术后 3 年，术后于外院行常规超声检查，发现右侧乳腺低回声肿块（BI-RADS 4A 类）就诊。

【超声检查】

（1）左侧乳腺切除术后。

（2）右侧乳腺低回声肿块（BI-RADS 4A 类，图 12-4-6）。

【乳腺 X 线摄影检查】

左侧乳腺癌术后，右侧乳腺增生性改变（图 12-4-7）。

【解析】

　　患者为中老年女性，左侧乳腺癌术后，右侧腺体萎缩变薄，超声检查发现腺体层低回声肿块，形态不规则，BI-RADS 分类为 4A 类，术后病理证实为乳腺脂肪瘤。本病应与乳腺癌及脂肪坏死鉴别。患者既往有乳腺癌切除术病史，不能排除双侧乳腺癌的可能，但由于肿块边缘可见包膜样回声，CDFI 未见血流信号，且双侧乳腺癌较为少见，因此本病灶更倾向良性病变。脂肪坏死多见于体型肥胖者，病灶多位于脂肪层，常有外伤史，当病灶与周围组织分界清晰时，超声检查常难以鉴别。

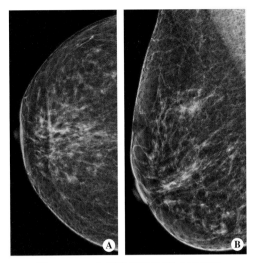

图 12-4-7　右侧乳腺脂肪瘤 X 线摄影
CC 位（A）、MLO 位（B）显示右侧乳腺呈增生性改变

第五节　乳腺血管瘤

　　乳腺血管瘤（hemangioma of the breast）是一种由成熟血管构成的良性肿瘤或畸形，临床少见，依据组织形态和结构特点分为乳腺毛细血管瘤、海绵状血管瘤、静脉瘤、小叶周围型血管瘤。

一、病 理 表 现

　　血管瘤界限多清楚，为外观呈红色或棕色的海绵状肿块。海绵状血管瘤是最常见的亚型，由内衬扁平内皮细胞、充血扩张的薄壁血管组成。部分血栓形成，可伴有乳头状内皮增生。在机化血栓和血管腔间的间质中可见营养不良性钙化。

二、临 床 特 点

　　本病临床较少见，发病年龄跨度较大，从 18 个月到 82 岁不等，通常是在影像学检查中偶然发现不可触及的肿块。

三、超 声 表 现

　　（1）血管瘤常表现为边界清楚的实性低回声病灶，伴或不伴有内部钙化，少数患者表现为与肝血管瘤相似的实性高回声病变。
　　（2）在高分辨率超声下，血管瘤可表现为薄壁间隔将病灶内回声分割成多发空洞状结构、多发微小低回声区或两者混合。
　　（3）表浅的血管瘤在发生完全栓塞前，探头加压可发生形变，CDFI 显示病灶内丰富血流信号（图 12-5-1）。

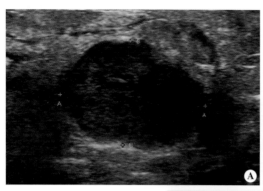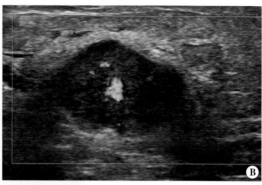

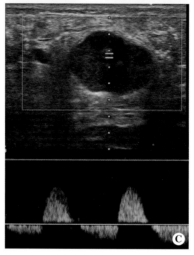

图 12-5-1　乳腺血管瘤超声表现

A.左侧乳腺见一低回声肿块，形态规则，边缘光整；B.肿块内见较丰富血流信号；C.舒张期血流反向，阻力指数增高

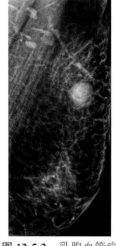

图 12-5-2　乳腺血管瘤 X 线摄影

MLO 位显示左侧乳腺外上象限圆形高密度肿块影，边界清晰，边缘欠光整，见分叶

四、其他影像学检查

1. 乳腺 X 线摄影检查　常表现为高密度或等密度肿块，呈分叶状，边界清楚，可能含有钙化灶。部分显示肿块边缘呈毛刺状，与乳腺癌类似（图 12-5-2）。

2. MRI 检查　表现为缓慢的延迟强化，提示肿块内部血流缓慢，T_1WI 序列为中等信号，T_2WI 序列为中等到高信号。

五、鉴别诊断

1. 血管肉瘤　彩色多普勒超声血流显像对区分血管瘤与血管肉瘤有一定的帮助，后者血流信号多较丰富。

2. 纤维腺瘤　多见于青年女性，肿瘤形态规则，包膜完整，可见侧方声影，囊性变少见；而血管瘤无包膜，内部可见孔洞样细小无回声，CDFI 于探头挤压下可见较丰富血流信号。

第六节　乳腺颗粒细胞瘤

颗粒细胞瘤（granular cell tumor，GCT）是一种起源于施万细胞的神经外胚层肿瘤，绝大多数的颗粒细胞瘤为良性，1%～2% 的病例为恶性，具有淋巴结转移、远处转移等恶性生物学行为。人体各部位均可发生颗粒细胞瘤，其中舌是最常见的发病部位，乳腺颗粒细胞瘤相对少见，占所有颗粒细胞瘤的 8%，占所有乳腺肿瘤的 1/1000。

一、病 理 表 现

乳腺颗粒细胞瘤瘤体多为不规则卵圆形肿块，质地坚硬，无包膜，边界清晰或者呈浸润性，切面质地均匀，多呈灰白色或灰褐色。组织学表现为类圆形或多角形的大细胞，肿瘤细胞胞质丰富，呈细颗粒状，特殊染色 D-PAS 阳性；细胞核小，多居中，异型性较小，仅部分可见小核仁，未见核分裂，无坏死；肿瘤细胞呈巢片状或条索状排列，多数病例的肿瘤组织在边缘处与周围脂肪组织及纤维组织穿插交织，呈浸润性。

二、临 床 特 点

乳腺颗粒细胞瘤发病年龄为 19～77 岁，绝经前女性多见，男性和少年儿童罕见。临床多表现为生长缓慢的乳腺肿块，好发于乳腺边缘，内上象限最为常见，多单发。肿块触诊质地坚硬，少有触痛，多数形态不规则，少数边界清，位置表浅的病灶可致皮肤皱缩、发红，部分病灶可致乳头内陷，肿块活动度较小，易误诊为乳腺癌。治疗以局部扩大切除为主，若切除不完整，切缘阳性，有一定复发风险。

三、超 声 表 现

（1）乳腺颗粒细胞瘤多位于皮肤及皮下组织内，也可位于腺体实质，少数累及乳房后间隙，甚至有颗粒细胞瘤累及胸肌筋膜的文献报道。

（2）声像图表现为不规则形实性肿块，边缘模糊，内部回声极低、不均匀，后方回声衰减，肿块内无微钙化或液化；也可表现为边缘光整的类圆形肿块，后方回声增强。病灶的不同声像表现取决于肿瘤细胞浸润周围组织及反应性纤维化的程度。

（3）肿块多乏血供，无血流信号或仅周边见少量血流信号（图 12-6-1）。

四、其他影像学检查

乳腺 X 线摄影：多数表现为密度增高的肿块影，部分肿块边界清晰，部分肿块边缘模糊甚至毛刺，但是微钙化少见。少数病例无明显肿块影，仅表现为局部腺体结构扭曲或非对称影。

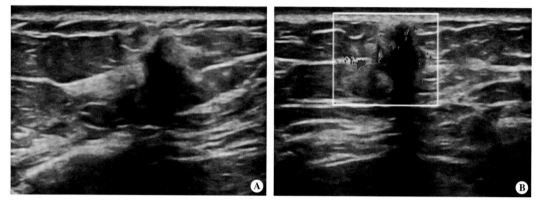

图 12-6-1　乳腺颗粒细胞瘤 X 线摄影
A. 左侧乳腺见一低回声肿块，形态不规则，边缘模糊，可见高回声晕；B. 肿块周边可见点状血流信号

五、鉴别诊断

1. 乳腺癌　鉴别要点：①乳腺颗粒细胞瘤多发生于内上象限，而乳腺癌多位于外上象限；②乳腺颗粒细胞瘤病灶周围结构无扭曲，而乳腺癌周边常出现不规则高回声晕环、周围结构扭曲；③乳腺颗粒细胞瘤肿瘤内微钙化少见，而乳腺癌常见微小钙化；④ CDFI：乳腺颗粒细胞瘤多为乏血供，而乳腺癌多显示丰富血流信号。

2. 乳腺脂肪坏死　乳腺脂肪坏死常见的部位也是皮下脂肪组织，不同的组织病理学阶段有不同的超声表现，乳腺脂肪坏死表现为实性不规则低回声病灶时，需与乳腺颗粒细胞瘤鉴别。诊断时应注意询问病史，部分乳腺脂肪坏死患者有明确的乳房创伤病史，此外乳腺脂肪坏死的另一个特点是随着时间推移，病灶的大小及声像图表现均会发生改变。

3. 乳腺纤维腺瘤　乳腺颗粒细胞瘤病灶边缘光整时，需与乳腺纤维腺瘤鉴别。乳腺纤维腺瘤多见于中青年女性，边界清晰，有包膜回声，触诊质地中等，活动度好；乳腺颗粒细胞瘤无明显包膜回声，因其多位于皮下脂肪组织，触诊时肿块相对固定，活动度较差。明确诊断依赖组织病理学检查。

六、病例分析

病例一

患者，女，50 岁，发现左侧乳腺肿物 1 个月，大小 1cm×1cm，质硬，界清，可推动，与表面皮肤无粘连。

【超声检查】

左侧乳腺低回声肿块，考虑恶性肿瘤（BI-RADS 4B 类，图 12-6-2）。

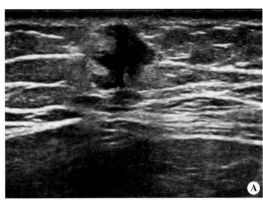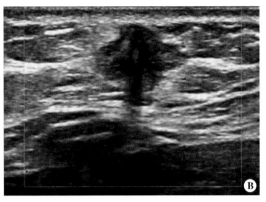

图 12-6-2 乳腺颗粒细胞瘤超声图像

A. 左侧乳腺 6 点方向见一低回声肿块，大小 1.0cm×1.0cm×1.1cm，形态不规则，边缘成角；B. 肿块内可见短棒状血流信号

【病理诊断】

（左侧乳腺肿物）颗粒细胞瘤，大小约 1.5cm×1.4cm×1.3cm。

【解析】

本例患者为中老年女性，超声检查见左侧腺体低回声肿块，形态不规则，垂直位生长，边缘成角，倾向恶性肿瘤。详细分析声像图表现发现，本例病灶位于乳房腺体边缘，位置表浅，符合乳腺颗粒细胞瘤的好发部位；本例病灶边缘不规则，但是无尖锐毛刺征，周缘的高回声与乳腺癌的高回声晕环不同，前者边界清晰，与周围组织延续自然，亦无周围结构扭曲，后者高回声晕环多模糊，与周围组织分界不清。乳腺颗粒细胞瘤的临床特征、影像学表现、病理大体观与乳腺癌存在相似之处，确诊依赖病理镜下检查。

病例二

患者，女，38 岁，发现左侧乳腺肿物 1 个月，触诊质硬，边界欠清，活动度好，无触痛。

【超声检查】

左侧乳腺低回声肿块，考虑恶性肿瘤（BI-RADS 4C 类，图 12-6-3）。

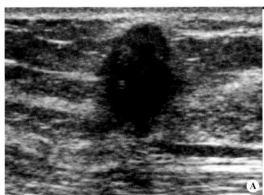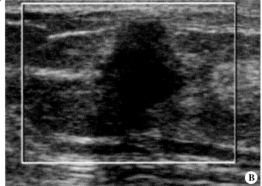

图 12-6-3 乳腺颗粒细胞瘤超声图像

A. 左侧乳腺 1 点方向见一低回声肿块，大小 1.8cm×1.3cm，形态不规则，呈垂直位生长，边缘模糊成角；B. 肿块未见血流信号

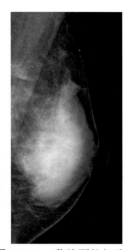

图 12-6-4 乳腺颗粒细胞瘤
X 线摄影
MLO 位显示左侧乳腺外上象限结
节影，形态欠规则，边界欠清，
见尖角征

【乳腺 X 线摄影检查】

左侧乳腺占位，恶性肿瘤待排除（BI-RADS 4A 类，图 12-6-4）。

【病理诊断】

（左侧乳房肿物）颗粒细胞瘤，肿瘤大小约 1.5cm×1.3cm×1.0cm。

【解析】

本例病灶超声表现为低回声肿块，形态不规则，垂直位生长，边缘模糊成角，酷似乳腺癌，超声 BI-RADS 分级为 4C 类。本例患者年纪较轻，病灶位于腺体边缘，周边无明显高回声晕环，无周围结构扭曲，与乳腺癌有不同之处，但由于乳腺颗粒细胞瘤较为罕见，诊断应慎重，以免延误恶性疾病的诊治，造成不良后果。

第七节　乳腺肌成纤维细胞瘤

肌成纤维细胞瘤（myofibroblastic tumor）是一种罕见的间叶源性肿瘤，可发生于软组织、皮肤、淋巴结和乳腺等不同部位。乳腺肌成纤维细胞瘤于 1987 年首次报道，是一种罕见的良性间质肿瘤。

一、病 理 表 现

肌成纤维细胞瘤由梭形细胞、上皮样细胞组成，偶见蜕膜样细胞，常伴有浆细胞、淋巴细胞、嗜酸性粒细胞等浸润，可有胶原化、浸润性、黏液样变、脂肪变性。肿瘤与周围组织分界清楚，可形成假包膜。根据病理学特点，肌成纤维细胞瘤可分为如下几型。Ⅰ型：黏液/血管密集型；Ⅱ型：梭形细胞丰富型；Ⅲ型：少细胞纤维型。本病的诊断主要基于免疫组织化学检查，包括 ALK、SMA、肌动蛋白、CD34、CD10 和结蛋白阳性结果，而 CD117 通常为阴性。

二、临 床 特 点

本病罕见，文献多为个案报道，主要见于绝经后女性。临床主要表现为乳腺单侧、单发、活动度好的无痛性肿块，增长缓慢。目前对于乳腺肌成纤维细胞瘤的良恶性观点不一，部分学者认为其具有复发潜能，也有学者持不同观点，认为没有复发可能性或恶变风险。但无论哪一种观点，根据随访结果，乳腺肌成纤维细胞瘤长期预后较好，生存率高。

三、超声表现

（1）乳腺肌成纤维细胞瘤多表现为边缘较光整的低回声肿块，呈圆形或椭圆形，直径1～3.7cm，后方可伴有不同程度衰减。

（2）少数声像图表现与乳腺癌相仿，呈形态不规则的低回声肿块，边缘毛刺或成角，血流信号较丰富（图12-7-1）。

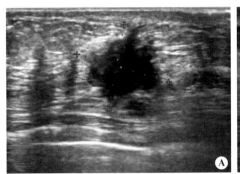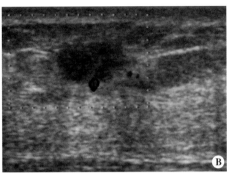

图 12-7-1　乳腺肌成纤维细胞瘤超声表现

A.乳腺内低回声肿块，形态不规则，边缘成角、毛刺，可见高回声晕；B.乳腺内低回声肿块，形态欠规则，呈类椭圆形，局部边缘模糊，周边可见点状血流信号

四、鉴 别 诊 断

1. 乳腺纤维腺瘤　好发于青年女性，多表现为形态规则、边缘光整的低回声肿块，可见包膜回声，内部可见线样高回声。

2. 乳腺叶状肿瘤　肿瘤体积较大，最大径常＞3cm，多为类圆形、分叶状或多结节融合的低回声团块，边缘光整，可见假包膜回声，后方回声多增强，内部可见裂隙样低回声和条带状高回声分隔伸入肿瘤内部，血流信号丰富程度不一。

3. 乳房结节性筋膜炎　是一种良性、假性肌成纤维细胞增生性病变，快速增长和自发消散可能是其特征。影像学检查鉴别困难，诊断主要依赖于病理镜检及免疫组化检查。

五、病 例 分 析

病例一

患者，女，34岁，发现右侧乳腺肿物1周，大小1.0cm×1.0cm，质稍硬，活动度可，边界尚清楚。

【超声检查】

右侧乳腺见低回声肿块，考虑增生结节，恶性肿瘤待排除（BI-RADS 4A类，图12-7-2）。

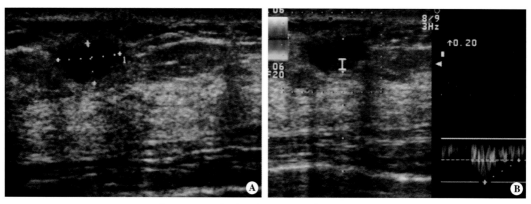

图 12-7-2　乳腺肌成纤维细胞瘤超声图像

A. 右侧腺体 8 点方向见一低回声肿块，大小 0.9cm×0.5cm，呈类椭圆形，局部边缘模糊；B. 病灶内可见点状血流信号，
RI 为 0.51

【诊疗经过】

入院后行穿刺活检，病理提示"梭形细胞为主要成分的肿瘤，纤维腺瘤或者叶状肿瘤可能性大，亦不能排除其他间叶源性肿瘤"。遂行"右侧乳腺肿物切除＋右侧乳房成形术"，术中冰冻病理检查提示良性肿物。

【病理诊断】

手术病理：（右侧乳腺肿物）乳腺组织间质见较多束状排列的梭形细胞，形态温和，并有小灶出血及散在淋巴细胞、泡沫细胞浸润，结合免疫组化结果，符合肌成纤维细胞瘤。

【解析】

本例患者为 34 岁年轻女性，发现乳腺肿物 1 周，病程较短，超声表现为类椭圆形低回声肿块，需与乳腺纤维腺瘤鉴别。乳腺纤维腺瘤多见于育龄期年轻女性，超声多表现为低回声肿块，形态规则，边缘光整，可见高回声包膜及侧方声影，内部可见粗大钙化灶，与本病例不符。患者入院后行乳腺肿物穿刺活检术，病理提示梭形细胞为主要成分的肿瘤，但无法确认是纤维腺瘤、叶状肿瘤，还是其他间叶源性肿瘤，后完整切除肿瘤行免疫组化检查确诊为肌成纤维细胞瘤。

病例二

患者，女，58 岁，发现左侧乳腺肿物 4 个月，约"花生米"大小，质硬，表面尚光滑，界限不清，活动度可。

【超声检查】

（1）左侧乳腺见低回声肿块，考虑恶性肿瘤（BI-RADS 4C 类，图 12-7-3A、B）。

（2）左侧腋窝淋巴结肿大（图 12-7-3C）。

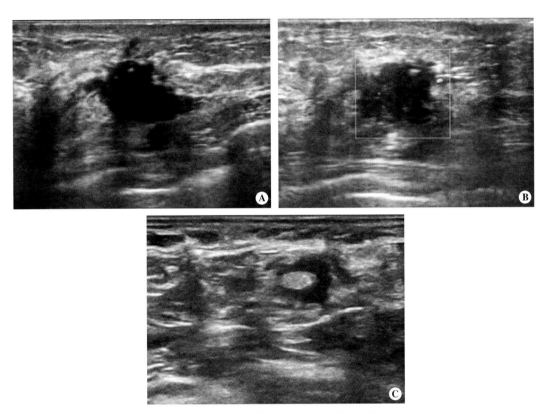

图 12-7-3　乳腺肌成纤维细胞瘤超声图像

A. 左侧腺体 3 点方向见一低回声肿块，大小 1.9cm×1.7cm，形态不规则，边缘毛刺、成角改变，后方回声衰减；B. 肿块周边可见少量血流信号；C. 左侧腋窝见一淋巴结，大小 0.8cm×0.6cm，实质不均匀增厚

【乳腺 X 线摄影检查】

左侧乳腺占位性病变，考虑恶性肿瘤（BI-RADS 4C 类，图 12-7-4）。

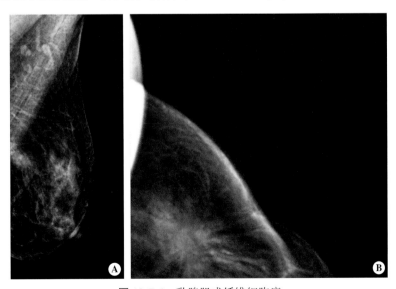

图 12-7-4　乳腺肌成纤维细胞瘤

A. MLO 位，左侧乳腺外上象限腺体结构紊乱，见不规则肿块影，大小 2.3cm×1.5cm，左侧腋窝多发淋巴结影；B. CC 位局部放大，左侧乳腺肿块边缘见分叶及毛刺

【MRI 平扫＋增强检查】

（1）左侧乳腺占位性病变，考虑恶性肿瘤，累及局部胸壁（BI-RADS 5 类，图 12-7-5）。

（2）右侧腋窝多发小淋巴结。

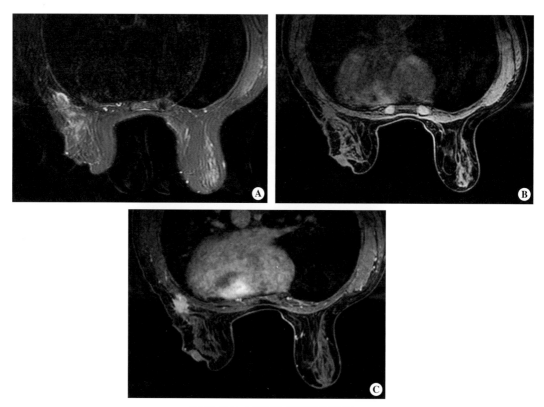

图 12-7-5　乳腺肌成纤维细胞瘤

A. T_2WI 序列，左侧乳腺肿块呈不均匀高信号；B. T_1WI 序列，结节呈等信号；C. 增强扫描结节明显强化

【病理诊断】

（1）（左侧乳腺组织）符合肌成纤维细胞瘤。

（2）（左侧腋窝淋巴结穿刺活检组织）涂片均为淋巴细胞，未见明显恶性病变。

【解析】

本例患者为绝经后女性，超声检查见左侧乳腺低回声肿块形态不规则，边缘毛刺、成角改变；乳腺 X 线摄影见肿块形态不规则，边缘可见分叶及毛刺；MRI 检查见肿块明显强化，增强曲线呈平台型，动脉早期迅速强化，病灶累及相邻胸壁。术前影像学检查均误诊为乳腺癌。

乳腺肌成纤维细胞瘤多表现为边缘光整、形态规则的良性征象，但少数肿瘤声像图特征与乳腺癌难以区分。鉴于乳腺癌发病率高，预后较差，对于此类影像学诊断困难的病灶，应行穿刺活检或切除术后病理检查，以免延误诊治。

（黄　静　柯丽明　王燕芳　郭晶晶　郑梅娟　卓敏玲）

参 考 文 献

欧阳羽，朱明霞，胡伟，2008.钼靶摄影在诊断乳腺脂肪瘤中的价值.中华内分泌外科杂志，2（5）：324-325，330.

王云月，阮骊韬，2020.超声及 MRI 误诊乳腺颗粒细胞瘤 1 例.中国医学影像技术，36（9）：1419.

吴汤娜，胡洁，符少清，等，2021.乳腺颗粒细胞瘤的超声表现与病理特征对照分析.中国超声医学杂志，37（4）：470-472.

张娜，薛恒，孙洋，等，2016.类实性表现积乳囊肿的声像图特征.中国超声医学杂志，32（7）：655-657.

郑闪，王晓亮，吕宁，2014.乳腺颗粒细胞瘤.临床与实验病理学杂志，30（8）：908-910.

Ayub M F，Radhakrishna S，Chakravarthy R，2012. Images：Granular cell tumour of the breast mimics a malignancy. Indian Journal of Surgical Oncology，3（1）：47-49.

Brown A C，Audisio R A，Regitnig P，2011. Granular cell tumour of the breast. Surgical Oncology，20（2）：97-105.

Choi E J，Jin G Y，Chung M J，et al，2015. Primary inflammatory myofibroblastic tumors of the breast with metastasis：Radiographic and histopathologic predictive factors. Journal of Breast Cancer，18（2）：200-205.

Heinig J，Witteler R，Schmitz R，et al，2008. Accuracy of classification of breast ultrasound findings based on criteria used for BI - RADS. Ultrasound in Obstetrics and Gynecology，32（4）：573-578.

Khatib Y，Pandey V，Khade A L，et al，2018. Myofibroblastoma of the Breast：A Rare Cause of Breast Lump in a Postmenopausal Woman. Journal of Mid-life Health，9（1）：47-49.

Kuo F，Lally K，Lewis M，et al，2019. Granular cell tumour in male breast mimicking breast carcinoma. BMJ Case Reports，12（3）：1-2.

Lee E J，Chang Y W，Jin Y M，et al，2018. Multimodality images of myofibroblastoma in the male breast：A case report and a review of the literature. Clin Imaging，51：300-306.

Nakada H，Inoue M，Furuya K，et al，2019. Fat necrosis after breast-conserving oncoplastic surgery. Breast Cancer，26（1）：125-130.

Paliogiannis P，Cossu A，Palmieri G，et al，2016. Breast nodular fasciitis：A comprehensive review. Breast Care，11（4）：270-274.

Shanmugasiva V V，Ramli Hamid M T，Fadzli F，et al，2018. Myofibroblastoma of the breast. The Malaysian Journal of Pathology，40（3）：349-353.

Tayyab S J，Adrada B E，Rauch G M，et al，2018. A pictorial review：multimodality imaging of benign and suspicious features of fat necrosis in the breast. British Journal of Radiology，91（1092）：20180213.

Trombetta M，Valakh V，Julian T B，et al，2010. Mammary fat necrosis following radiotherapy in the conservative management of localized breast cancer：does it matter?. Radiotherapy and Oncology，97（1）：92-94.

Wei L，Jiang G，Bai L，et al，2021. Inflammatory Myofibroblastoma of the Breast：A Case Report. Frontiers in Oncology，11：646336.

Yilmaz R，Akkavak G，Ozgur E，et al，2018. Myofibroblastoma of the Breast：Ultrasonography，Mammography，and Magnetic Resonance Imaging Features With Pathologic Correlation. Ultrasound Quarterly，34（2）：99-102.

第十三章

男性乳腺疾病

第一节　男性乳腺发育

男性乳腺发育（gynecomastia）是指男性乳腺腺体结构中的乳腺芽发育，乳腺腺体和间质共同增生引起乳腺良性肿大，与女性乳腺相似，但通常不完全发育。男性乳腺发育占男性乳腺疾病的 80% ～ 90%，几乎可见于任何年龄，近年发生率逐渐提高。

一、病　　因

男性乳腺发育可能是多种原因造成的，并且这些原因的共同点是雌激素活性相对增高，雄激素活性降低，或两者兼有。男性乳腺发育一般可分为生理性和病理性两大类。

1. 生理性男性乳腺发育

（1）新生儿男性乳腺肥大：60% ～ 90% 的新生儿可有不同程度的乳腺肥大，持续一周至几个月后逐步消失。

（2）青春期男性乳腺发育：程度一般较轻，常在乳晕下形成 2 ～ 3cm 的盘状肿块，多于 1 ～ 2 年后或 20 岁左右逐渐缩小至正常。

（3）老年性男性乳腺发育：多为单侧发病，继而发展至对侧，常在乳晕下形成 3 ～ 4cm 的盘状肿块。

2. 病理性男性乳腺发育　表现为真性良性乳腺发育或肿块样恶性乳腺肿瘤，65% 的乳房肿块发生于老年男性。

二、病 理 表 现

大体分为局限型和弥漫型，局限型可扪及边界清晰的卵圆形、盘状肿块，弥漫型乳房组织弥漫增生，与周围组织融合，肥大区域边界不清。男性乳腺发育镜下未见乳腺小叶及腺泡，仅显示导管增生和囊性扩张，纤维组织与脂肪组织增生。

三、临 床 表 现

男性乳腺发育临床通常表现为一侧或双侧乳房无痛性、进行性增大或乳晕区出现触痛性肿块，大者可达女性青春期乳腺大小。男性乳腺发育通常集中于乳头后方，青春期和激素诱导的男性乳腺发育通常是双侧性，特发性和非激素诱导的男性乳腺发育通常为单侧。

四、超声表现

（1）增殖期：组织学上表现为增生的乳腺导管及导管周围纤维组织水肿。超声表现为乳头后方盘状低回声，以乳头为中心，中央厚，边缘薄，有时可见导管回声向乳头方向延伸聚集，未见周围的纤维组织高回声（图13-1-1、图13-1-2）。

（2）混合期或过渡期：组织学上可见导管增生及导管周围纤维变性的混合物。超声表现为低回声区与周围相间的高回声纤维组织（图13-1-3）。

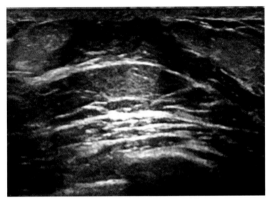

图 13-1-1 男性乳腺发育（增殖期）超声表现（1）
左侧乳腺以乳头为中心、中央厚、边缘薄的盘状低回声，周围未见纤维组织高回声

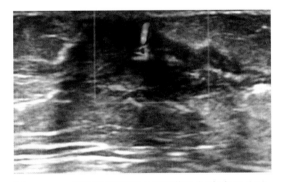

图 13-1-2 男性乳腺发育（增殖期）超声表现（2）
增殖期乳头后方出现中央厚、边缘薄的盘状低回声，可见少量血流信号

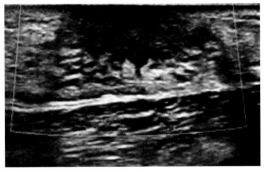

图 13-1-3 男性乳腺发育（混合期）超声表现
乳头后方见低回声区及周围相间的高回声纤维组织，低回声区内见少量血流信号

（3）纤维化期或硬化期：组织学上可见导管周围致密胶原纤维组织大量沉积。超声表现以纤维组织的高回声为主，乳头后方可见少量低回声区，或未见低回声区，一般可见少量导管回声（图13-1-4、图13-1-5）。

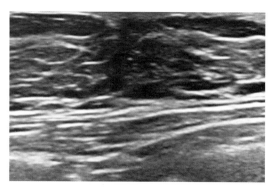

图 13-1-4 男性乳腺发育（硬化期）超声表现（1）
硬化期以纤维组织的高回声为主，乳头后方可见少量低回声区

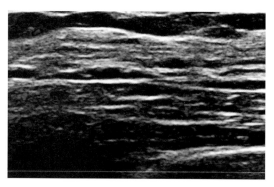

图 13-1-5 男性乳腺发育（硬化期）超声表现（2）
硬化期以纤维组织的高回声为主，乳头后方未见低回声区，
无血流信号

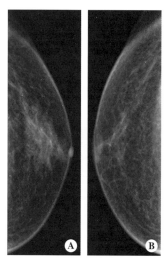

图 13-1-6 男性乳腺发育 X 线摄影
CC 位。A. 左侧乳头后方见三角形致密影；B. 右侧乳头后方未见明显异常明显腺体回声。

五、其他影像学检查

1. 乳腺 X 线摄影检查 表现为乳头后方三角形或分支状的致密影，致密影的大小与发育的程度成正比。一般来说，致密影在增殖期和混合早期表现明显，较少出现在混合晚期和硬化期（图 13-1-6）。

2. MRI 检查 表现为片状、肿块状异常信号，T_1WI 及 T_2WI 呈低信号，压脂序列呈高或稍高信号，动态增强扫描表现为不强化或仅轻度强化。

六、鉴别诊断

1. 假性男性乳腺发育 多发生于肥胖男性，是由脂肪堆积引起，超声显示增厚乳房内片状分布的肥厚脂肪组织，无

2. 男性乳腺癌 为偏于乳头一侧的局限性隆起，质硬，超声显示为低回声肿块，形态不规则，内部回声不均，可见细小或粗大钙化，血流较丰富，常伴有同侧腋窝淋巴结肿大。

3. 乳房脂肪瘤 一般位于胸壁皮下，生长缓慢，单发或多发，质中，多为稍高回声肿块，形态规则，未见血流信号。

第二节　男性乳腺癌

男性乳腺癌（male breast cancer）是一种少见的恶性肿瘤，占全部乳腺癌的比例＜1%，多见于 60 ～ 70 岁，预后较女性乳腺癌差。

一、病因与病理表现

确切病因尚不明确，可能与以下因素有关：①遗传因素，*BRCA1*、*BRCA2*、*P53* 基因突变；②体内雌激素、雄激素水平不平衡；③暴露因素，长期接触电磁场、光线或化学毒物；④肥胖及不良生活习惯，如缺乏体育锻炼、饮酒等。

最常见的组织学类型是浸润性导管癌，占 80% ～ 90%。病理分型以 Luminal A 型和 Luminal B 型多见，且比例高于女性乳腺癌。与女性乳腺癌患者相比，男性乳腺癌患者更易表达 ER 和 PR，而 HER-2 阳性率，男性与女性乳腺癌类似。

二、临床特点

男性乳腺癌主要以可触及的乳晕区或乳晕周围偏心性无痛性肿块为首发症状。单侧多见，且以左侧居多。腋窝淋巴结转移较常见，也可向深面侵犯，与胸肌粘连固定。也可伴有乳头溢血、乳房疼痛、乳房肿胀等症状。

三、超声表现

超声表现如下（图 13-2-1 ～图 13-2-3）。

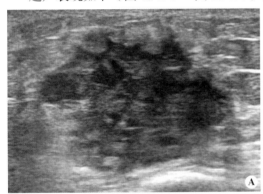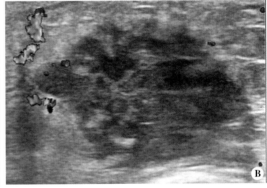

图 13-2-1 男性乳腺浸润性导管癌超声表现（1）
A. 乳腺内低回声肿块，形态不规则，边缘成角，周边见高回声晕，内部回声不均匀，后方回声增强；B. 周边见少许血流信号

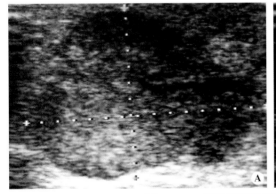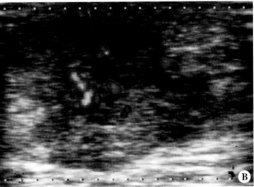

图 13-2-2 男性乳腺浸润性导管癌超声表现（2）
A. 左侧乳晕后低回声肿物，呈分叶状；B. 癌灶中央可见较丰富血流信号

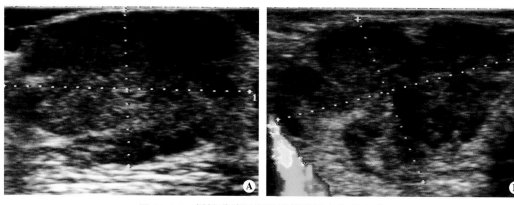

图 13-2-3 男性乳腺浸润性导管癌超声表现（3）

A. 右侧乳晕区低回声肿块，形态不规则，局部边缘模糊，内部回声不均匀；B. 肿瘤内部未见血流信号

1. 灰阶超声 多表现为乳头后方、乳晕区低回声肿块，不同病理类型的男性乳腺癌超声表现可不同，但与组织学类型相同的女性乳腺癌的超声表现相似。

2. 彩色多普勒超声 多数病灶内可见丰富血流信号，血管走行迂曲，血流频谱一般为高阻动脉频谱。

四、其他影像学检查

1. 乳腺X线摄影检查 表现为乳头后方、乳晕区高密度肿块，形态不规则，边缘不光整，肿块内钙化少见。

2. MRI检查 表现多与组织学类型相同的女性乳腺癌相似，动态增强扫描，多呈不均匀或环形强化，呈流出型曲线。

五、鉴别诊断

男性乳腺癌主要应与男性乳腺发育鉴别。男性乳腺发育可发生于单侧或双侧乳腺，肿块位于乳晕区和乳头后方，质软、可移动，边界清楚。超声表现为乳晕区扇形低回声，多数可见腺体样高低相间回声及细小导管回声，少数呈均匀的低回声。与乳腺癌不同的是，男性乳腺发育仅见腺体回声，而无明显占位效应，血流信号不丰富，无皮肤水肿、溃疡及乳头回缩、淋巴结肿大等征象。

六、病例分析

病例一

患者，男，60岁，发现左侧乳腺肿物2年。

【超声检查】

（1）左侧乳头后方见低回声肿块（BI-RADS 5类，图13-2-4A～C）。

（2）左侧腋窝淋巴结肿大（图13-2-4D）。

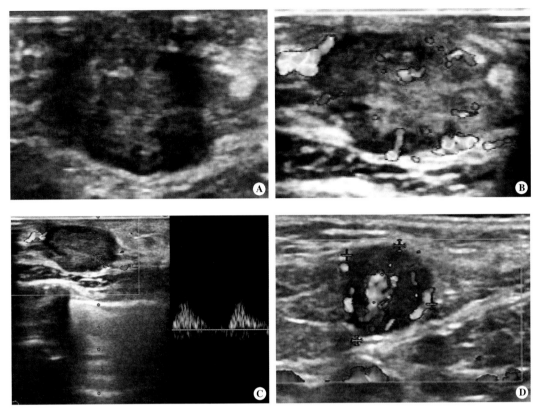

图 13-2-4 男性乳腺浸润性导管癌伴腋窝淋巴结转移超声图像

A. 左侧乳头后方见低回声肿块，大小 2.1cm×1.2cm，形态不规则，垂直位生长，边缘模糊、成角；B. 肿块内部血流丰富，血管走行不规则，粗细不一；C. 高阻动脉流速曲线；D. 同侧腋窝转移性淋巴结，大小 1.2cm×1.3cm，淋巴结内丰富紊乱血流信号

【乳腺 X 线摄影检查】

左侧乳腺占位伴左侧腋窝淋巴结肿大（BI-RADS 4C 类，图 13-2-5）。

【病理诊断】

（左侧乳腺＋腋窝淋巴结）乳腺浸润性导管癌，Ⅱ级，肿瘤大小 1.5cm×1.5cm×1.3cm，累及乳头真皮层大导管。腋窝淋巴结见癌转移（1/15）。

【解析】

男性乳腺癌较为少见，左侧多见，多位于乳晕区，病理类型多为浸润性导管癌，声像图表现与女性乳腺癌相似。本病例超声表现较为典型，术前超声 BI-RADS 分类为 5 类，伴腋窝淋巴结转移，诊断较为容易。

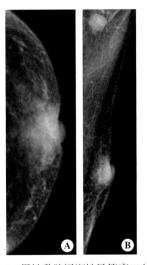

图 13-2-5 男性乳腺浸润性导管癌 X 线摄影 CC 位（A）、MLO 位（B）显示左侧乳腺中央区腺体结构紊乱，可见不规则斑片状致密影，范围 2.6cm×2.0cm，左侧乳晕增厚、乳头内陷；左侧腋下见一枚增大淋巴结影，密度较高

病例二

患者，男，75 岁，体检发现左侧乳腺肿物 15 天。

【超声检查】

左侧乳晕区见低回声肿块（BI-RADS 4C 类，图 13-2-6）。

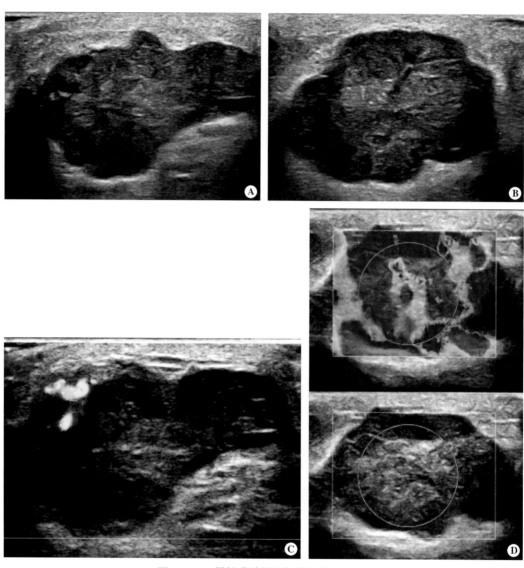

图 13-2-6 男性乳腺浸润性实性乳头状癌

A、B.左侧乳腺外上象限见低回声肿块，大小 3.0cm×1.9cm，呈分叶状，内部回声不均匀；C.肿块内部及周边少量血流信号；
D.SWE 显示肿瘤质地硬，呈多彩征，弹性值为 185.1kPa

【乳腺 X 线摄影检查】

左侧乳腺占位性病变（BI-RADS 4B 类，图 13-2-7）。

【病理诊断】

（左侧乳腺＋腋窝淋巴结）左侧乳腺浸润性实性乳头状癌，Ⅱ级，肿瘤大小 2.9cm×2.2cm×1.5cm。腋窝淋巴结未见癌转移（0/2）。

【解析】

乳腺实性乳头状癌发生于导管 - 小叶系统管腔上皮，是特殊类型的乳头状癌，肿瘤细胞成分多，而间质成分少。本例病灶超声表现呈现出一定恶性特征，如病灶边缘高回声晕，呈小分叶状，SWE 测得肿块弹性值达 185.1kPa，进一步支持乳腺恶性肿瘤的诊断。

病例三

患者，男，74 岁，右侧乳腺扪及肿物 20 余年，初始为"黄豆"大小，近 3 个月自觉肿物较前增大，为"荔枝"大小。

【超声检查】

右侧乳腺囊实性肿块，考虑导管内乳头状肿瘤（BI-RADS 4B 类，图 13-2-8）。

图 13-2-7　男性乳腺浸润性实性乳头状癌 X 线摄影

CC 位（A）、MLO 位（B）显示左侧乳腺单发肿块，大小 2.8cm×2.0cm，形态呈卵圆形，边缘清晰，可见分叶，周围见血管影，可见皮肤增厚

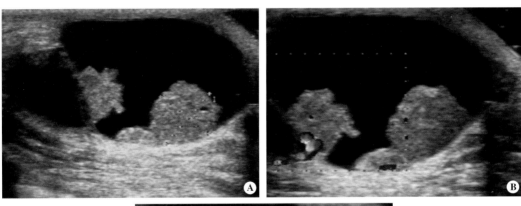

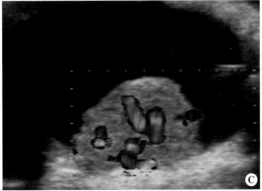

图 13-2-8　男性乳腺乳头状导管原位癌超声图像

A. 右侧乳腺乳晕区至内下象限囊实性肿块，大小 3.8cm×2.0cm，以囊性为主，近椭圆形，囊内可见高回声实体，大小约 1.1cm×0.6cm，形态不规则；B、C. 肿块内实性部分可见较丰富血流信号

【病理诊断】

（右侧乳腺肿物）乳头状导管原位癌（大小 1cm×0.6cm×0.3cm）。

【解析】

本例病灶超声检查呈囊实性，实性部分血供较为丰富，符合导管内乳头状肿瘤的声像图改变。导管内乳头状肿瘤主要包括导管内乳头状瘤和乳头状导管原位癌，一般前者体积较小，而后者体积较大，多大于 3cm，明确诊断需要外科术后病理检查。

（黄　旋　童林燕）

参 考 文 献

邬丹，2016. 男性乳腺疾病的钼靶 X 线诊断 . 实用医学影像杂志，（1）：48-50.

Hasbay B，Aka Bolat F，Aytac H Ö，et al，2020. Male breast cancer：Clinicopathological，immunohistochemical and radiological study. Turk Patoloji Dergisi，36（3）：211-217.

Kim S H，Kim Y S，2019. Ultrasonographic and mammographic findings of male breast disease. Journal of Ultrasound in Medicine，38（1）：243-252.

Streng M，Ignatov A，Reinisch M，et al，2018. A comparison of tumour size measurements with palpation，ultrasound and mammography in male breast cancer：first results of the prospective register study. Journal of Cancer Research and Clinical Oncology，144（2）：381-387.

第十四章 隆乳术

隆乳术主要包括注射式隆乳术与硅胶假体置入式隆乳术,前者又包括隆乳剂注射隆乳术和自体脂肪移植隆乳术。硅胶假体主要由硅胶外壳和填充材料组成,目前国内市场上的硅胶乳房假体填充物为硅凝胶。超声在隆乳术方面的应用价值包括术前乳房大小的评估、明确有无乳腺占位性病变、术中定位、术中评估填充效果,术后评估乳房假体的形状、大小、位置及监测有无破裂、术后血肿及炎性反应等。

第一节　注射式隆乳术

奥美定是聚丙烯酰胺水凝胶的商品名,注射后可沿着组织间隙,甚至乳房外渗漏蔓延,或者形成硬结,造成乳房形态异常、凹凸不平,或者引起无菌性炎症、异物过敏反应,其最大的缺点是出现并发症后取出困难,且无法明确是否全部取出。另外,聚丙烯酰胺水凝胶在体内可分解成有毒的丙烯酰胺单体,2006年4月30日,奥美定作为注射材料在医疗美容行业被国家明令禁止。

自体脂肪隆乳术是抽取身体其他部位(如腹部、臀部、大腿等)的脂肪组织,经过离心提纯,筛选出具有活性的脂肪细胞注射到乳房皮下脂肪层、乳房后间隙内,达到丰满乳房的效果。该术式创伤性小、恢复快,自体脂肪细胞组织相容性好,来源丰富,取材方便,且无免疫排斥反应和毒物吸收等问题。但自体脂肪细胞移植成活率不高,容易出现脂肪坏死、溶解、吸收,引发感染、疼痛、囊肿、脂肪钙化变硬、乳房变形等并发症。

一、超声表现

(一)隆乳剂注射隆乳术

超声表现与注射物的分布范围,以及是否合并感染、出血等有关。

(1)隆乳剂整体注入乳房后间隙,乳房的解剖层次清晰,于乳房后间隙见一扁球形无回声区,呈无壁状,若注射时间超过6个月,隆乳剂周围会形成高回声纤维包膜,厚度约为0.5mm,轮廓线呈平滑的弧形,边界清晰,内部呈透声良好的无回声或伴少许细点状回声,无分隔带回声,无回声区的厚度取决于注射量(图14-1-1)。

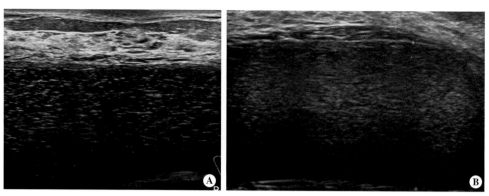

图 14-1-1 聚丙烯酰胺水凝胶整体注射隆乳超声表现

隆乳剂位于腺体后，透声较差，伴众多细点状回声，周围可见纤维包膜回声，边缘尚光整

（2）当注射位置异常或隆乳剂发生扩散、渗漏、移位时，超声可见部分隆乳剂呈大小不等肿块状散在分布于皮下脂肪层、腺体内，有的甚至移位至腋窝、锁骨下等部位，呈无回声、不均匀低回声或混合回声，部分肿块内可见大小不等、形态不一、分布不均的强回声。肿块边界清楚，形态不规则，有时可见隧道样低回声与乳房后间隙的隆乳剂相通。隆乳剂进入胸大肌内时，表现为肌层增厚，呈网格状无回声，弥漫性分布或呈不规则片状（图 14-1-2 ～图 14-1-4）。

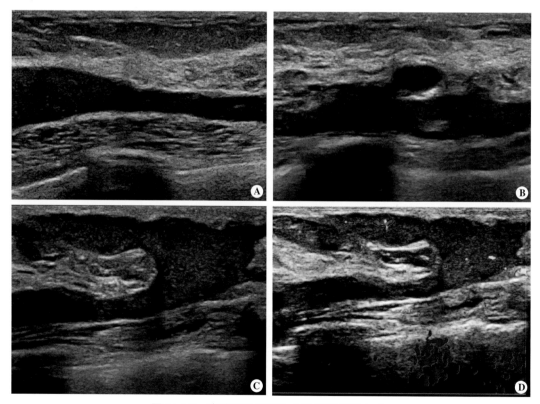

图 14-1-2 隆乳剂注射隆乳术后超声表现（1）

A. 乳腺腺体与胸大肌之间见注射隆乳剂回声，内透声好；B. 乳腺腺体内无回声肿块与乳房后间隙的隆乳剂相通；C、D. 乳房皮下、腺体前方见注射隆乳剂回声，内透声差，可见细点状回声，与乳房后间隙隆乳剂相交通，加压时可见内部细点状回声流动，可见彩色闪烁伪像

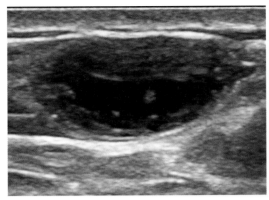

图 14-1-3 隆乳剂注射隆乳术后超声表现（2）
隆乳剂移位至腺体边缘形成孤立性液性肿块，形态规则，边缘光整，可见絮状物回声

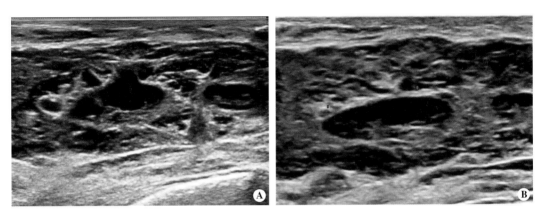

图 14-1-4 隆乳剂注射隆乳术后超声表现（3）
隆乳剂弥漫进入胸大肌、腺体内，正常腺体、胸大肌结构消失，内部回声杂乱，呈网格状改变

（3）隆乳剂注射隆乳术后合并慢性感染变性时，无回声的隆乳剂透声变差，并可见颗粒状或絮状高回声。合并急性炎症并大量积脓时，表现为短期内隆乳剂体积明显增大，内容物呈云雾状浑浊回声（图 14-1-5）。

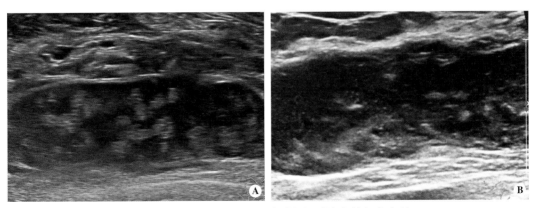

图 14-1-5 注射式隆乳术后合并慢性感染变性超声表现
隆乳剂透声差，内见颗粒状、絮状高回声

（4）合并出血和血肿时，表现为注射物体积增大、透声变差、回声增高，随着病程延长，内部可出现分层现象或絮状、块状血肿回声（图 14-1-6）。

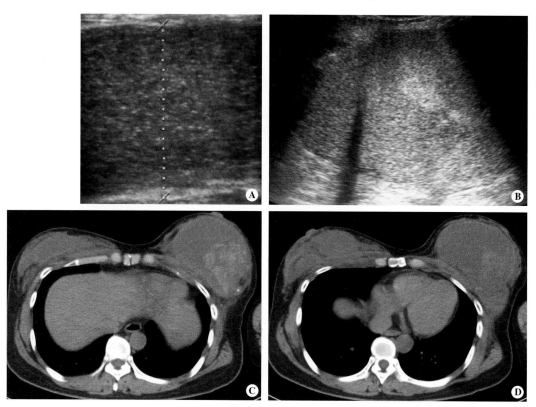

图 14-1-6 双侧乳腺注射式隆乳术后伴左侧血肿超声表现

A. 右侧乳腺隆乳剂透声差，见细点状回声；B. 左侧乳腺较右侧明显增大，内部回声增强；C、D. 胸部 CT，左侧隆乳体积显著大于右侧，内见高密度影（术中见左侧乳房注射物内明显血块，右侧乳腺注射物送检镜下于纤维结缔组织中见大量蓝染不定形物及肉芽组织）

（5）合并乳腺癌时肿瘤组织可向隆乳剂内生长，呈均匀或不均匀低回声肿块，形态不规则，边缘毛刺、成角（图 14-1-7）。

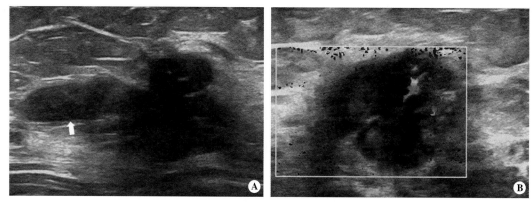

图 14-1-7 残留隆乳剂合并乳腺癌超声表现

A. 乳腺腺体内见典型的乳腺癌肿块，形态不规则，边缘模糊成角，周围结构扭曲，内部回声不均匀，紧临该病灶的椭圆形低回声为隆乳剂残留（箭示），癌灶向隆乳剂内生长；B. 肿瘤内见点状、短条状血流信号

（6）注射物取出术后残留，表现为在原隆乳剂的位置探及少许异常回声，回声水平与取出前的隆乳剂类似，为无回声、不均匀低回声或高回声（图 14-1-8）。

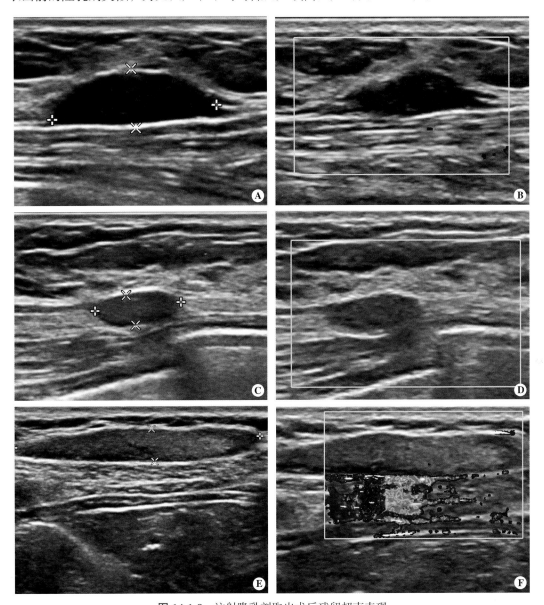

图 14-1-8　注射隆乳剂取出术后残留超声表现

注射隆乳剂取出术后，于腺体后方（A、B）、胸大肌内（C、D）、乳房下方皮下（E、F）见多发低高回声结构，形态规则，边缘光整，部分内透声差，可见细点状回声，未见血流信号

（二）自体脂肪移植隆乳术

（1）正常情况下，注入乳房内成活的自体脂肪与周围的脂肪组织回声类似，超声表现为双侧乳房后间隙层或脂肪层增厚（图 14-1-9、图 14-1-10）。

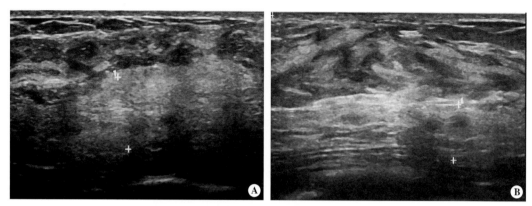

图 14-1-9   双侧自体脂肪移植隆乳术后超声表现
双侧乳腺腺体后间隙见片状高回声

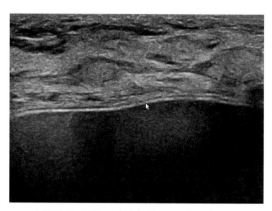

图 14-1-10   自体脂肪移植 + 硅胶假体置入隆乳术后超声表现（1）
乳腺腺体与后方硅胶假体之间见片状脂肪组织高回声（箭示）

（2）自体脂肪坏死、溶解、吸收，产生囊性变、纤维化或钙化、液化坏死等后遗症时，表现为局部脂肪层内多个无回声区，增厚的脂肪层局部还可见高回声或强回声（图 14-1-11）。

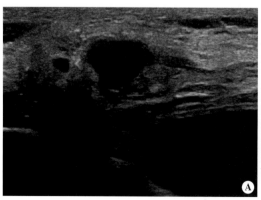
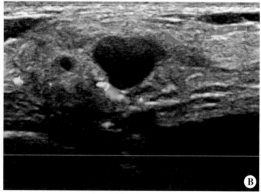

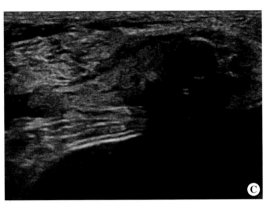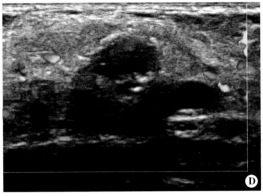

图 14-1-11　自体脂肪移植 + 硅胶假体置入隆乳术后超声表现（2）

A、B. 移植脂肪局部聚集隆起，内见脂肪液化引起的脂性囊肿，囊肿内无血流信号，周边可见点状、短棒状血流信号；
C、D. 移植脂肪局部聚集形成肿块，可见点状血流信号，内见脂肪液化引起的脂性囊肿及脂肪坏死后产生的钙化斑，其内
未见明显血流信号

二、其他影像学检查

1. 隆乳剂注射隆乳术

（1）乳腺 X 线摄影检查：正常情况下表现为乳房后间隙半圆形或半椭圆形等密度或稍高密度影，界限清楚，边缘不规则，后缘及近胸壁部位无法显示，注射物与腺体之间可见透亮晕环，为纤维组织包膜。当注射物异位时，于乳房皮下、腺体内或腺体后方见多个片状、结节状或条带状致密影，界限清楚，密度均匀，类似良性肿瘤的表现，鉴别较困难。

（2）MRI 检查：聚丙烯酰胺水凝胶注射隆乳术后表现为 T_1WI 低信号、T_2WI 高信号。隆乳剂整体注入乳腺后间隙后，呈半圆形或者半椭圆形，表面凹凸不平，周边可见纤维组织包膜，内部信号均匀或者欠均匀，可伴有低信号的分隔，增强扫描假体周围不强化，或者纤维包膜及假体内分隔成线样或点状强化。

2. 自体脂肪移植隆乳术

（1）乳腺 X 线摄影检查：注入的自体脂肪，若已成活且无并发症，则与周围脂肪组织呈同等密度，影像学多无特殊表现。脂肪液化坏死，表现为低密度灶及脂性囊肿，纤维化、钙化表现为高密度灶，两者也可同时存在。

（2）MRI 检查：注入的自体脂肪，T_1WI 及 T_2WI 信号强度较正常脂肪组织稍高或者类似，脂肪抑制序列则信号被完全抑制。液化坏死区表现为 T_1WI 低信号，T_2WI 高信号，纤维化、钙化区表现为 T_1WI 及 T_2WI 低信号。

三、鉴别诊断

1. 隆乳剂注射隆乳术　有明确的手术史，诊断比较容易。当隆乳剂蔓延至腺体层时，仔细扫查若见异位的隆乳剂与乳房后间隙的隆乳剂相连，即可明确诊断。若异位的隆乳剂形成孤立的肿块，则需要与乳腺囊肿、增生性病变和纤维腺瘤等鉴别。

（1）无回声的隆乳剂结节需与乳腺囊肿鉴别：囊肿多与腺体导管相连，边界清楚，后方回声增强，有侧方声影，而隆乳剂结节多数形状不规则，后方回声无改变，与腺体导管无明确关系。

（2）低回声的隆乳剂结节需与乳腺增生性病变、纤维腺瘤鉴别：纤维腺瘤多为圆形或椭圆形低回声肿块，边缘光整，有明确包膜，可有侧方声影，CDFI 于周边或内部可见血流信号。增生性病变常表现为均匀或不均匀的低回声结节，呈圆形、椭圆形或分叶状，内部无血流信号。而隆乳剂结节多数形状不规则，无侧方声影，CDFI 无血流信号。

2. 自体脂肪移植隆乳术 有明确的手术史，结合超声表现，易于与其他乳腺疾病鉴别。若脂肪坏死伴有囊性变及钙化，声像图表现较复杂时，与乳腺癌征象类似，鉴别困难时需活检明确。

第二节 假体置入式隆乳术

假体置入式隆乳术是开展时间最早、经验最丰富的乳房美容和乳房重建手术方式，通过手术将假体置于乳腺后、胸肌筋膜后、胸大肌后。硅胶假体于 1963 年首次应用于临床，硅胶假体置入式隆乳术是目前临床上较为成熟和安全的，也是较常用的隆乳手术方式，其优点包括：①医用硅胶材料无毒、无害，质地柔软、手感逼真，不易变形，效果可靠稳定；②置入假体有完整外壳，可完整取出。但是，假体置入式隆乳术存在手术时间长、手术切口较大、术后恢复时间长的缺点，而且假体有使用期限，可能需要二次手术更换假体。假体置入式隆乳术可能出现的并发症包括假体周围积液、假体破裂和渗漏、包膜挛缩、假体移位及感染等。

一、超 声 表 现

（1）正常状态下，乳房硅胶假体位于腺体后方，或者胸大肌的后方，假体置入后由于异物反应，术后 1～2 周在假体周围形成一薄层纤维组织包膜。超声显示假体内容物呈无回声，假体囊壁呈厚壁或呈双层壁结构，厚约 1mm，由假体的外壳及外层的纤维组织包膜组成。假体无回声区及周边均无血流信号（图 14-2-1）。

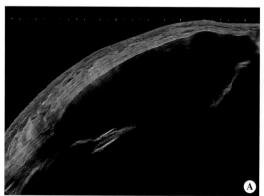 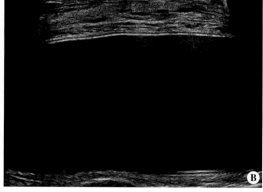

图 14-2-1 硅胶假体置入式隆乳术后超声表现
A. 右侧乳房假体位于胸大肌后方，宽景成像显示假体呈椭圆形，内透声好；B. 左侧乳房假体呈无回声，囊壁为双层壁结构，界限清楚，内透声好

（2）当囊袋式假体过大时，囊壁不能平展而呈"波浪状"或者"S"形改变（图 14-2-2）。

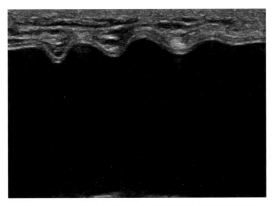

图 14-2-2 硅胶假体置入式隆乳术后超声表现
囊壁前缘呈"波浪状"改变

（3）假体周围积液：假体置入后，机体对假体产生异物反应或炎症反应会导致液体渗出。超声显示假体周围无回声区，但假体囊壁完整平滑（图 14-2-3、图 14-2-4）。

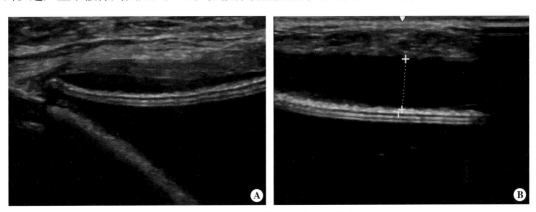

图 14-2-3 硅胶假体置入术后超声表现
硅胶假体周围见片状液性区，内透声佳

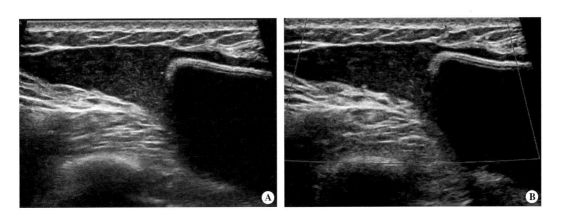

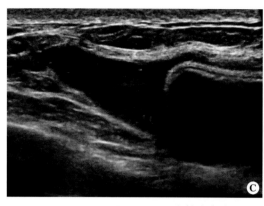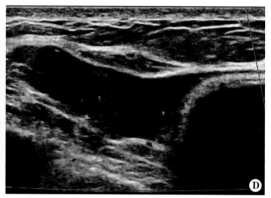

图 14-2-4 注射式隆乳取出术 + 硅胶假体置入术后超声表现

双侧乳房硅胶假体周围为残留的注射物，呈无血流信号的不均匀低回声

（4）假体包膜挛缩：此并发症可能与血肿、感染、假体表面滑石粉、手术操作粗暴等因素有关。包膜挛缩会导致乳房变硬，挛缩明显者表现为假体由椭圆形变为球形，前后径增加，质硬无弹性，纤维包膜厚度大于 1mm，回声增强，伴有包膜钙化时，显示包膜上强回声斑伴后方声影。

（5）假体破裂：分为包膜内破裂和包膜外破裂。包膜内破裂是假体的外壳破裂，但纤维组织包膜完整，假体内容物仍位于纤维组织包膜内，超声检查通常无特征性表现；少数可表现为假体无回声区内见多条反折的线状强回声漂浮，即"面条征"（图 14-2-5）。

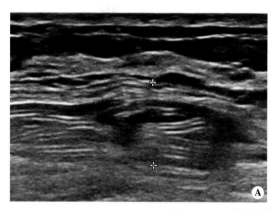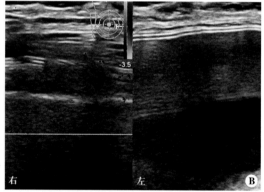

图 14-2-5 硅胶假体包膜破裂超声表现

A. 右侧乳房假体无回声区内可见多条反折的线状强回声漂浮；B. 同一患者双侧乳房假体对比，左侧假体完整，无异常改变

包膜外破裂是指假体的外壳及纤维组织包膜均发生破裂，假体内容物通过裂口渗漏至乳腺实质内，甚至到达腋窝及乳房范围外胸壁、腹壁、腹股沟等处，超声表现为假体囊变小、形态异常，假体外周、腺体内及腋窝等处出现团块状异常回声。

（6）凝胶肉芽肿：当假体发生包膜外破裂时，渗漏的硅凝胶会迁移到身体的其他部位，并迅速被炎症反应包绕形成凝胶肉芽肿。典型表现为"暴风雪征"，即团状高回声，伴有清晰的前边界，而后方伴"不干净"声影。部分渗出硅凝胶聚集形成复杂性囊肿，也可表现为实性等回声肿块。时间较长者进展至异物反应的纤维化阶段，声像图表现为强回声斑。

（7）硅胶沉积性淋巴结病：当发生假体破裂时，渗漏的硅胶还会通过淋巴系统到达附近淋巴结，主要是腋窝淋巴结，也有到达锁骨上淋巴结的报道。研究表明，完整无损的假体也可能发生微量胶体渗出。渗出的硅胶被巨噬细胞吞噬并被输送到网状内皮系统时，就会导致硅胶沉积性淋巴结病。硅胶沉积自淋巴门开始，随着时间推移和硅胶量的增加，其逐渐向外扩展到淋巴结皮质层。聚集在淋巴结内的硅胶在声像图上表现为后方伴有"不干净"声影的高回声团，即"暴风雪征"（图 14-2-6、图 14-2-7）。

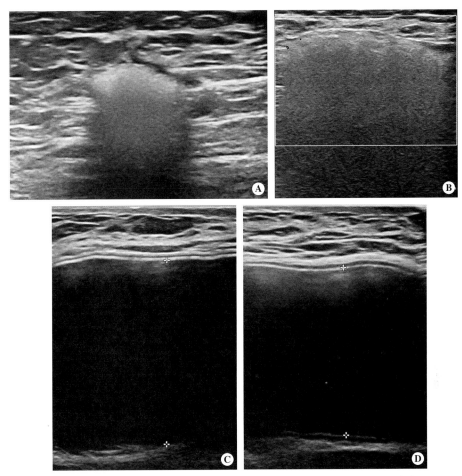

图 14-2-6　硅胶假体置入式隆乳术 17 年，双侧腋窝淋巴结硅胶沉积超声表现

A、B. 双侧腋窝淋巴结呈高回声，伴"不干净"声影，内部结构显示不清；C、D. 双侧乳腺假体

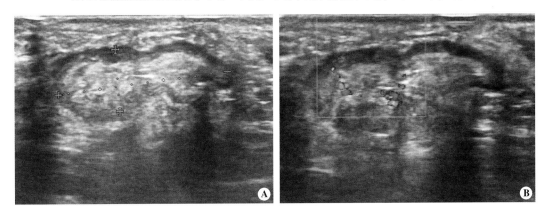

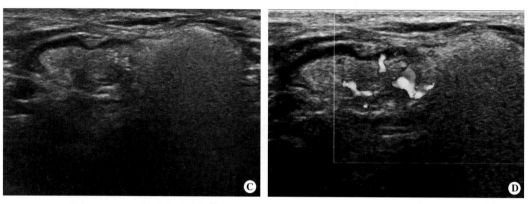

图 14-2-7 双侧乳房硅胶假体取出 3 年后出现腋窝淋巴结硅胶沉积超声表现

乳房硅胶假体置入术后 10 余年，3 年前取出假体。A、B. 2 年前右侧腋窝淋巴结结构清晰；C、D. 1 年前右侧腋窝淋巴结内局部回声增高伴后方"不干净"声影

（8）合并感染：若脓肿积聚于假体周围，表现为假体周围云雾状回声，周边区域血流信号增加（图 14-2-8）。

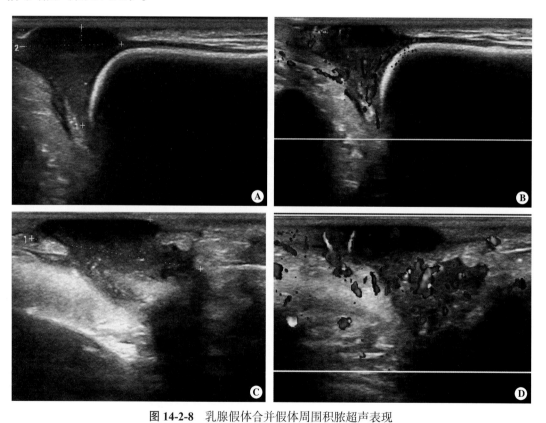

图 14-2-8 乳腺假体合并假体周围积脓超声表现

A、C. 假体边缘外侧见一低回声区，形态不规则，边缘模糊，周围组织回声增高，B、D. 可见丰富血流信号

（9）合并乳腺癌：癌灶位于腺体层，声像图表现为低回声肿块，边缘不规则（图 14-2-9）。

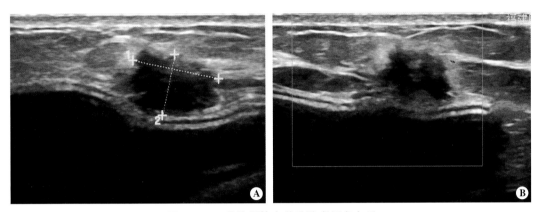

图 14-2-9 乳腺假体合并乳腺癌超声表现

乳腺假体置入术后，假体前方腺体内见一低回声肿块，形态不规则，边缘毛刺，可见高回声晕，未见血流信号

二、其他影像学检查

1. 乳腺 X 线摄影检查 正常硅胶假体呈半圆形或者半椭圆形均匀高密度影，界限清楚，边缘锐利光滑，假体后缘及近胸壁处多无法完全显示，假体包膜及皱褶在 X 线摄影上多不显示（图 14-2-10）。

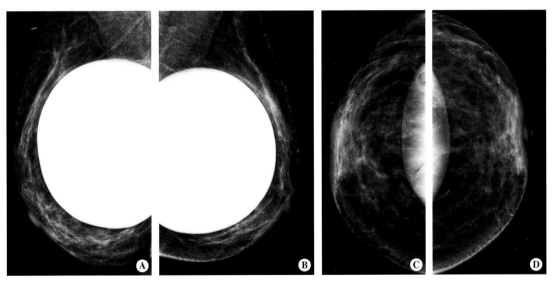

图 14-2-10 乳房硅胶假体置入术后 X 线摄影

右 MLO 位（A）、左 MLO 位（B）、右 CC 位（C）、左 CC 位（D）显示双侧乳腺假体置入术后改变，假体呈半椭圆形均匀高密度影，界限清楚，边缘锐利光滑，假体后缘无法完全显示；腺体呈斑片状密度增高影，未见异常征象

2. MRI 检查 正常硅胶假体可位于乳腺后方胸大肌之前或者胸大肌后方，呈边缘光滑的半圆形或者半椭圆形囊袋状，囊内填充物信号均匀，T_1WI 低信号，T_2WI 及 STIR 高信号，增强扫描不强化；假体外包绕的纤维组织包膜，在各个序列上均呈低信号，增强扫描包膜一般不强化或仅轻度线状强化（图 14-2-11）。

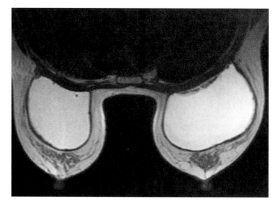

图 14-2-11　乳房硅胶假体置入后 MRI

T$_2$WI 序列显示假体内容物呈高信号

第三节　乳房重建术

乳房重建术是指利用自体组织移植或者乳房假体置入重建因乳房切除术后引起的胸壁畸形和乳房缺损。乳房缺损最常见的病因是乳腺癌切除。另外，部分接受乳房区段切除的患者，因双侧乳房不对称、放疗后乳腺组织萎缩，以及肿瘤切除后乳房局部变形等，也会选择接受部分乳房重建手术。

乳腺癌术后乳房重建的技术可分为两大类：植入物重建和自体皮瓣重建两大类。乳房重建还涉及修整手术，包括对重建乳房的修整，如补充脂肪移植、乳头乳晕重建等，以及对侧乳房的对称性手术等。

一、自体组织移植乳房重建

将身体其他部位的皮瓣组织移植到胸壁，填补缺失乳房的皮肤和皮下组织，最常见的有横向腹直肌皮瓣、臀大肌皮瓣、背阔肌皮瓣等，超声显示腺体层被脂肪组织和肌肉所代替。自体皮瓣移植乳房重建术后较常见的改变包括胸壁水肿、积液、血肿、脂肪坏死和组织纤维化等。超声检查前应仔细询问患者病史及手术方式等，重点观察移植的皮瓣组织有无上述异常术后改变，以及有无乳腺癌复发等（图 14-3-1）。

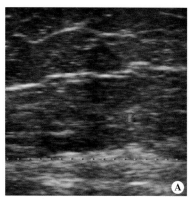
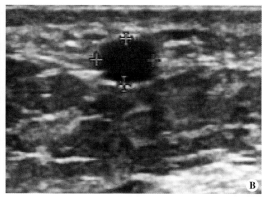

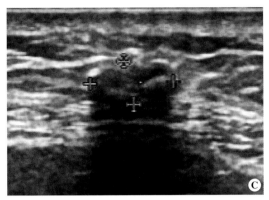

图 14-3-1　左侧乳腺癌改良根治术 + 横行腹直肌皮瓣乳房重建术后（Ⅰ期重建）

A. 乳房重建术后左侧乳房可见脂肪层增厚，未见腺体回声；B、C. 术后 5 年，左侧重建乳房脂肪层内见脂肪组织液化所致的囊性病灶及脂肪组织坏死钙化形成的钙化灶

二、植入物乳房重建

目前植入物乳房重建已成为全乳切除术后乳房重建的主要选择，分为一步法重建和"扩张器 - 假体置换"二步法重建。对于皮肤缺损较小、皮下组织厚度足够，行皮下腺体全切除的乳腺癌患者，可考虑乳腺癌手术同期植入永久性假体完成乳房重建；对可能需放疗或切除的皮肤软组织较多致皮瓣不足的患者，也可考虑使用永久性可扩张盐水假体重建乳房。二步法乳房重建是先置入临时性组织扩张器，逐次扩张达到要求的容积后，择期取出扩张器，二期更换为永久性乳房假体。

扩张器和硅胶假体的植入层次均为胸大肌后方，超声显示扩张器及假体内容物均呈无回声，囊壁均呈厚壁状或者双层壁状结构，假体无回声区及周边均无血流信号。特殊之处在于，在扩张早期，扩张器外壳广泛褶皱，随着注入的生理盐水量增加，褶皱会逐渐消失。超声检查的重点在于观察假体的完整性、有无术后并发症（如感染、血肿、假体破裂等）及肿瘤复发等（图 14-3-2）。

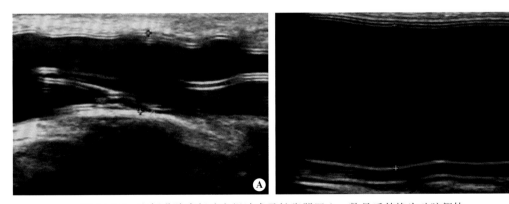

图 14-3-2　左侧乳腺癌行改良根治术及扩张器置入，数月后替换为硅胶假体

A. 左侧乳腺癌根治术后同期植入扩张器，可见扩张器局部囊壁向囊内反折；B. Ⅱ期扩张器取出、假体置入乳房重建术后，左侧胸壁皮下胸大肌受压变薄，其后方为硅胶假体

（郑梅娟）

参 考 文 献

王红燕，姜玉新，孟华，等，2010. 自体脂肪注射移植隆乳术后并发症的超声特征. 中华超声影像学杂志，19（5）：423-426.

王奇，2011. 高频超声对注射式隆乳术后并发症的诊断分析. 中国临床医学影像杂志，22（5）：348-349.

吴可，吴炅，2020. 乳腺癌术后乳房重建的并发症及其危险因素. 外科理论与实践，25（2）：163-166.

张静，王振威，郭勇，2016. 自体脂肪移植隆胸术后脂肪坏死乳腺 X 线摄影及 MR 表现. 中国医学影像技术，32（4）：539-542.

中华医学会外科学分会乳腺外科学组，2019. 乳腺癌术后乳房重建中国专家共识（2019 版）. 中国实用外科杂志，39（11）：1145-1147.

中华医学会整形外科学分会乳房整形美容学组，2020. 硅胶乳房假体隆乳术临床技术指南（2020 版）. 中华整形外科杂志，36（11）：1180-1186.

Borghol K，Gallagher G，Skelly B L，2016. Silicone granuloma from ruptured breast implants as a cause of cervical lymphadenopathy. Annals of the Royal College of Surgeons of England，98（7）：e118-e120.

Bouzghar G，Pokorny K，2017. Intracapsular breast implant rupture. Ultrasound Quarterly，33（1）：93-95.

Glazebrook K N，Doerge S，Leng S，et al，2019. Ability of dual-energy CT to detect silicone gel breast implant rupture and nodal silicone spread. American Journal of Roentgenology，212（4）：933-942.

第十五章 乳腺介入性超声

第一节 超声引导下乳腺穿刺活检

超声引导是所有可触及和（或）影像学检查可见的乳腺肿物进行介入操作时的首要选择。与乳腺 X 线摄影相比，超声具有以下优势：①超声可以清晰显示乳房各解剖层次；②实时引导；③更加简便，并且无电离辐射。

超声引导下的乳腺活检分为 3 类：细针抽吸活检（fine-needle aspiration biopsy，FNAB）、空心针穿刺活检（core needle biopsy，CNB）及真空辅助乳腺活检（vacuum-assisted breast biopsy，VABB），其中空心针穿刺活检是获取乳腺肿物组织条标本的主要手段。超声介入的引导方法主要有 4 种：徒手引导、穿刺架引导、虚拟引导及钼靶超声融合引导。对于乳腺肿物的活检，徒手引导最常用，其穿刺针角度调节比较灵活。

一、适 应 证

（1）BI-RADS 4 类及以上。

（2）BI-RADS 3 类的病灶，患者有乳腺癌家族史或其他乳腺癌高危因素，需要明确诊断者。

（3）具有乳腺癌新辅助治疗指征者。

（4）需要进行病理学分类的良性疾病。

二、禁 忌 证

1. 绝对禁忌证

（1）有明显出血倾向及凝血功能障碍的患者。

（2）存在严重高血压或糖尿病的患者。

（3）可疑乳腺血管瘤的患者。

（4）意识障碍不能配合的患者。

（5）存在严重心肺疾病或严重恶病质无法耐受穿刺者。

2. 相对禁忌证

（1）拟穿刺侧假体置入术后的患者。

（2）拟穿刺部位皮肤感染。

（3）女性月经期间。

（4）女性妊娠期间。

三、穿刺活检前的准备

1. 操作者准备　穿刺医师除了应当熟悉乳腺穿刺活检的超声图像、穿刺设备及有关并发症的处理，还需要接受超声介入专科培训，并且由医务科授权。

2. 仪器和器材准备

（1）穿刺装置：组织学的空心针活检装置有半自动和全自动两种（图 15-1-1）。半自动活检枪可先将内针手动推至肿物边缘，然后再激发切割套管从而取得组织，安全性较高，常用于靠近胸大肌的小肿物，但较容易出现取材不足的现象。全自动活检装置具有损伤轻、一致性好、组织条完整等优点。目前市面上有可重复使用的活检枪（如美国巴德全自动活检枪 MG1522）和一次性活检枪（如中国伽奈维一次性自动活检枪 ABN1616）。

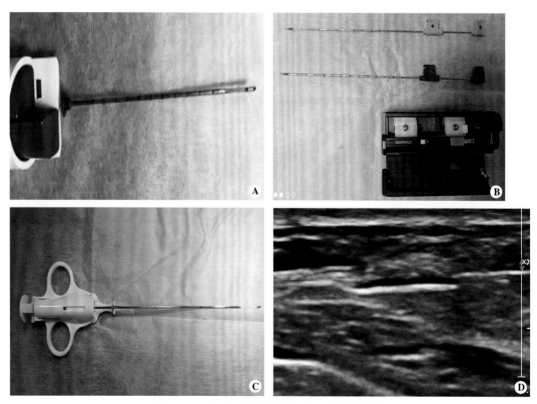

图 15-1-1　全自动活检装置与半自动活检装置

A. 16G 一次性全自动活检装置；B. 重复使用全自动活检枪及活检针；C. 一次性半自动活检装置；D. 超声显示半自动活检枪切割凹槽

（2）同轴定位针：许多穿刺枪配有相匹配的同轴定位针，便于重复放置穿刺针，这对于靠近皮肤、胸壁、移植物或血管的病灶很重要，其缺点为空气可能进入定位针内引起伪影。

（3）探头：乳腺穿刺一般使用线阵高频探头，探头频率 9 ～ 12MHz，超声空间复合成像与聚焦技术可提高穿刺针的可视性。探头的匹配层不宜采用消毒液浸泡、擦拭及高温等方式进行消毒。

（4）穿刺引导架：乳腺穿刺活检一般不用穿刺引导架。

（5）麻醉药及其他：麻醉药一般使用 2% 利多卡因。常备 5ml 或 10ml 注射器 1 ～ 2 支，必要时可用 20ml 注射器行囊性病变抽液等。另需准备标本固定液、无菌穿刺包、无菌手套等。

（6）备齐急救药品及相关物品。

3. 患者准备

（1）术前查凝血功能、血常规、传染病指标（至少包括乙型肝炎、丙型肝炎、艾滋病、梅毒相关检查）等，测量血压。

（2）穿刺活检前 5 天停用抗凝药物，但如果只是单纯空心针活检，则无须停止使用华法林。

（3）术前向患者及其家属交代病情，详细告知术中、术后可能出现的并发症及处理方法，并签署"超声引导下穿刺知情同意书"。

四、穿刺活检过程

1. 操作方法

（1）充分显露乳腺，并根据乳腺肿块的位置，调整患者的体位，通常采用仰卧位或侧卧位，使肿块能得到清晰显示的同时，方便操作者进针。

（2）仔细检查肿块及周边组织，测量病灶大小，检查病灶及周边的血供分布情况，存储图像资料。规划选择穿刺路径，选择穿刺角度及针槽长度，避开大血管及重要组织器官，避免刺穿胸壁。

（3）常规消毒、铺巾，无菌隔离套包裹探头后再次扫查病灶，确认穿刺路径。

（4）应用 2% 利多卡因局部麻醉。在皮下注射形成皮丘，沿既定的穿刺路径边回抽边注射，逐层麻醉，至肿块周边。

（5）持活检枪从既定的进针点进针，在超声的实时引导下，沿既定的穿刺路径进针至肿瘤边缘，再次预判活检枪激发后的轨道，确定避开大血管及重要的组织结构后，打开保险，激发穿刺枪，迅速退针，纱布按压止血。

（6）推出针槽内组织，放入固定液，视穿刺组织条的取材情况，同一病灶取材 2 ～ 4 条，送病理检查（图 15-1-2）。

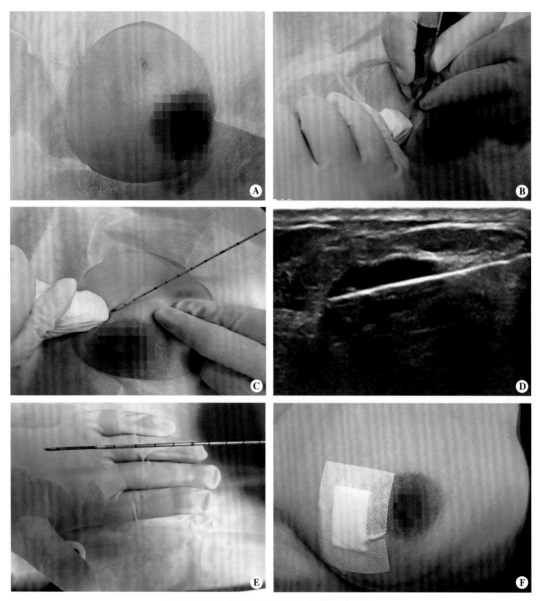

图 15-1-2　乳腺肿物空心针穿刺活检过程

A. 穿刺区域消毒铺巾，消毒时以穿刺进针点为中心，自内向外消毒直径 10cm 左右；B. 穿刺进针点局部注射麻醉药；C. 按照既定的穿刺点沿探头的长轴进针进行穿刺活检；D. 在超声的实时监测下在肿物内激发穿刺装置从而获得组织条；E. 肉眼检查穿刺组织条，决定穿刺肿物的条数并调整穿刺针道；F. 穿刺完成后，按压 5～10 分钟后包扎伤口

2. 穿刺活检后的处置　在穿刺点压迫 5～10 分钟以防止血肿形成，覆盖敷料后在留观室观察 30～60 分钟，观察患者一般情况，超声复查穿刺部位，判断有无活动性出血。在患者离院前进行穿刺后宣教，内容包括：①穿刺后 24 小时内穿刺部位不宜沾水；②避免剧烈运动 1～2 天；③如出现进行性局部疼痛或胸痛、呼吸困难等症状，则应及时就医。

3. 活检穿刺的图文报告　活检穿刺图文报告应包括穿刺前肿物的数目、部位及大小，描述手术的方式、所用麻醉药、穿刺点、穿刺针大小及路径。如果穿刺过程中或穿刺后出现并发症，也应在报告中如实描述，并记录并发症的处理过程。

五、穿刺活检的技术要点及注意事项

1. 技术要点

（1）穿刺的操作过程可以由单人完成，也可以由两名医生配合完成。

（2）穿刺针多沿着探头的长轴进针，可实时显示完整针道，从而安全地将穿刺针引入肿物内。

（3）为了使超声能清晰显示针道，进针角度应尽量小。皮肤的进针点和乳腺肿物的深度决定了进针的角度，应保持穿刺针与探头表面成角＜30°。

（4）当穿刺针穿过纤维结缔组织时，纤维结缔组织容易使穿刺针偏离既定方向，或者将肿物推向远离针尖的方向，因此应尽量选择不经过纤维结缔组织的穿刺路径。

（5）进针点的选择应遵循两个原则

1）乳晕区血供及神经较为丰富，在此处进针容易造成患者出血及疼痛，故应避免在乳头附近进针。

2）对于拟行保乳手术的患者，应在穿刺前与手术医生沟通，进针点选择在区段手术切除的范围内。

（6）穿刺前可划定一个安全距离，如穿刺针的进针深度达到安全距离阈值仍未显示针道或针尖，则应停止继续进针，调整穿刺针的方向，待屏幕清晰显示穿刺针道、确定针尖位置后再继续进针。

（7）对于囊实性肿物，应尽量避开囊性区域，选择有血流信号的实性区域进行取材。超声造影可指导穿刺活检，选择有造影剂增强的区域进行取材，以获得更多有活性的组织标本。

（8）应对病灶进行多点取材，以确保取材的有效性和成功率。

（9）组织条取出后操作者应观察其颜色及完整度，从而决定取样次数和下一针取材的部位。

2. 注意事项

（1）严格无菌操作，术中注意随时压迫止血。

（2）多个肿块或双侧乳腺活检时，不同病灶应尽可能更换穿刺针，或者先穿刺恶性风险小的病灶，避免癌细胞针道种植转移。

（3）注意穿刺针进针深度和角度，充分估计针尖的弹出范围，避免针尖损伤胸壁、进入胸腔。

（4）麻醉药利多卡因单次使用上限不超过400mg。

六、穿刺活检的并发症及其预防与处理

1. 出血 是最常出现的并发症，通常为按压不及时或按压位置不正确造成局部渗血所致，以进针点出血多见。协助患者于正确位置按压10～20分钟一般可避免此并发症。

2. 疼痛 当局部麻醉药作用消退后，部分患者会出现进针点轻微疼痛或不适，一般都能忍受，并在短时间内症状消失。如果术后患者出现持续性疼痛不能缓解，建议及时就诊，排除气胸等严重并发症。

3. 感染 是由于局部穿刺点过早碰水或无菌敷贴掉落未及时处理，从而造成穿刺区域红肿。

4. 气胸 穿刺针进针较深时有可能会穿透后方的胸壁从而造成气胸甚至血气胸，故穿刺后应留观至少半小时，并嘱患者如果出现呼吸困难、胸闷气短、咯血等症状，应及时就医。

5. 针道转移 进针点应选择在手术切除范围内，同时在激发活检枪前应预判，避免针尖触碰胸大肌等腺体后方组织。

6. 迷走神经反应 少数患者可能会出现迷走神经反应，休息后多可缓解。

第二节　超声引导下乳腺 Marker 置入术

随着影像学技术的进步，临床触诊阴性的早期乳腺癌越来越多，新辅助化疗后原发肿瘤灶或转移淋巴结在大小形态上发生了明显改变，如何准确定位并切除是临床经常遇到的难题。可视化经皮乳腺病灶定位标记夹（Marker）由此应运而生，其可用于活检标记、术前精准定位、新辅助化疗的随访追踪和疗效评估。

一、乳腺 Marker 的发展和分类

乳腺 Marker 是一类金属标志物，通过穿刺针经皮置入乳腺病灶内进行定位，可分为纯金属 Marker 和聚合物涂覆 Marker。纯金属 Marker 由不锈钢或纯钛制成，可通过空心针释放。第二代乳腺 Marker 是在金属 Marker 的基础上涂覆生物可吸收高分子材料，如胶原蛋白、聚乳酸、聚乙醇酸等，可以起到了更好的止血、固定效果，且更容易显像。

二、适 应 证

（1）用于乳腺可疑小肿瘤或不可触及乳腺癌的标记。
（2）用于新辅助化疗的肿瘤原发灶的定位和切缘标记。
（3）用于新辅助化疗的腋窝可疑转移淋巴结的标记。

三、操 作 方 法

乳腺 Marker 放置有多种引导方式，首选超声引导。
（1）复习患者影像学资料及病历，明确目标病灶。
（2）协助患者取合适体位，超声再次扫查，确定病灶所在部位，标出体表穿刺点，而

后以穿刺点为中心常规消毒铺巾，局部利多卡因浸润麻醉。

（3）超声实时引导穿刺针至乳腺病灶或转移淋巴结靶部位（图15-2-1）。

（4）通过引导针激发置入乳腺Marker。

（5）确认乳腺Marker在病灶内，旋转退针以防止乳腺Marker跟随退出病灶外。

（6）记录放置乳腺Marker时患者的体位、Marker距乳头的距离及时针方向、放置乳腺Marker数量与形状（尤其是存在多病灶病变时）。

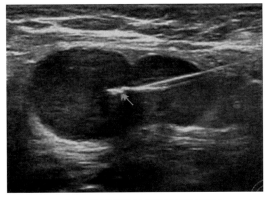

图15-2-1　超声引导下腋窝淋巴结穿刺置入Marker（箭示）

（7）存储术前病灶超声图像、术中穿刺超声图像、术后乳腺Marker置入图像，以便于日后随访对照。

四、注 意 事 项

（1）病变应在超声下可见，才可在超声引导下进行乳腺Marker置入术。对于乳腺X线摄影显示的可疑钙化、结构扭曲或者在MRI显示的病灶，而超声显像不确定的病变不推荐在超声引导下操作。

（2）患者术前应常规检查血常规及凝血四项。抗凝剂如华法林应在手术前5天停用，术后12小时可恢复使用。不能停止抗凝治疗者，可使用肝素钠替代，阿司匹林不需要停用。药物停用前都必须与临床医生充分沟通后执行。

（3）乳腺Marker置入的位置、数目应根据临床需要而定，放置前应与临床医师沟通。淋巴结金属标志物应放置于增厚的淋巴结实质内，而非残存的淋巴窦内，防止丢失或移位。

五、存 在 问 题

1. 乳腺Marker移位　乳腺Marker应放置于病灶内且距离病灶边缘10mm以内。导致乳腺Marker移位的原因主要如下。

（1）病灶穿刺活检后出血，可能导致乳腺Marker移位。

（2）新辅助化疗后，肿瘤缩小，周围纤维组织牵拉可能引起乳腺Marker移位。

（3）空心针穿刺放置乳腺Marker在退针过程中可能出现乳腺Marker被带出病灶外。

2. 可能造成影像学局部伪像　对于乳腺癌新辅助化疗的患者，乳腺病灶放置的Marker可能被影像科医师或临床医师误认为钙化灶，故建议所有金属标志物的放置均须详细写入病历。

3. 乳腺Marker的迷失　罕见，一旦发生，须反复寻找，超声未能显示Marker时，应进一步行X线检查或MRI检查。

第三节　超声引导下乳腺肿物微创旋切术

真空辅助乳腺微创旋切活检可获得更多的组织，在外科手术切除前提供肿瘤的病理分型、免疫组化及荧光原位杂交技术（FISH）检查等临床更关心的诊断信息。此外，真空辅助微创旋切术对乳房外形的破坏较小，术后并发症少，为乳腺良性肿瘤的治疗提供了新方法。

一、原理与分类

目前临床使用的真空辅助微创旋切系统有麦默通（Mammotome）系统、自动组织切割与收集（ATEC）系统、万可（Vacora）系统和安珂（Encor）系统。各种不同的系统形态及细节不同，但原理及使用方式相似，主要由旋切刀、真空抽吸泵等组件组成。旋切刀头临床上以 10～8G 最为多见，在真空抽吸泵的负压作用下切取组织，切割的组织可在外套管内进出传送，且通过套管内刀头进行重复多次切割获取多组织样本。

无线微创活检刀也应用于临床，它比以往的装置更小巧，由于没有连接线干扰，可多角度旋转。此外真空强度达到麦默通系统的 90%，保证组织的有效传输，切取组织量为粗针活检的 4 倍，最大限度减少操作时间、费用和术后并发症，并且其操作较为简单，装置储存较为方便，因此在超声科应用较为广泛。

二、适应证及禁忌证

1. 适应证

（1）体检可触及乳房肿物或病灶，影像学检查提示肿物 ≤ 2.5cm，并且超声能显示病变，患者有微创完全切除的愿望。

（2）触诊阴性，影像学检查提示有钙化或可疑恶性病变，且超声能显示的病变需要手术活检，患者有强烈愿望行微创旋切活检以明确诊断甚至切除病灶。

2. 禁忌证

（1）抗凝药物停药时间不足，凝血机制障碍等凝血异常者。

（2）月经期、哺乳期患者。

（3）重症感染疾病患者。

（4）有严重心、脑、肺、肝、肾等器官疾病且处于疾病不稳定期者。

（5）有高血压、糖尿病且控制不稳、血糖控制不佳者。

三、操作方法

1. 准备材料　20ml 注射器、无菌探头套、无菌超声耦合剂、医用弹力绷带等。

2. 药品　2% 利多卡因、生理盐水、肾上腺素（20ml，1% 利多卡因溶液内加 1 滴肾上腺素）（有高血压或其他心脑血管疾病病史者禁用肾上腺素）。

3. 旋切过程

（1）协助患者取仰卧位或半侧卧位，患侧上肢呈 90° 外展，常规消毒铺巾。

（2）超声实时引导，对病灶及穿刺路径进行浸润麻醉，对于距离体表皮肤近的病灶，可在其前方注射利多卡因溶液麻醉。

（3）在穿刺点皮丘处尖刀破皮，穿刺针垂直穿刺皮肤切口后，以 15° ～ 30° 刺入乳腺组织，直至病灶深面正下方，调整刀头、刀槽与病灶的位置，使三者位于同一平面。

（4）在超声实时监控下，打开穿刺针槽，确定旋切槽与病灶位置切合后，对病灶进行多次旋切、抽吸（图 15-3-1），至超声显示无残留病灶及触诊无包块，将旋切刀取出并局部按压止血。

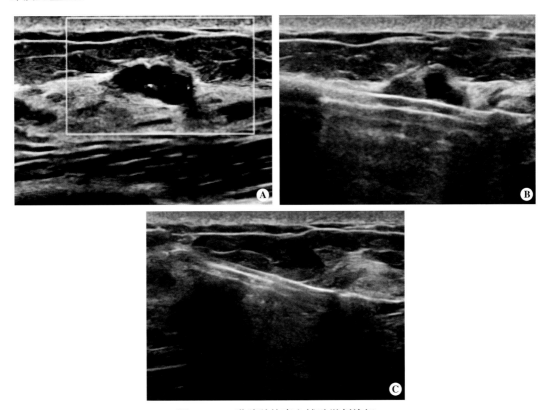

图 15-3-1　乳腺肿块真空辅助微创旋切

A. 右侧乳腺 3 点方向乳头旁见一低回声肿块，呈分叶状，边缘光整，内见点状血流信号；B. 应用 10G 旋切刀对肿块进行旋切，从病灶下方以长轴方向进行逐步切割；C. 肿块切除完全

（5）观察局部无渗血后局部包扎并应用医用弹力绷带缠绕加压固定 48 小时。

四、常见并发症及处理

1. 皮下血肿 / 淤青　术中或术后出血是常见并发症之一，一般于 1 ～ 3 周可自行消退，无需特殊处理。大肿物旋切后会遗留较大空腔，容易出现血肿，可预防性使用麻醉药配伍肾上腺素。在多个肿物切除过程中，前次创面不出血及无血肿形成才可进行后一肿物的切除。术中对已知术区出血进行负压抽吸、局部定点按压等可减少术中出血及术后相关并发症。

2. 针道种植 真空辅助微创旋切属于粗针活检的一种，虽然会带来一定比例的针道转移，但并未增加乳腺癌局部复发率，可能与术后放疗和全身系统治疗带来的获益有关。避免多次重复穿刺，理论上可降低针道种植转移的概率。

3. 疼痛 少数患者对局部麻醉药不敏感，局部麻醉后仍感觉到不同程度疼痛，可局部给予少量麻醉药处理。患者手术结束后，麻醉药失效，可能出现穿刺点疼痛，多于 1～2 天自行缓解，无需特殊处理，部分对疼痛敏感者可给予口服镇痛药 1～2 天。

4. 术后残留及局部复发 术后病灶残留是真空辅助微创旋切的不足，容易导致复发，因此应尽量一次将病变切除干净，降低残留及复发的风险。能否完全切除病变主要取决于术者的经验及配合程度、肿物的大小。多数研究认为超声引导下微创旋切更适合小病变的完全切除，随着病灶增大，完全切除的概率减小。此外，减少术中出血及血肿形成、术中及术后抽吸出血、穿刺路径避开较大血管等都可以减少术后残留。

第四节　超声引导下乳腺良性结节热消融治疗

随着乳腺微创技术的发展，射频消融、微波消融、激光消融等热消融技术成为近年来研究热点。热消融治疗具有原位灭活肿瘤、创伤小、恢复快、无瘢痕、安全有效等优点，已经逐渐应用于乳腺良性肿瘤的治疗，并取得了较好疗效。

一、常用热消融技术的工作原理与特点

热消融技术的工作原理是将消融针在影像实时引导下穿刺入病灶内，通过加热产生高温作用，引起靶组织及其周围小范围区域发生不可逆的蛋白质变性及凝固性坏死，最后被机体部分或完全吸收代谢，或形成瘢痕组织，从而达到灭活肿瘤，使病灶缩小或消失的目的。

1. 微波消融（microwave ablation，MWA） 使用一种发射频率 900～2450MHz 的高频电磁波，作用于活体组织，引起组织内水分子及蛋白质分子高速运动摩擦产生热量，最终杀灭含水量较多的肿瘤细胞。微波消融更适用于阻抗较高的组织，可在较短时间内获得较好的肿瘤灭活效果。

2. 射频消融（radiofrequency ablation，RFA） 是利用电子发生器产生的射频电流通过裸露的电极针使周围组织内的极性分子和离子产生震动与摩擦，继而由动能转换为热能。其作用范围相对较大，但消融过程中容易发生组织炭化导致阻抗升高，对消融范围产生一定限制。

3. 激光消融（laser ablation，LA） 利用 300～600μm 的光纤传输激光，温度达

60℃以上时组织发生凝固。光纤治疗头末端发射的激光传输距离为 1.2 ～ 1.5cm，主要应用于 2cm 以内的肿瘤，理论上对直径小于 1cm 病灶的消融效果最好。

目前临床上以微波消融与射频消融为主流技术，以下内容主要围绕这两种技术进行阐述。

二、适应证与禁忌证

1. 适应证

（1）病灶位于腺体内部，穿刺活检病理证实为良性病变。

（2）乳腺触及包块、疼痛，患者担心恶变，焦虑，影响日常工作者。

（3）因美容、惧怕心理等原因拒绝手术或不能耐受手术切除者。

（4）单发或多发病灶，肿瘤最大径 ≤ 3cm。

（5）肿瘤至皮肤及胸筋膜的距离在 0.5cm 以上，≤ 0.5cm 者需注射液体隔离带。

2. 禁忌证

（1）凝血机制异常，有严重出血倾向，血小板 < 50×10⁹/L，凝血酶原时间 > 25 秒，凝血酶原活动度 < 40%。

（2）存在身体任何部位的急性或慢性活动性感染性疾病。

（3）恶性高血压、糖尿病及严重心肺功能不全者。

（4）肿块 > 3cm 者为相对禁忌证。

（5）妊娠期或哺乳期。

（6）病理证实为恶性病灶为相对禁忌证。

（7）超声不能显示的病灶。

三、术前准备

操作者应全面了解患者病史及相关影像学资料，确定患者是否适合热消融治疗。

（1）术前行乳腺常规超声检查，明确病灶位置、数目、大小、内部回声、边缘、血流情况及 BI-RADS 分级，并测量病灶至皮肤层及胸筋膜的距离。

（2）超声引导下穿刺活检，明确病灶的病理诊断。

（3）行凝血功能、血常规、肝肾功能、心电图等检查及传染病相关检查。

（4）治疗前 1 周停服抗凝药（如阿司匹林等），术前半小时肌内注射曲马朵或盐酸哌替啶。

（5）术前谈话，并签署知情同意书，谈话内容包括：①良好沟通，消除患者紧张情绪；②告知消融可能引起的并发症、意外情况；③告知消融后，部分肿瘤吸收缓慢甚至有长期存在的可能，短期内病灶仍可触及甚至更硬；④告知单次消融可能不完全，特别是多发病灶；⑤告知术后定期随访的重要性。

（6）准备设备、器械、针具及药品。

四、操作方法

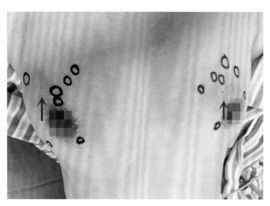

图 15-4-1　热消融治疗前定位

标记肿物位置（黑色圆圈），根据目标肿物的空间分布设计穿刺点（红色箭头）

1. 定位及入路选择　患者取仰卧位（可根据肿瘤所在位置适当调整），充分显露乳房，先行超声检查并对拟手术肿物所在位置进行标记，预设最佳穿刺点及进针路径，对于多发病灶者，穿刺点及进针路径应尽可能兼顾所有肿块，尽量减少皮肤穿刺点数量（图 15-4-1）。皮肤穿刺点通常选择在距离肿物 1 ~ 2cm 处，优先选择远离乳头方向的外侧进针，穿刺方向尽量与皮肤平行。

2. 消毒与麻醉　常规消毒铺巾，探头表面涂适量耦合剂，套无菌探头套；应用 1% ~ 2% 盐酸利多卡因进行局部麻醉。当病灶距离皮肤或胸筋膜的距离 ≤ 0.5cm 时，在该病灶前方皮下脂肪层或乳房后间隙内注射"液体隔离带"。隔离液由低温 0.9% 氯化钠注射液、地塞米松、利多卡因及肾上腺素按比例配制而成（图 15-4-2）。

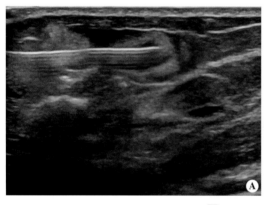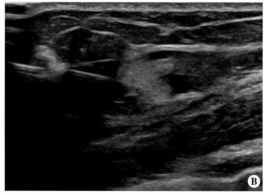

图 15-4-2　液体隔离带

A. 消融前于乳腺病灶前方皮下脂肪层注射液体隔离带，避免灼伤皮肤；B. 消融前于乳腺病灶后方与胸筋膜前方注射液体隔离带，避免灼伤胸大肌

3. 消融　根据患者情况制订个体化消融治疗方案，包括进针点、路径、深度、消融次数和时间等。准备就绪后，在超声引导下将消融针精准刺入病灶内部，启动消融，实时观察病灶消融的程度、范围、皮肤温度及颜色变化，消融过程中还需监测患者心率、血压及血氧饱和度。

所有病灶消融治疗后半小时，行常规超声及超声造影检查，测量病灶大小，观察目标区域显影情况，若目标区域仍有造影剂灌注，对应区域应再次行消融补点治疗。

热消融治疗结束后，继续观察半小时，监测心率、血压及血氧饱和度，排除即时并发症。清理穿刺点皮肤，穿刺部位局部应用敷料覆盖，必要时应用弹力绷带加压包扎 24 小时。

五、并发症预防及处理

（1）乳腺局部导管轻度扩张或乳头溢液，一般1周至1个月消失。

（2）局部疼痛，大部分患者在24小时内缓解或消失，无法耐受者可对症处理。

（3）头疼、恶心，一般可自行缓解，严重者对症处理。

（4）消融区肿胀，术后2～3天局部出现水肿，无需特殊处理，一般1周内可自行消退。

（5）脂肪液化，范围较小者可自行吸收，较大范围者可行超声引导下穿刺抽液。

（6）局部皮肤红肿，多由消融病灶距离皮肤近或消融能量高造成，及时给予局部降温多可恢复正常。

（7）气胸，穿刺针刺入胸腔可引起气胸，按照气胸常规处理。

（8）出血，消融区局部出血，给予局部加压包扎至少24小时，可辅以应用止血药物；若压迫无缓解，则应及时切开止血，清除血肿。

（9）发热，伤口感染者，给予抗感染药物，伤口换药，形成脓肿者予以切开引流。

（10）无菌性炎症，可用非甾体抗炎药或甾体抗炎药，并辅助物理治疗（图15-4-3）。

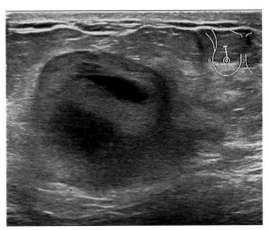

图 15-4-3　乳腺良性病灶射频消融术后

术后6个月，消融灶内出现无菌性坏死

六、注意事项

（1）多病灶消融时，尽可能减少穿刺点数目，穿刺、隔离液注射、消融穿刺点尽量选择同一位点。

（2）注意麻醉药的用量，利多卡因单次使用7mg/kg体重，总量不超过400～500mg；局部麻醉时可加入1∶（200 000～100 000）的肾上腺素以减少出血，高血压患者慎用。

（3）对于靠近皮肤或胸筋膜的肿瘤，可以在肿瘤与皮肤之间或乳房后间隙注射液体隔离带，避免灼伤皮肤及胸肌。

（4）消融设备有功率控制与温度控制模式，根据肿瘤的大小、形态选择适宜的消融功率、消融温度及消融时间。

（5）消融较小肿瘤直接刺入肿瘤中央，采用固定式消融；较大而不规则的（直径大于2cm）采用多点式、移动消融，由深到浅逐层消融。

（6）若肿瘤供给血管较粗大，可先消融血管，提高热效率。

（7）实时观察消融针的位置及消融范围，避免消融针偏离靶病灶而导致消融不全或引起周围组织及器官损伤。

（8）对于血供丰富、存在出血风险者，可行冰敷，局部加压包扎，预防术后血肿形成。

七、疗效评估

消融治疗后 1 个月、3 个月、6 个月、12 个月、18 个月进行随访观察，疗效评估指标主要如下。

（1）临床症状缓解：消融区域是否扪及肿物、病灶区域疼痛程度、乳头溢液次数是否减少。

（2）术后美容效果及满意度。

（3）肿瘤大小变化：测量病灶最大径及体积，体积 = π/6× 上下径 × 左右径 × 前后径，病灶缩小率 =（初始体积 – 随访时体积）/ 初始体积。

（4）肿瘤内部及边缘回声变化：治疗前常规超声显示病灶呈边缘清楚的低回声，消融术中从消融部位至整个肿瘤，回声弥漫性增高，消融术后病灶边缘模糊，内部呈不均匀高回声。术后随访，病灶边缘逐渐清楚，内部呈低回声，边缘呈高回声，消融区周围见低回声（图 15-4-4）。

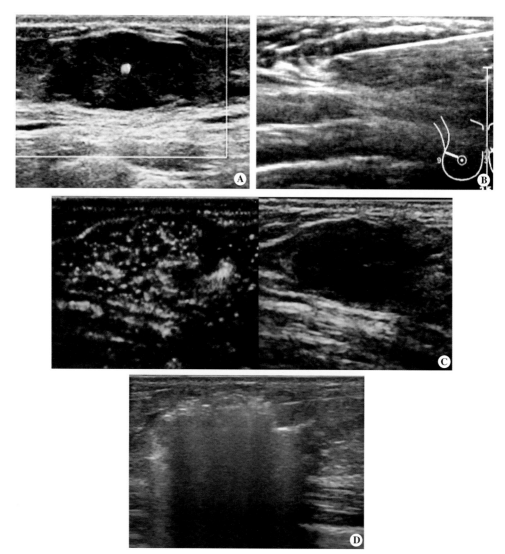

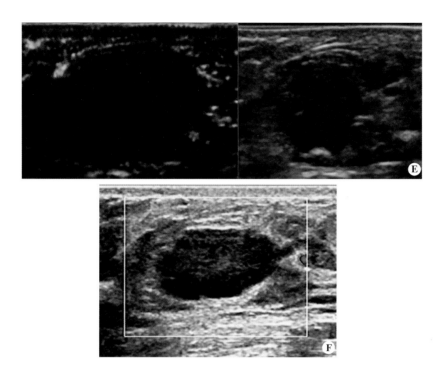

图 15-4-4 乳腺多发纤维腺瘤热消融治疗

A. 右侧乳腺 10 点方向腺体边缘见一大小 1.9cm×1.0cm×1.7cm 的低回声肿块，椭圆形，边缘浅分叶，可见少量血流信号；B. 超声引导下靶病灶穿刺活检；C. 术前超声造影显示靶病灶增强；D. 消融时产生大量气体，靶病灶消融区呈强回声伴后方宽大声影；E. 术后即刻超声造影显示靶病灶内无血流灌注；F. 术后 1 个月，靶病灶体积缩小，血流信号消失

（5）肿瘤是否完全灭活或有无复发：治疗后通过超声造影或增强 MRI 观察肿瘤内是否有增强。术后 1 个月内行超声造影评估疗效，对于病灶最大直径 ≥ 2cm 或数量 > 3 个的患者可同时行增强 MRI 检查。

（6）消融区病理改变：组织病理学是肿瘤治疗后疗效评估的"金标准"，包括琥珀酸脱氢酶（SDH）、还原型烟酰胺腺嘌呤二核苷酸磷酸黄递酶（NADPH-d）细胞活性关键酶组织化学染色及苏木精-伊红（HE）染色。

（孙　彦　林振湖　李裕生　林　敏　陈志奎）

参 考 文 献

超声引导微波（射频）消融治疗乳腺纤维腺瘤全国多中心研究协作组，2018. 超声引导微波（射频）消融治疗乳腺纤维腺瘤专家共识. 中华乳腺病杂志（电子版），12（6）：321-323.

陈武臻，陈志烨，于秀艳，等，2018. 可视化经皮穿刺乳腺病灶定位标记夹的临床应用. 中国实用外科杂志，38（11）：1248-1254.

洪强，莫春生，李娟娟，等，2021. 乳腺 X 射线摄影非立体定位在乳腺微钙化灶活检中的临床应用. 中国现代医学杂志，31（5）：29-33.

刘洋，邓玲玲，隋平，等，2019. 乳腺良性结节射频消融术后超声弹性成像评估及体积因素影响研究. 中国超声医学杂志，35（10）：880-883.

彭友，罗中尧，丁金旺，等，2016. 钼靶联合超声引导双定位法在乳腺微钙化灶活检中的临床应用研究. 中国普通外科杂志，25（11）：1633-1639.

孙登华，孙亮，孙光，等，2013. 超声引导下射频消融治疗乳腺良性肿瘤. 中华乳腺病杂志（电子版），7（6）：451-453.

杨艳，童林燕，何以牧，等，2017. 超声造影引导穿刺活检评价乳腺癌肝转移免疫组化指标的变化. 中国超声医学杂志，33（12）：1078-1080.

禹雪，解云涛，2019. 超声引导空芯针穿刺活检在乳腺结节中的诊断价值. 中国微创外科杂志，19（6）：544-547.

中国医师协会超声医师分会，2017. 中国介入超声临床应用指南. 北京：人民卫生出版社.

中华医学会外科学分会乳腺外科学组，2020. 可视化经皮穿刺乳腺组织定位标记夹临床应用专家共识与技术操作意见（2020）. 中华外科杂志，58（3）：165-169.

Lekht I，Gulati M，Nayyar M，et al，2016. Role of contrast-enhanced ultrasound（CEUS）in evaluation of thermal ablation zone. Abdominal Radiology，41（8）：1511-1521.

Wiratkapun C，Treesit T，Wibulpolprasert B，et al，2012. Diagnostic accuracy of ultrasonography-guided core needle biopsy for breast lesions. Singapore Medical Journal，53（1）：40-45.

Yang Q，Li H，Chen B H，et al，2020. Ultrasound-guided percutaneous microwave ablation for 755 benign breast lesions：a prospective multicenter study. European Radiology，30（9）：5029-5038.

Yu J，Chen B H，Zhang J，et al，2017. Ultrasound guided percutaneous microwave ablation of benign breast lesions. Oncotarget，8（45）：79376-79386.

缩 略 语

缩略语	英文	中文
ABVS	automated breast volume scanner	自动乳腺全容积成像
ACR	American College of Radiology	美国放射学会
ADC	apparent diffusion coeffecient	表观弥散系数
AI	artificial intelligence	人工智能
ARFI	acoustic radiation force imaging	声辐射力脉冲成像
AUC	area under the curve	曲线下面积
BI-RADS	breast imaging-reporting and data system	乳腺影像报告与数据系统
CEUS	contrast-enhanced ultrasound	超声造影
CMF	carcinoma with medullary features	具有髓样癌特点的癌
DCIS	ductal carcinoma in situ	导管原位癌
DWI	diffusion-weighted imaging	弥散加权成像
Ecol	color score of maximum elasticity	彩色弹性硬度
Ehomo	homogeneity of elasticity	色彩均匀性
EI	elastography imaging	弹性成像
Emax	maximum elasticity	最大弹性模量值
Emean	mean elasticity	平均弹性模量值
Emin	minimum elasticity	最小弹性模量值
EPC	encapsulated papillary carcinoma	包裹性乳头状癌
Eratio	ratio of Emean between the lesion and normal tissue	弹性比值
Esha	shape score of elasticity	弹性形状评分
IBC	inflammatory breast cancer	炎性乳腺癌
IDC	invasive ductal carcinoma	浸润性导管癌
IDP	intraductal papilloma	导管内乳头状瘤
ILC	invasive lobular carcinoma	浸润性小叶癌
MBC	microinvasive breast carcinoma	乳腺微浸润癌
MC	metaplastic carcinoma	化生性癌
MMBC	multifocal/multicentric breast cancer	多灶性 / 多中心性乳腺癌
MPD	mammary Paget disease	乳腺佩吉特病
MRI	magnetic resonance imaging	磁共振成像

续表

缩略语	英文	中文
NEC	neuroendocrine carcinoma	神经内分泌癌
OBC	occult breast cancer	隐匿性乳腺癌
PBL	primary breast lymphoma	原发性乳腺淋巴瘤
PET	positron emission tomography	正电子发射体层成像
ROI	region of interest	感兴趣区
SA	sclerosing adenosis	硬化性腺病
SE	strain elastography	应变力弹性成像
SLNB	sentinel lymph node biopsy	前哨淋巴结活检术
SR	strain ratio	应变率比值
SUV	standard uptake value	标准摄取值
SWE	shear wave elastography	剪切波弹性成像
SWV	shear wave velocity	剪切波速度
SYT	syringomatous tumor	汗管瘤样肿瘤
TDLU	terminal duct-lobular units	终末导管小叶单位
TNBC	triple-negative breast cancer	三阴性乳腺癌
VTI	virtual tough tissues imaging	声触诊组织成像技术
VTQ	virtual tough tissues quantification	声触诊组织量化技术

1.乳房上皮性肿瘤
　　良性上皮性病变与前驱病变
　　　　普通型导管增生
　　　　柱状细胞病变，包括平坦型上皮非典型增生
　　　　非典型导管增生
　　腺病和良性硬化性病变
　　　　硬化性腺病
　　　　大汗腺腺病和腺瘤
　　　　微腺性腺病
　　　　放射状瘢痕 / 复杂性硬化性病变
　　腺瘤
　　　　管状腺瘤
　　　　泌乳腺瘤
　　　　导管腺瘤
　　上皮 - 肌上皮肿瘤
　　　　多形性腺瘤
　　　　腺肌上皮瘤
　　　　恶性腺肌上皮瘤
　　乳头状肿瘤
　　　　导管内乳头状瘤
　　　　乳头状导管原位癌
　　　　包裹性乳头状癌
　　　　实性乳头状癌（原位与浸润性）
　　　　浸润性乳头状癌
　　非浸润性小叶肿瘤
　　　　非典型小叶增生
　　　　小叶原位癌
　　导管原位癌
　　　　导管原位癌
　　浸润性乳腺癌
　　非特殊类型的浸润性乳腺癌

微浸润性癌

浸润性小叶癌

小管癌

筛状癌

黏液癌

黏液性囊腺癌

浸润性微乳头状癌

伴有大汗腺分化的癌

化生性癌

罕见及涎腺类型肿瘤

腺泡细胞癌

腺样囊性癌

分泌性癌

黏液表皮样癌

多形性腺癌

伴有极性翻转的高细胞癌

神经内分泌肿瘤

神经内分泌瘤

神经内分泌癌

2. 乳腺纤维上皮性肿瘤与错构瘤

错构瘤

纤维上皮性肿瘤

纤维腺瘤

叶状肿瘤

3. 乳头部肿瘤

上皮性肿瘤

汗管瘤样肿瘤

乳头部腺瘤

乳腺佩吉特病

4. 乳腺间叶性肿瘤

血管肿瘤

血管瘤

血管瘤病

非典型血管病变

乳房放射后血管肉瘤

乳腺原发性血管肉瘤

成纤维细胞和肌纤维细胞性肿瘤

结节性筋膜炎

肌纤维母细胞瘤

   韧带样纤维瘤病

   炎性肌纤维母细胞性肿瘤

  周围神经鞘肿瘤

   神经鞘瘤

   神经纤维瘤

   颗粒细胞瘤

  平滑肌肿瘤

   平滑肌瘤

   平滑肌肉瘤

  脂肪细胞性肿瘤

   脂肪瘤

   血管脂肪瘤

   脂肪肉瘤

  其他间质肿瘤与肿瘤样疾病

   假性血管瘤样间质增生

5. 乳房淋巴造血系统肿瘤

  淋巴瘤

   黏膜相关淋巴组织结外边缘区淋巴瘤（MALT 淋巴瘤）

   滤泡性淋巴瘤

   弥漫性大 B 细胞淋巴瘤

   伯基特淋巴瘤

   乳房假体相关间变性大细胞淋巴瘤

6. 男性乳腺肿瘤

  上皮性肿瘤

   男性乳腺发育

   原位癌

   浸润性癌

7. 转移性乳腺癌

8. 乳房遗传肿瘤综合征

  BRCA1/2 相关的遗传性乳腺癌与卵巢癌综合征

  Cowden 综合征

  共济失调毛细血管扩张综合征

  Li-Fraumen 综合征，TP53 相关性

  Li-Fraumen 综合征，CHEK2 相关性

  CDH1 相关性乳腺癌

  PALB2 相关癌

  黑斑息肉综合征

  神经纤维瘤病 1 型

  乳腺癌易感性的多基因成分